AF347227

NOUVELLE OSTÉOLOGIE,

OU

DESCRIPTION EXACTE DES OS DU CORPS HUMAIN,

ACCOMPAGNÉE DE REMARQUES Chirurgicales sur le traitement de leurs Maladies, & enrichie de Figures en Taille-douce.

Par M. JEAN PALFIN, Chirurgien-Juré, Anatomiste, & Lecteur en Chirurgie à Gand.

A PARIS,

Chez GUILLAUME CAVELIER,
Ruë S. Jacques, près la Fontaine
S. Severin, au Lys d'Or.

M. DCC. XXXI.

Avec Approbations, & Privilège du Roy.

AVERTISSEMENT

DE L'AUTEUR.

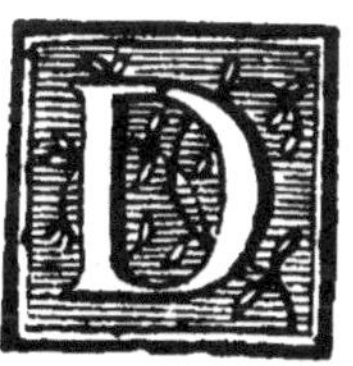ANS *la Traduction Fran-*
çoise de mon Traité complet
d'Anatomie Chirurgicale ,
que je mis au jour en l'année
1726. j'inserai un article assez étendu;
concernant la structure & l'ordonnance
de tous les Os qui composent le squélète
humain.

Cependant je crois faire un nouveau
plaisir aux Etudians en Chirurgie , en
leur donnant la Traduction d'une Ostéo-
logie encore plus ample , augment.e de
mes Réfléxions , & d'un grand nom-
bre de faits qui regardent le manuel de
la Chirurgie pratique , dans le traite-

ment des maladies des Os , dont j'espe-
re que les Chirurgiens qui veulent se
perfectionner dans l'exercice de leur Profession, pourront tirer quelque avantage.

J'ai consideré que les Os étant la base
& le fondement de tout l'édifice du Corps
humain , la partie de l'Anatomie qui
traite de leur construction , devoit être
connuë des Etudians, préférablement à
celles où l'on décrit les autres Organes
qui entrent en la composition du mer-
veilleux méchanisme d'une machine ,
sur laquelle l'étude de la Médecine &
de la Chirurgie est principalement éta-
blie.

Ce fut le motif qui me porta à donner mon Ostéologie en Langue Flamande : elle fut imprimée à Gand en l'année 1702 ; & cette édition ayant été assez
bien reçûë dans les Pays-Bas & dans
la Hollande , pour en faire demander
une nouvelle , qui s'imprima à Leyde en
1724. j'ai crû , après y avoir ajoûté
de nouveaux éclaircissemens , en devoir
faire part aux Chirurgiens François, aux

Ecoles defquels je me reconnois infini-
ment redevable , pour les raifons que
j'ai fuffifamment alléguées dans la Préface de mon Anatomie Chirurgicale.

J'ofe par conſequent me promettre ,
que fi la feconde Edition de ce Traité
des Os , eſt utile aux Chirurgiens de
nos Provinces , étant imprimé de nouveau en Langue Flamande , fa traduction en François marquera du moins
aux Chirurgiens de France , le defir que
j'ai de témoigner aux Ecoles de Paris ,
& à leurs célèbres Profeffeurs , que
leurs fçavantes leçons ont trouvé chez
moi le germe d'une heureufe fécon-
dité.

Au furplus , comme mon âge avancé
ne me permet pas d'efperer , que je puiffe
à l'avenir produire aucun autre Ouvrage en faveur des Etudians , je ne leur
demande autre chofe , finon qu'ils veuil-
lent bien recevoir celui-ci avec un agrément qui réponde en quelque façon à
la candeur avec laquelle il leur eſt offert ,
par celui qui s'étant depuis plus de 25.
ans totalement dévoüé , dans la Ville

de Gand, à leur instruction, attend d'eux que par reconnoissance ils rendent quelque justice à l'assiduité de son travail.

A V I S
DE L'EDITEUR.

CETTE Edition Françoise de
l'Ostéologie de M. PALFIN,
paroît aujourd'hui après la mort de
cet Auteur, arrivée il y a environ
un an. Quelque tems avant qu'il
mourût, il en avoit remis le Manuscrit au Libraire, pour le faire
imprimer. Je fus prié de le corriger,
& de prendre soin de l'édition. Malgré le grand nombre de fautes &
l'inéxactitude que je trouvai dans
ce Manuscrit, je n'ai pas laissé de
me charger de ce travail, dans le
dessein de rendre ce Livre plus utile
au Public. Je me suis attaché cependant à ne point altérer le sens de l'Auteur; mais seulement à le rendre plus
intelligible: Je lui ai même laissé quelques expressions peu correctes, qu'on

voudra bien pardonner à un homme plus attaché à la Chirurgie qu'aux Belles-Lettres, tel que M. Palfin, à qui d'ailleurs la Langue Françoise étoit étrangére.

Le principal motif qui m'a engagé à prendre soin de cet Ouvrage, a été l'estime que j'en ai entendu faire à des personnes intelligentes, qui avoient lû l'Edition Flamande, & qui regardoient ce Livre comme le meilleur que notre Auteur eût mis au jour. Le célèbre M. *Boerhaave* en cite les Figures dans ses Institutions de Médecine ; M. *Albinus* les cite aussi dans son Ostéologie, & M. *Heister* dans son Abrégé d'Anatomie. Ce dernier parle encore avec beaucoup d'éloge de l'Ostéologie de M. Palfin, dans son Discours Académique, (*a*) prononcé à Helmstad

(*a*) In Flandria JOANNES PALFINUS, Chirurgus & Anatomicus Gandavensis, linguâ Belgicâ *Descriptionem Ossium* five *Osteologiam* edidit perquàm egregiam; in quâ accuratiùs quàm antea factum est, universa Ossium doctrina, unà cum eorumdem morbis, horumque curatione, exhi-

en 1720. En effet, on peut dire que cet Ouvrage contient, comme son Titre le porte, une Description éxacte des Os du Corps humain, & outre cela des Planches fidéles. L'Auteur, entr'autres choses, suivant le jugement du même M. *Heister,* (*b*) a fort bien décrit les Sinus Frontaux, Sphénoïdaux, & Maxillaires. Il nous a donné aussi quelques Figures originales, qui non-seulement ne se voyent pas de même ailleurs, mais qui sont encore très-utiles pour bien entendre la structure des parties; telles sont celles des trois premieres Planches de cette Edition, dans laquelle on a été obligé de changer l'ordre & le nombre des Planches

betur. HEISTER, *in Oratione de Incrementis Anatomiæ in hoc sæculo XVIII.* pag. m. 21.

(*b*) PALFINUS *in Osteologia sua,* non solùm varias Observationes curiosas, circa Ossium generationem, nutritionem, fabricam, &c. sistit; verùm etiam novas atque elegantes quorumdam Ossium delineationes, præsertim *Sinuum* illorum *in Ossibus Capitis,* ubi mucus secernitur & coacervatur, exhibuit. IDEM, *in Programmate de Inventis Anatomicis hujus sæculi,* pag. m. 84.

de l'Edition Flamande, qui n'étant
qu'au nombre de trois, ont été ici
partagées en huit, afin de les pro-
portionner à la forme de la préfente
édition.

Enfin je crois qu'on peut affûrer,
qu'il n'a point encore paru de meil-
leure ni de plus éxacte Oftéologie
en François. Celle de M. *Le Clerc*,
dont on a fait le plus de cas jufqu'à
préfent, a été tirée, je l'avoüe,
d'une excellente fource (*a*), & elle
contient de très-bonnes chofes ; mais
on ne fçauroit nier que cet Ouvrage ne foit mal compilé, puifqu'il
s'y trouve des fautes fi groffiéres,
qu'il feroit même étonnant qu'un
écolier les eût pû faire. (*b*).

(*a*) Elle a été recueillie des leçons de feu M.
DUVERNEY.

(*b*) Ces fautes font particuliérement les deux
fuivantes. L'Auteur dit 1°. (pag. 52.) que *les Caro-*
tides internes & les Veines Jugulaires internes paf-
fent par le grand trou Occipital : au lieu que ces artères & ces veines ne paffent aucunement par ce
trou, mais par d'autres particuliers & féparez. 2°.
Il avance (pag. 140.) qu'*il fort quatre paquets de*
Nerfs par les quatre grandes paires de trous poffé-

Au reste, comme les Planches de l'Oſtéologie de M. Palfin, ſont ce qui orne le plus ce Livre, je me ſuis donné tous les ſoins néceſſaires pour les faire graver éxactement, & j'ai ſuppléé à ce qui manquoit en quelques endroits dans leur Explication.

Je crois devoir indiquer ici, pour la ſatisfaction du Public, les Ouvrages que M. PALFIN a mis au jour, tant en Flamand qu'en François, & qui ſont :

Une Oſtéologie en Flamand, dont celle-ci eſt la Traduction, & qui a été imprimée à *Gand* en 1702. & à *Leyde* en 1724. *in-8. avec figures.* J'en ai parlé ci-deſſus aſſez au long.

rieurs de l'Os Sacrum ; que les quatre trous antérieurs de cet Os ſont fermez, & qu'il n'y paſſe point de Nerfs, quoiqu'ils ſoient beaucoup plus grands que les poſtérieurs. Ceux qui entendent un peu l'Anatomie, n'ignorent pas que c'eſt préciſément tout le contraire. L'on trouve encore dans cette Oſtéologie pluſieurs autres fautes conſidérables, qu'il ſeroit trop long de rapporter ici : ces deux ſuffiſent pour montrer que ce Livre ne ſçauroit convenir à des Commençans, qui ſont incapables d'en reconnoître les fautes.

Une Rélation de la Diffection de deux En-fans Monftrueux , joints enfemble ; à la fin de laquelle on trouve (à l'occafion de la difpute fur le trou ovale) une defcription particuliére de ces vaiffeaux du *fœtus* , dans lefquels le fang a une circulation diffé-rente de celle qui fe fait dans les adultes. à *Gand* , 1703. *in-*8. *avec fig.* en Fla-mand.

Une Defcription des Parties de la Femme , qui fervent à la génération ; avec *le Traité des Monftres de* Licetus , & *une Differta-tion fur la circulation du fang dans le* Fœtus, *contre* M. Mery. à *Leyde* , 1708. *in-*4. *avec fig.* Ces trois Ouvrages font en Fran-çois. On trouve dans le premier de bonnes Planches , qui font tirées d'un Livre de Swammerdam , intitulé : *Miraculum Na-turæ , five Uteri Muliebris fabrica. Lugd. Batav.* 1672. & 1717. *in-*4. La defcrip-tion de ces Planches y eft auffi traduite du Latin du même Auteur. Quant au Traité des Monftres de Licetus , c'eft fort peu de chofe , & les figures qui s'y rencontrent font répétées plufieurs fois inutilement , fans aucun goût, ni choix. A l'égard de la Differtation fur la circulation du fang dans le *Fœtus*, cette matiére fe trouve beaucoup mieux difcutée dans les Mémoires de l'A-cadémie Royale des Sciences , dans un Livre de M. MERY, & dans l'Anatomie de VERHEYEN.

Une Anatomie du Corps humain en langue Flamande, *avec des Remarques utiles aux Chirurgiens dans la pratique de leurs Opérations.* à Leyde 1718. in-8. avec fig.

La même en François, avec additions & des changemens. à *Paris, chez Cavelier,* 1726. 2. vol. in-8. avec fig. Il seroit à souhaiter que ce que M. Palfin s'est proposé dans cet Ouvrage, eût été mieux exécuté; mais il s'y rencontre un si grand nombre de fautes, tant dans l'impression, que dans les choses mêmes, que tous les Connoisseurs qui ont lû ce Livre, s'en plaignent avec justice. On a pourtant sujet d'espérer qu'il en paroîtra bien-tôt une édition plus correcte, la premiere étant à présent toute débitée.

Outre ces Ouvrages de M. PALFIN, il doit y avoir de lui un Traité de Chirurgie en Flamand. Je ne l'ai jamais vû; mais M. HEISTER le cite dans sa Chirurgie Allemande, & il en a tiré une bonne Planche, qui répréfente le sac que forme la hernie complette. *Voyez* HEISTER, *Chirurgie, pag.* 688. *Tab.* XIX. *fig.* 4.

APPROBATION.

De Messieurs WINSLOW *&* BERTRAND, *Docteurs-Régents de la Faculté de Médecine de Paris, & Commissaires nommez par ladite Faculté pour l'éxamen de ce Livre.*

NOus soussignés Docteurs-Régents de la Faculté de Médecine en l'Université de Paris, nommés par ladite Faculté à l'éxamen d'un Livre intitulé : *Nouvelle Ostéologie*, &c. par M. PALFIN, &c. avons trouvé, que l'Auteur ne mérite pas moins l'Approbation de la Faculté dans ce dernier Traité, que dans celui d'Anatomie qu'elle a déja approuvé ; & qu'il fait dans ce nouvel Ouvrage plusieurs Observations, tant d'Anatomie, que de Pratique Chirurgicale, très-utiles au Public. Fait à Paris, ce 4. Septembre 1728.

WINSLOW. BERTRAND.

APPROBATION

De la Faculté de Médecine de Paris.

Vû le rapport de Meſſieurs WINSLOW & BERTRAND, Docteurs-Régents de la Faculté de Médecine de Paris, & Commiſſaires nommés par ladite Faculté pour l'éxamen de ce Livre, ladite Faculté l'a approuvé, & en juge l'Edition utile au Public. A Paris, aux Ecoles de Medecine, ce 11. Septembre 1728.

GEOFFROY, *Doyen de la Faculté de Médecine de Paris.*

APPROBATION

De feu M. DEVAUX, *Chirurgien-Juré de Paris, & ancien Prévôt de ſa Compagnie.*

LE même motif qui a porté Mr. PALFIN, Lecteur en Anatomie & en Chirurgie de la Ville de Gand, à donner en l'année 1726. la Traduction Françoiſe de ſon Traité complet d'Anatomie Chirurgicale, qu'il avoit quelques années auparavant fait imprimer à Leyde, en Langue Flamande , le porte encore aujourd'hui à mettre au jour celle de son Traité d'Ostéologie.

Il déclara là-dessus sa principale intention dans la Préface de son Anatomie , disant qu'il prétendoit par cette Traduction , faire aux jeunes Chirurgiens François une espece de restitution des solides instructions , qu'il avoit lui-même reçûës en fréquentant , dans sa jeunesse , les Ecoles de Paris durant plusieurs années.

Et comme son Traité d'Anatomie a été reçû avec agrément , il craindroit aujourd'hui que sa restitution ne fût pas entiere & parfaite , s'il refusoit de donner aux mêmes Chirurgiens François la Traduction de son Traité d'Ostéologie Chirurgicale , fort different de celui qu'il a inséré dans son Anatomie , en ce qu'il l'a enrichi de nouvelles Planches , qui ne se trouvent point ailleurs , & de Notes Chirurgicales propres à bien diriger les Etudians en Chirurgie dans la pratique de leur Art.

Je félicitai l'Auteur , dans l'Approbation que je donnai avec plaisir à son Traité d'Anatomie , sur ce qu'il marquoit beaucoup de gratitude à la Nation Françoise , en lui donnant cet Ouvrage

vrage en François ; & je ne puis aujour-
d'hui me dispenser de le congratuler derechef, continuant à nous marquer un
cœur reconnoissant, au sujet du nouveau présent qu'il fait à nos Etudians,
de son Ostéologie traduite en notre Langue ; d'autant mieux qu'après avoir lû
avec attention son Manuscrit, dont il
a désiré que je porte mon jugement,
j'y ai trouvé tous les Os qui composent
le Squélète humain, décrits avec beaucoup de soin & d'exactitude, que les
Figures qu'il a fait graver donnent à son
Ouvrage un lustre très-singulier, & que
ses judicieuses Notes concernant la Pratique Chirurgicale, qui sont semées à
pleines mains dans tout ce Traité, seront
pour les Commençans un fond d'instruction, dont il ne tiendra qu'à eux de
faire un bon usage. A Paris, ce 1. Septembre 1728.

D E V A U X.

é

APPROBATION

Des Professeurs en Médecine de l'Université de Louvain, pour l'Edition Flamande de ce Livre, de 1702.

NOu s Prieur & Professeurs qui composons le College de Medecine en l'Université de Louvain, certifions que nous avons lû & examiné un Livre qui a pour Titre : *Nouvelle Ostéologie, ou Description exacte des Os du Corps humain*, composé par M^e. JEAN PALFIN, Chirurgien-Juré & Lecteur en Anatomie & Chirurgie dans la Ville de Gand ; où nous avons trouvé tous les Os qui entrent dans la composition du Corps humain, décrits avec beaucoup de netteté & de précision, ainsi que leurs usages & les Maladies qui leur sont particulieres ; & nous y avons vû sur-tout avec toute sorte de plaisir & de satisfaction, les Os du Front, Sphénoïde, & Maxillaires si artistement préparez, qu'il nous y a démontré avec toute la facilité & l'évidence possible leurs trous & leurs cavitez les plus cachées ; & qu'après avoir confronté ces Figures avec le discours contenu dans ce Livre, concernant la description de ces Os , nous estimons son Livre très-néces-

faire & très-utile au Public, & par conséquent très-digne d'être imprimé. En
foi de quoi nous avons signé la présente
Approbation, & y avons fait appofer
le fceau de notre Faculté, le 9. Juin
1701.

PHILIPPE VERHEYEN, *Docteur en
Médecine, & Profeffeur Royal en Anatomie & en Chirurgie, Prieur de l'inti-
me Collége, en exercice.*

L. PECTERS, *Docteur en Médecine,
& premier Profeffeur.*

J. SOMERS, *Docteur en Médecine,
& premier Profeffeur Royal.*

TABLE
DES CHAPITRES.

PREMIERE PARTIE.

INTRODUCTION
à la Seconde Partie.   76

SECONDE PARTIE,

DE LA TESTE,

PREMIERE PARTIE DU SQUÉLETE.

INTRODUCTION

à la Troisiéme Partie. 225

TROISIEME PARTIE.

DU TRONC,

SECONDE PARTIE DU SQUELETE,

INTRODUCTION

à la Quatriéme Partie. 297

QUATRIEME PARTIE.

DES EXTREMITEZ,

TROISIEME PARTIE DU SQUELETE.

DES EXTREMITEZ SUPERIEURES.

DES EXTREMITEZ INFERIEURES.

FIN DE LA TABLE DES CHAPITRES.

NOUVELLE

NOUVELLE OSTÉOLOGIE,

OU DESCRIPTION EXACTE des Os du Corps Humain.

❖❖❖❖❖❖❖❖❖❖❖❖❖❖❖❖❖❖❖❖❖❖❖❖

PREMIERE PARTIE.

CHAPITRE PREMIER.

De la Nature, des Differences, & des Usages des Os en général.

**P**UISQUE tout ce que nous avons à dire dans cette Description des Os, a pour objet l'usage de la Médecine, & que la raison nous fait concevoir que sans une parfaite connoissance des Os, on ne peut pas connoître les Maladies auxquelles ils sont sujets, ni par conséquent les bien guérir;

A

c'eſt poür cela que nous allons premiérement parler de leurs diſpoſitions naturelles.

La parfaite connoiſſance des Os eſt du
moins auſſi néceſſaire, que celle des autres parties du corps humain, parce
qu'elle eſt le fondement de l'Anatomie :
Ainſi c'eſt par l'examen des Os qu'on
doit commencer, ſi l'on veut faire quelque progrès dans cette ſciénce.

Il faut donc conſiderer d'abord les diſpoſitions naturelles des Os, ſelon qu'elles
conviennent à tous les Os en général, &
examiner enſuite celles qui concernent chaque Os en particulier.

On connoît les premieres diſpoſitions
des Os, en commençant par ces notions
générales ; que ce ſont les parties du corps
humain les plus dures & les plus légeres ;
qu'ils ont une couleur plus ou moins blanche, un tiſſu plus ou moins ſerré & ſolide ;
que la plûpart des Os qui forment des articulations, ont leurs extrémitez couvertes
de cartilages, & ſont percez en pluſieurs
endroits de petits trous, qui ſont très ſenſibles aux extrémitez des grands Os, &
au corps des Vertebres ; & qu'ils ſont auſſi
enduits d'une humidité onctueuſe.

Lorſque les Os n'ont pas toutes ces qualitez, qu'on les voit au contraire trop
mous, noirâtres, jaunâtres, ou d'une

blancheur terne & blafarde, & que leur surface eſt inégale, ce ſont les effets des differentes maladies auxquelles ils ſont ſujets.

Quoique la blancheur ſoit la couleur naturelle de tous les Os, il y en a pourtant ſur leſquels cette couleur eſt moins marquée ; comme ceux, par exemple, qui ſont fort ſpongieux, qui ſont couverts d'une lame oſſeuſe fort mince, & qui ont beaucoup de vaiſſeaux ſanguins (comme les côtes & les extrémitez des grands Os) leſquels ſont d'un blanc obſcur tirant un peu ſur le rouge ; au lieu que ceux dont le tiſſu eſt plus ſolide, comme le corps des Os de la cuiſſe & du bras, ont plus de blancheur.

La couleur des Os varie auſſi ſelon les âges : car ils ſont plus rouges aux jeunes gens qu'aux adultes, parce que les Os des premiers ont beaucoup de vaiſſeaux ſanguins, qui ſe deſſechent & s'effacent dans les adultes, parce que les fibres oſſeuſes en ſe groſſiſſant s'approchent les unes des autres, & compriment les vaiſſeaux, de maniere que le ſang ne peut plus les traverſer ; ce qui les fait diſparoître.

A l'égard des qualitez ou diſpoſitions naturelles des Os, qui conviennent à chaque Os en particulier, nous nous expliquerons d'abord fur les parties qui entrent en la compofition de chaque Os, & fuivant cette idée, nous confidérerons l'Os premierement en fon particulier, & fecondement en-tant qu'il eft joint avec d'autres Os.

Par rapport à la premiere idée que nous nous en formons, nous y remarquons cinq parties.

La premiere eft le corps ou la partie principale de l'Os, que *Galien* a nommée Diaphyfe, fituée au milieu, entre les deux extrémitez, laquelle en plufieurs Os fait prefque l'os entier. Cette partie eft d'ordinaire plus dure qu'aucun autre endroit de l'os, & l'offification commence toûjours à s'y faire, fi ce n'eft à l'os du front, où l'on prétend qu'elle commence à la partie fupérieure de l'orbite.

La feconde partie de l'Os eft l'Apophyfe, qui eft une éminence formée de la fubftance de l'os même, & dont elle fait une partie, comme une branche eft la partie continuë d'un arbre. Elle eft toûjours moins grande que le corps de l'os; ce qu'on remarque aux Apophyfes des vertebres, de la mâchoire inférieure, & de plufieurs autres Os.

La troifiéme partie eft l'Epiphyfe; fur quoi il eft bon d'obferver que toutes les

Apophyfes dans les adultes, font Epiphyfes dans les jeunes fujets, (à l'exception
de quelques Apophyfes que les enfans ap-
portent en naiffant, comme font celles
de quelques-uns des offelets de l'oreille,
ou les Apophyfes maftoïdes, qui ne paroiffent qu'après la naiffance) en effet,
on remarque en ce tems-là, qu'elles font
comme des Os ajoûtez au corps de l'os,
par le moïen d'une fubftance cartilagineufe, laquelle étant enfuite offifiée dans les
adultes, fe nomme Apophyfe.

Il faut donc obferver que le nom d'A-
pophyfe fe prend proprement pour une
portion d'os qui fort immédiatement de
fa fubftance, comme la branche d'un arbre fort de fon tronc, c'eft-à-dire, fans in-
terpofition de fubftance cartilagineufe,
comme on le remarque aux Apophyfes
maftoïdes, & à celles des offelets de
l'oreille. Les Apophyfes improprement
dites font des Os, qui de contigus font
devenus continus, comme on voit aux Os
des adultes, qui font devenus Apophyfes.

Au refte les Epiphyfes, qui font d'abord
toutes cartilagineufes dans les enfans nouveaux-nez, s'endurciffent peu à peu, &
prennent enfin la nature d'Os; non pas du
côté de l'os auquel elles font attachées,
mais à leur propre centre, par où elles com-

mencent à devenir offeufes ; puis paffant
du centre à la circonférence , elles deviennent un véritable Os en toute leur fubftance , à l'exception de leur fuperficie , qui
fe defsèche & s'endurcit par la chaleur
du mouvement , & par la collifion des
jointures , lorfque les enfans commencent
à marcher.

Les Apophyfes & les Epiphyfes different à raifon de leurs figures , & de leurs
ufages. Par rapport à leurs figures , les
unes font tout-à-fait rondes , & font dites
Têtes , comme celle du Fémur ; les autres
rondes , mais un peu applaties , font appellées Condyles , comme celles des Phalanges des doigts ; d'autres font longuettes , appellées Cols : celles qui finiffent
en pointe fimplement , font nommées Styloïdes ; celles qui ont une bafe large qui
finit en pointe , Maftoïdes ; quand elles
reffemblent à une dent , Odontoïdes ;
lorfqu'elles repréfentent les aîles des chau-
ves-fouris , Ptérygoïdes ; & quand elles
font femblables à une épine , on les nomme Epineufes , comme font celles des Vertebres.

Les Apophyfes & les Epiphyfes fervent
dans les adultes à l'articulation , à attacher
les mufcles & les ligamens , & à rendre
les Os plus forts , moins caffants , en mul-

tipliant les piéces , & plus légers par leur spongiofité ; elles fervent encore à augmenter la force des actions des mufcles.

Les ufages des Epiphyfes dans les enfans font, 1°. Qu'au moïen de la molleffe des Epiphyfes , les os de l'enfant contenu dans la matrice , puiffent , fe repouffant les uns les autres avec facilité dans la fuite de leurs conjonctions , faire que tout fon corps plus ramaffé fur lui - même y tienne moins de place. 2°. Que les Os dans l'accroiffement du corps de l'animal puiffent s'allonger plus aifément, & parvenir à leur jufte grandeur. 3°. C'eft auffi pour prévenir dans les enfans les fractures de leurs os , auxquelles leurs fréquentes chûtes les expofent.

Leur union avec l'Os permet à une portion du périofte de s'infinuer entre-deux , & par ce moïen plufieurs vaiffeaux fanguins s'y gliffent , & portent à l'Os auffi bien qu'à la moëlle , la matiere de leur nourriture : & il en part des ligamens ferrez , & même offifiez , quand les Epiphyfes font une fois devenuës Apophyfes , & qu'elles font unies à l'Os ; ce qui augmente la fermeté de ces ligamens , & par conféquent celle des articulations.

La carie qui arrive aux Apophyfes , la caufe étant égale , y fait plus de progrès

que dans le corps de l'os ; à cause qu'elles
font plus poreuses, & qu'elles préfentent
par conféquent une entrée plus facile aux
liqueurs corrofives : auffi les exfoliations
des Apophyfes fe font-elles par fragmens,
& en moins de tems ; & dans le corps de
l'os elles fe font par des lames fort minces, & moins promptement.

Il arrive quelquefois aux enfans, par
une caufe extérieure & violente, que l'E-
piphyfe fe féparè du corps de l'os : la réduction en eft difficile, parce qu'elle n'eft
pas jointe au corps de l'os par une fuperficie plane, mais par une efpece d'engrainûre, comme on le remarque quand on
fépare les Os dans les jeunes fujets, après
une ébullition fuffifante.

La quatriéme partie de l'Os comprend
fes cavitez, qui font de plufieurs fortes.
1°. Ses cavitez proprement dites, qui fervent aux articulations, dont les unes font
profondes, comme celles des os innominez, ou fuperficielles, comme celles des
omoplates. 2°. Les cavitez qui font dans
l'intérieur des Os font ou grandes, & contiennent beaucoup de moëlle, ou petites
& celluleufes, comme celles des os fpongieux. 3°. Lorfque les cavitez percent l'os
de part en part, on les appelle Trous,
comme au crâne. 4°. Quand le trou perce

l'os d'outre en outre, mais en faisant quelque progrès dans son épaisseur, on le nomme Conduit ou Canal, comme celui qu'on appelle Nazal. 5°. Si le trou va en serpentant, il s'appelle Coquille, qui fait partie du labyrinthe dans l'oreille. 6°. Si d'une petite entrée il se conduit dans un lieu plus large, sans qu'il y ait d'autre issuë, il est nommé Sinus. 7°. Les petites cavitez qui sont enfermées de tous côtez, comme dans les Epiphyses, sont appellées Cellules. 8°. Si c'est un enfoncement considérable dans l'os, qui aille d'un commencement large vers une fin plus déprimée, on l'appelle Fosse, comme la cavité de l'orbite. 9°. Si c'est une canelure qui conduise des vaisseaux qui sont couchez sur la surface de l'os, comme à la lévre inférieure des côtes, où passent l'artére, la veine & le nerf intercostal, on donne à cela le nom de Scissure. 10°. La cavité par où passe un tendon de quelque muscle, comme à la tête de l'humerus, où passe une des têtes du tendon du biceps, se nomme Sinuosité.

En cinquiéme lieu on remarque dans l'Os, qu'il est uni & poli en quelques endroits, & âpre & inégal en d'autres ; ainsi l'on voit à la surface des os du crâne que la partie postérieure, où s'attachent plufieurs mufcles, eft fort inégale, & que la partie antérieure eft liffe & polie.

Les maladies auxquelles l'Os eft fujet, étant confideré en fon particulier, c'eft-à-dire, celles qui attaquent la fubftance de l'os même, font la Fracture, l'Exoftofe, la Carie, la Molleffe, & la Courbûre.

Quand on confidére les parties d'un Os par rapport à fa conjonction avec un ou plufieurs autres Os, il faut pour en bien juger fçavoir que leurs articulations font différentes, felon la diverfité des Os; ce dont il fera parlé au Chapitre dernier de cette premiere Partie.

Les Os different en figure, en grandeur, dureté, fituation, connexion, & à raifon de leurs ufages. Ainfi il y en a de differentes figures; de triangulaires, comme font les omoplates; de quadrangulaires, comme les pariétaux. Quelques-uns ont la forme d'un coin ou d'un cube, comme font ceux du tarfe. Il y en a d'autres qui ont la figure d'une enclume, d'un marteau, d'un étrier, comme font les petits os de l'oreille. On en voit de courbez, comme font les côtes; de droits & de caves, qui font pleins de moëlle, comme ceux des cuiffes; de fpongieux, comme les épiphyfes, les côtes, le fternum, les os de la tête, du tarfe, & du carpe. Il y en a qui font longs & grèles, comme le péroné ; de larges, comme l'os facrum , les omoplates, les os innominez. Il y en a de fort grands , comme ceux du bras & de la cuiffe ; de médiocres, comme font le raïon & le coude ; de petits , comme ceux des pieds , & des mains ; de fort petits, comme ceux de l'oreille , & les féfamoïdes.

Enfin , fi l'on veut s'inftruire fur le nombre des Os qui entrent en la compofition du fquelète humain , il faut examiner cet affemblage de tous les Os dans des fquelètes de differents âges ; car le nombre des Os n'eft pas toûjours le même dans les enfans, & dans les adultes. Les enfans ont beaucoup plus d'os que les adultes, parce qu'avec le tems plufieurs os fe collent enfemble : & même dans les adultes le nombre des os n'eft pas toûjours égal ; il y a, par exemple , des perfonnes qui n'ont que vingt-huit dents, & les autres de même âge en ont trentedeux.

Lés Os en eux-mêmes ne font qu'un tiffu de fibres offeufes , ou de petits canaux preffez les uns contre les autres ; ce qui en fait la folidité : & quoique ces fibres ne s'apperçoivent point dans l'os entier, cependant quand on vient à les rompre dans le fœtus , dont les os font encore mous, on apperçoit clairement ces fibres au milieu de la fracture.

Ces fibres creuses forment en se durcissant, des lames minces couchées les unes sur les autres, & finissent en maniere d'arbrisseaux à plusieurs branches, en se divisant en un grand nombre de petits rameaux, comme on le voit aux lames intérieures & à leurs productions, qui forment une maniere de treillis qui se trouve au bout des cavitez des grands Os ; & la cavité de ces os est traversée par une infinité de petits filets, qui forment un réseau : Dans les aires de ce réseau s'insinuë une membrane, qui forme une infinité de vésicules ou cellules qui ressemblent à une grape de raisin ; c'est dans ces cellules que les vaisseaux sanguins déposent l'huile qui compose la moëlle ; & tous ces petits filets sont destinez à soûtenir les cellules, qui dans les sauts tomberoient immanquablement. Les animaux qui sautent ont beaucoup de ces filets ; mais ceux qui ne sont sujets qu'à des mouvemens peu violens, comme le bœuf, ont des cavitez inégales dans leurs os ; par ces inégalitez la moëlle est un peu soûtenuë.

La structure des lames des Os nous fait voir qu'elles sont poreuses, & les intérieures plus que les extérieures ; ce qui fait que ces dernieres font beaucoup plus folides. Elles ont néanmoins toutes un grand nombre de pores qui les percent du dedans en dehors, fans pourtant que les pores des unes répondent à ceux des autres. On remarque encore entre les lames offeufes, des inégalitez ou petits creux, qui forment des conduits longitudinaux qui vont le long des lames. C'eft par ces pores & par ces conduits que la liqueur huileufe de la moëlle fe diftribuë dans toute la fubftance de l'os ; car traverfant les pores de la premiére lame, & ne rencontrant pas ceux de la feconde, parce qu'ils ne fe répondent pas, elle eft obligée de couler dans les conduits longitudinaux qui font entre les deux lames, d'où elle paffe par les pores de la feconde, & enfuite tombe par la même raifon dans les conduits longitudinaux, qui font entre la feconde & la troifiéme lame, & enfuite par les pores de la troifiéme ; & ainfi cette liqueur paffant des pores dans les conduits longitudinaux, pénetre & imbibe toute la fubftance de l'os.

Le fçavant *Malpighi* a été le premier, qui, dans fon Anatomie des Plantes, nous ait appris que les os font compofez d'écailles ou de lames offeufes ; mais il ne nous a pas fait remarquer comment elles étoient

unies & attachées enfemble. On a découvert * après lui qu'il y avoit de petits os,
à la maniére de petits cloux, qui faifoiént
cette jonction. Les uns font avec tête,
les autres fans tête, & quelques-uns même font comme rivez ; les uns percent les
lames perpendiculairement, les autres obliquement : ces differentes couches paroiffent
aux yeux, dans les Os qui ont refté dans la
terre ou expofez au mauvais tems, fur tout
aux côtes, où l'on peut les fuivre & les
féparer d'un bout à l'autre.

Enfin, les Os fervent en général à
donner à tout le corps fa fermeté & fa
configuration, à fournir des attaches aux
mufcles, à contenir d'autres parties, &
à les défendre contre les injures externes ; comme le crâne, &c. De plus, les
dents fervent à brifer les alimens ; & les
offelets de l'oreille, fituez dans la caiffe
du tambour, fervent à modifier l'air d'une
maniére propre à former l'ouïe, &c.

Les Os fe ramolliffent confidérablement dans une maladie, à laquelle les enfans font à préfent fort fujets en France &
en Angleterre. On appelle cette maladie
Rachitis, Noüeure ou Courbûre des Os.
J'ai vû à Paris, dans un Cours public
d'Oftéologie, que M. *du Verney* faifoit au

* Voyez l'*Anatomie des Os*, de M. GAGLIARDI.

Jardin Roïal des Plantes , le fquelète
d'un enfant qui étoit mort de cette maladie. La tête étoit plus grande que le naturel. Il y avoit deux éminences confidé-
rables à l'os du front, une de chaque côté ,
& une à l'os occipital , à l'endroit où la
future lambdoïde fe joint avec la fagittale. Les clavicules étoient plus courbées
& plus éminentes qu'à l'ordinaire ; & à
l'endroit de leur courbûre , il n'y avoit
point de moëlle. Les côtes étoient enfoncées vers les côtez , & toutes inégales en
leur fuperficie intérieure. Il y avoit des
nœuds gros comme des avelines à l'endroit où les côtes fe joignent avec les cartilages. L'épine étoit courbée à la prémiere
vertébre des lombes en forme d'une S câ-
pitale ; & les Os des bras & des avant-
bras , ceux des cuiffes , le tibia & le péroné étoient de même. *Hollier* dit avoir vû
une femme à Paris qui n'avoit point d'Os ,
& dont tout le corps étoit mou & fléxible.
M. *Saviard* , Ancien Maître Chirurgien
de l'Hôtel-Dieu , & Juré à Paris , dans
fon Recuëil d'Obfervations Chirurgicales,
rapporte celle d'un brifement d'Os extraordinaire , produit par une caufe intérieure ;
c'eft dans la foixante-deuxiéme Obferva-
tion.

Le 8. Mars 1690. dit cet Auteur , ar- «

» riva à l'Hôtel-Dieu une fille âgée de
» trente ans, qui souffroit des douleurs
» excessives par tout son corps, depuis
» quatre mois & plus, sans qu'on lui re-
» marquât la moindre fiévre ; ensorte
» qu'elle ne laissoit pas de marcher, &
» de faire d'autres mouvemens avec assez
» de liberté. On lui fit les remedes que
» l'on crut convenables à sa maladie ; &
» lorsqu'on la touchoit, elle souffroit
» toûjours de grandes douleurs.

» Trois mois après qu'elle eût été en
» son lit, ne pouvant plus marcher, tous
» ses Os se casserent, de telle sorte qu'il
» étoit impossible de la toucher sans lui
» faire quelque fracture nouvelle ; &
» ses douleurs augmenterent de plus en
» plus.

» Elle ne laissa pas de vivre encore
» dans cet état pendant six mois, & elle
» ne mourut que le 6. Decembre de
» la même année. Je fis l'ouverture de
» son corps ; & je trouvai les Os des
» cuisses, des jambes, des bras, les cla-
» vicules, les côtes, les vertebres, les
» os des iles tous moulus & brisez ; &
» il n'y avoit aucun Os de son corps sans
» fracture.

» Ils étoient même si menus & si ten-
» dres, qu'on ne pouvoit les tenir entre

les

les doigts, sans qu'ils se fondissent en «
petits fragmens, mous comme une «
écorce d'arbre moüillée & pourrie : «
Ils étoient si remplis d'un moëlle rou- «
geâtre, qu'ils sembloient se fondre & «
se dissoudre dans cette matiere.   «

Les Os du crâne s'enfonçoient sous «
les doigts, comme ceux des enfans de «
quinze jours. Les cartilages & les join- «
tures n'avoient aucune marque d'alte- «
ration. Les parties internes étoient fort «
saines, & il n'avoit paru en tout son «
corps aucun signe de mal précédent ; «
car la verole carie les Os, au contraire «
ceux-là étoient fondus & ramollis par «
un dissolvant.   «

J'ai vû démontrer quelques-uns de ces
Os ramollis, par M. *du Verney*, au Jardin
du Roi, dans ses Cours publics & particuliers.

Puisqu'il est certain que les Os sont
semblables par leur structure aux parties
molles, en ce qu'ils sont, comme elles,
composez d'un assemblage de fibres &
de cellules, & qu'ils reçoivent de même
un suc propre à les nourrir, & à procurer
leur accroissement, on a lieu de croire
qu'ils doivent être sujets aux mêmes maladies.

Car si dans les Os, comme dans les

parties molles, le cours du fuc nourricier vient à être interrompu, foit à caufe que leurs fibres ou leurs cellules font contufes, rompuës, ou fortement comprimées, foit parce que leur fuc nourricier eft trop groffier, vifqueux, ou coagulé ; toutes ces fortes d'alterations affemblées ou féparées dérangent en peu de tems l'économie naturelle de ces parties ; car les fibres & les cellules offeufes recevant plus de fuc nourricier qu'elles n'en ont befoin, parce que ce fuc mal conditionné ne pourfuit pas fon cours affez rapidement, ces fibres fe groffiffent & fe gonflent ; ce qui occafionne une tumeur nommée Phlegmon dans les parties molles, & Exoftofe dans les Os.

De plus, ce fuc nourricier étant interrompu dans fon cours, devient quelquefois âcre & mordicant, & ronge les fibres & les cellules de l'Os : ainfi ce qui eft nommé Ulcère dans les parties molles, eft appellé Carie dans les Os.

On ne remarque pas feulement une affez grande conformité entre les maladies des parties molles & celles des Os, par rapport aux tumeurs & aux ulcères ; mais auffi en toutes les maladies qui procedent de caufes extérieures & violentes, comme font les chûtes, les coups & les divifions ;

car si par quelque chûte ou coup porté
sur un Os par quelque instrument orbe &
pesant , les fibres extérieures de cet Os
sont applaties & courbées sans division manifeste ; ce sera une contusion à l'Os, laquelle retient le même nom que celui qu'on lui
donne lorsqu'elle arrive aux parties molles.

Si la contusion de l'Os est accompagnée de division aux chairs & à l'os , ce
sera une fracture compliquée , qui est ordinairement suivie d'exfoliation ; de même qu'une plaïe contuse dans les parties
molles ne guérit pas d'ordinaire , à moins
qu'il ne se fasse une séparation de la
chair contuse , par la suppuration.

Lorsque la division d'un Os est sans contusion , ce qui est bien rare , c'est une
fracture simple , laquelle , comme une
plaïe simple dans les parties molles , ne
demande pour sa guérison qu'une seule
intention , qui est sa réünion.

L'union contre nature des doigts, des
lévres , des paupieres , &c. soit qu'elle
arrive par défaut de conformation , ou
par le traitement d'un ulcère que l'on a
négligé, n'est pas mal comparée à l'agglu-
tination des Os , qui est connuë sous le
nom d'Anchylose : Et comme certaines
parties molles , telles que sont l'épiploon ,
l'intestin jéjunum , & l'iléon , abandon-

nent quelquefois leur situation naturelle, par des caufes extérieures & violentes, ou par des caufes intérieures, comme par l'écoulement de quelques humeurs, qui conjointement ou féparément font capables de forcer les ouvertures des mufcles du bas-ventre, & de relâcher les fibres du péritoine par des caufes équivalentes, on trouve dans les Os les mêmes maladies; & ce qu'on appelle dans les parties molles Defcente ou Hernie, fe nomme dans les Os Luxation ou Diflocation.

Enfin, comme dans les plaïes qui pénétrent dans la poitrine, le fang s'épanche quelquefois fur le diaphragme, la même chofe arrive aux fractures du crâne, qui ne font guéres fans extravafation du fang fur la dure-mere, quand la fracture intéreffe les deux tables.

CHAPITRE II.

De la Génération ou Formation des Os.

LEs Anciens ont crû que les Os étoient engendrez, par le moïen de la faculté formatrice, de la partie la plus froide & la plus féche de la femence; mais cette fa-

culté formatrice n'est-elle pas plus ob-
scure que la chose même ? & n'est-ce pas
avoir recours pour expliquer une chose
difficile, à une qui l'est encore plus, &
que nous connoissons moins ? Aussi les
abandonnons-nous volontiers, pour voir
si les Modernes s'expliquent plus intel-
ligiblement sur cette matiére.

L'opinion qui est aujourd'hui la plus
reçûë, est celle des Physiciens qui croïent
que le fœtus est en racourci dans l'œuf
que la femme fournit dans l'acte de la génération ; que les Os sont tous formez
dans l'œuf, & que les fibres qui doivent
les composer sont en petit dans cet œuf,
& dans le même arrangement que nous
remarquons dans leur structure ; qu'ils
croissent avec l'âge par la nourriture qui
leur est fournie, & qu'ils deviennent premiérement membraneux, ensuite cartilagineux, & finalement durs & osseux. Il
paroît aussi très-vraisemblable que toutes
les parties solides de nôtre corps, ne sont
autre chose qu'un assemblage de tuïaux
differemment arrangez, pour former toute
la difference des parties qu'ils composent.

Il semble d'abord impossible que le
corps de l'homme soit contenu dans un
aussi petit espace, que celui de l'œuf,
qu'on trouve dans les ovaires des femmes.

Mais si nous réflechissons sur la petitesse de certains animaux, sur-tout de ceux que nous ne voïons qu'avec ces microscopes de la façon de Mr. *Leeuwenhoek*, qui multiplient si fort la grandeur des objets; si, dis-je, nous reflechissons que ces petits animaux vivent, & qu'ils se meuvent, nous concevrons qu'ils doivent avoir des muscles, des os, des artéres, des veines, des nerfs; des humeurs & des esprits, toutes ces parties étant absolument nécessaires pour le mouvement des animaux. Si nous faisons attention ensuite que l'arbre le plus grand est contenu dans une fort petite semence, nous serons convaincus qu'il n'est pas surprénant que le fœtus soit en racourci dans l'œuf que la femme fournit dans l'acte de la génération. Cette opinion est confirmée par les fœtus qui se sont trouvez dans l'ovaire, comme le témoignent les Mémoires de l'Académie Roïale des Sciences de l'année 1701. où il est raporté que M. *Littre* avoit trouvé un fœtus dans l'ovaire droit.

Plusieurs croyent avec beaucoup de vraisemblance que les Os ne sont que des tendons endurcis; & cela sur les raisonnemens suivans. Les tendons, disent-ils, sont nourris presque de la même manière que les os. Les fibres osseuses ne sont qu'une continuation de celles des tendons. Le tendon a une grande dispofition à s'offifier, & il s'offifie prefque toûjours en certains animaux. Les cartilages & les membranes, qui font des expanfions des filets tendineux, s'offifient auffi trèsfouvent : En effet, les cartilages du larynx & de la trachée artère, la duplicature de la dure-mere qu'on appelle la Faux, l'aorte près du cœur, & la veine-porte entrant dans le foye, deviennent quelquefois offeufes dans les vieillards, auffibien que les gros troncs des artères, & les principales branches des carotides & des vertébrales. Par la même raifon on trouve des Os à la bafe du cœur des cerfs & des bœufs ; ce n'eft autre chofe que l'embouchure de l'aorte près du cœur qui s'eft offifiée. Les Os dans léurs commencemens font mous, & d'une confiftence à peu près femblable à celle des tendons. Les tendons étant coupez-jettent un fuc tout-à-fait femblable à celui qui fort des os caffez, à l'exception qu'il eft moins falin, d'où vient qu'ils ne font pas fi durs ; ce fuc fe congèle & s'épaiffit, & forme des boffes & des tumeurs affez femblables au *cal* des os.

Après avoir parlé de la génération des

Os, (ce qui n'eſt pas, à proprement parler , une génération , puiſqu'on ſuppoſe les os tous formez dins l'œuf) il nous. faut. expliquer comment ils ſe forment. Il ne ſera pas hors de propos de dire en cet endroit quelque choſe des Dents en particulier ; car quoique les dents, auſſibien que les autres os, ſoient toutes formées dans le fœtus lorſqu'il eſt encore enfermé dans le ſein de ſa mere, on ſçait qu'elles ne percent les gencives que quelque tems après la naiſſance. Cette particularité de la ſortie des dents, fait que l'on eſt en quelque façon obligé de.dire ici quelque choſe des dents en particulier.

L'expérience nous apprend que les enfans nouveaux-nez n'ont.point de dents ; & ſi les cauſes finales étoient de quelque poids dans les explications phyſiques , on pourroit dire , 1°. Que leur eſtomac n'étant pas encore capable de digerer les alimens ſolides , ils n'ont pas beſoin de manger. 2°. Que non-feulement les dents leur ſont inutiles en ce temps-là ; mais qu'elles leur ſeroient nuiſibles , parce que leurs nourrices auroient été fort incommodées de leurs morſures. 3°. Comme les dents du fœtus ſont profondement cachées dans leurs alvéoles , & qu'elles ſont tendres, molles, & couvertes de mem-

branes

branes fortes & solides, & particuliérement du périofte & de la membrane intérieure de la bouche, elles n'ont pas
encore affez de dureté pour percer ces
membranes. On voit pourtant, par un cas
extraordinaire, quelques enfans naître
avec des Dents; ce qu'on prétend être un
indice de force & d'une conftitution ro-
bufte pendant le cours de la vie. On a
vû le feu Roi Loüis XIV, pendant le
cours d'une longüe vie, confirmer cette
opinion.

La furface intérieure de l'alvéole dans
le fœtus, eft revêtuë d'une membrane
parfemée d'une infinité de vaiffeaux fanguins & de nerfs, qui font une efpece de
réfeau fur cette membrane, qui entoure
le noïau, ou le moule de la dent. Il paffe
au travers de ces vaiffeaux une efpece de
glu, qui fe répand à la circonférence de
cette membrane, & forme de petites éminences fur le noïau après quoi il fe répand encore de nouvelle matiére, couche fur couche, jufqu'à ce que la Dent foit
formée. On voit par-là que tandis que le
fœtus eft renfermé dans la matrice, la nutrition des dents fe fait d'une maniére differente de celle des autres Os.

Cette glu s'offifie peu-à-peu: car fi l'on
confidere la Dent d'un jeune fujet, fa

furface ne paroît être qu'une morve ;
pendant que le noïau de la dent eft affez
dur ; ainfi augmentant en grandeur & en
dureté , elle perce enfin la membrane , &
force les autres obftacles qui s'oppofoient
à fa fortie ; & il n'y a qu'une partie de la
membrane qui refte , avec les vaiffeaux
fanguins qu'elle foûtient , & qui fervent
à fa nourriture.

Mais dans les efforts que font ces Os
pour fortir de leurs alvéoles , les enfans
font fouvent expofez à de fâcheux accidens , tels que la fiévre , les convulfions ,
les vomiffemens , le flux de ventre , &
d'autres fymptômes qui en font périr plufieurs. Pour avancer cette fortie , les Nourrices s'avifent affez fouvent d'égratigner a-
vec leurs ongles la membrane qui couvre les
dents, ou de la faire percer avec la lancette ;
mais ces irritations peuvent attirer l'inflammation fur ces parties, & il vaut mieux
laiffer agir la nature , & ne la point trou-
bler dans fes opérations ; quelque chofe
qu'en difent certains Auteurs, qui fe déclarent pour ces ouvertures artificielles , &
qui confeillent auffi de frotter les gencives
de plufieurs drogues , qui n'ont d'autre
efficacité , que d'amufer les perfonnes crédules ; les Médecins judicieux étant per-
fuadez par raifon & par expérience , que

la sortie des dents est l'œuvre de nature, plûtôt que de l'art.

Les Dents des jeunes animaux, avant que d'être sorties de leurs alvéoles, se peuvent séparer en plusieurs feüillets, à cause qu'elles ont leurs couches extérieures tendres & faciles à se détacher les unes des autres ; au lieu que les intérieures sont dures & osseuses, parce que celles-ci étant formées les premieres, elles ont eu plus de tems pour s'endurcir : mais après que la dent a percé, la partie extérieure du corps de la dent est plus dure & plus compacte que son milieu ; ce qui peut venir de leur frottement & de l'impression de l'air.

Les Dents percent aux enfans plûtôt ou plus tard, selon leur force ; il y en a qui sont d'une si forte constitution, qu'ils viennent au monde avec quelques dents, comme on l'a déja dit. Les dents percent d'ordinaire à quatre, six, sept & huit mois après la naissance ; & quelquefois aussi elles ne sortent qu'après dix, douze & quinze mois ; & elles sont sur-tout tardives aux enfans qui sont noüez, dont tous les Os n'acquierent qu'après un long-tems toute leur solidité.

La premiere Dent qui paroît aux enfans, est ordinairement du nombre des Incisives, qui sont au devant de la bouche à la machoire inférieure : quinze jours ou trois semaines après que cette premiere a percé , il en paroît une seconde à la même machoire.

Après que les deux premieres dents incisives inférieures ont percé , deux autres incisives paroissent en même tems à la machoire supérieure ; au lieu que celles de la machoire inférieure ne percent que l'une après l'autre. Il en perce ensuite deux en bas, à côté des premieres , & puis deux en haut.

Auprès des quatre Incisives d'en bas il en paroît deux plus pointuës , une de chaque côté , qu'on nomme Canines ; après lesquelles on voit sortir les canines supérieures, qu'on appelle Oeillieres. Les dents Molaires, qui sont plus larges & plus grosses que les précédentes , & qui sont situées plus avant dans la bouche , ne se montrent que vers l'âge de deux ans : Il y en a quatre en haut , & quatre en bas.

Quelques-uns disent que les premieres dents incisives paroissent d'abord à la machoire supérieure , & qu'après que toutes les dents incisives ont percé , il paroît deux des molaires ; ce qui fait voir qu'il n'y a point de regles certaines pour la sortie des dents ; & quoique la nature soit assez uniforme dans la plûpart de ses opérations , elle varie pourtant quelquefois à cet égard.

Comme la sortie des dents cause de grandes douleurs, & particulierement celle des canines, quand il arrive que deux, trois, ou quatre percent en même tems, les enfans sont en grand danger, à cause des fâcheux symptômes qui leur surviennent alors pour l'ordinaire, comme nous l'avons dit ci-dessus.

Lorsque les vingt premieres dents ont percé aux enfans, à l'âge de vingt mois, deux ans, & quelquefois plus tard, on dit alors qu'ils ont toutes leurs dents, à cause que les alvéoles de la machoire supérieure & inférieure en sont tous remplis. Cependant on sçait qu'il doit encore en sortir dix ou douze, pour faire le nombre de trente ou trente-deux, qui est le nombre ordinaire dans les adultes.

Ces trente-deux dents ne sortent des machoires qu'en des tems differens, quoiqu'elles aïent été formées dans les alvéoles dès la premiere conformation; la raison qu'on peut alleguer de la sortie tardive des dernieres, après que les vingt premieres ont percé, est que ces premieres étant plus petites, & ces dernieres plus grosses, celles-ci ne sortent point à cause de la petitesse des machoires : de sorte que les huit, dix, ou douze dernieres, qui sont les grosses, ne sortent que quelques

années après , c'est-à-dire , lorsque les machoires ont acquis une étenduë suffisante
pour leur livrer paffage ; & ces dernieres
dents reftent affez fouvent pendant toute la
vie , au lieu que les vingt premieres tombent pour l'ordinaire prefque toutes dans
le premier âge , étant chaffées par d'autres
qui prennent leur place. Les dernieres ne
fe confervent pourtant pas toûjours dans
leur integrité , la carie qui les attaque oc-
cafionnant des douleurs fi violentes , qu'on
eft obligé de fe les faire arracher.

Ce qui eft caufe du remplacement des
vingt premieres dents après leur chute ,
c'eft qu'il y a deux germes de dents dans
les alvéoles des machoires ; & les feconds
germes font féparez des premiers par une
membrane toute femblable à celle qui en-
touroit le premier germe , & qui leur fournit la nourriture dont elles ont befoin , de
la maniere dont nous l'avons expliqué ci-
deffus.

Les vingt premieres dents qui fortent
après la naiffance , font appellées Dents de
lait ; elles tombent ordinairement vers la
fixiéme , feptiéme ou huitiéme année, dans
le même ordre qu'elles ont paru , fçavoir les incifives , les canines , & les petites molaires ; celles qui font deffous pouffant dehors les premieres vers ce temps-là :

ce qui est facile à remarquer, puisqu'il est certain, que dès qu'une dent de lait est tombée à un enfant, on en apperçoit bien-tôt une autre, qui l'a pouffée dehors : & même lorfqu'une de ces fortes de dents tarde beaucoup à tomber, celle qui lui doit fucceder fe montre au dehors, & fe place mal hors de l'alvéole; c'eft pourquoi dès que ces premieres dents font ébranlées, il faut les arracher, afin de donner lieu aux fecondes de fortir aifément, & de fe pla-cer dans un arrangement convenable.

Il n'en eft pas de même des dents mo-laires; parce qu'étant plus larges & ayant plus d'affiette que les autres, celles qui viennent à les pouffer, les élevent par le milieu; de là vient qu'elles fortent droi-tes.

Il faut encore remarquer qu'il arrive quelquefois que certaines dents de lait, ne fe renouvellant jamais, reftent dans leurs alvéoles prefque auffi fermes & auffi ftables, que celles qui fe font renouvel-lées.

Quelques Auteurs difent que ces pre-mieres dents qui doivent tomber, n'ont point de racines : d'autres au contraire avancent qu'elles en ont; il eft bien vrai, difent-ils, qu'elles n'en ont pas lorfqu'el-les tombent d'elles-mêmes; mais fi on les ôte

avant qu'elles foient chancelantes , on y
en trouve , qui font , à proportion de leur
corps , auffi longues, auffi fortes, & même
auffi dures que celles qui ne font pas dents
de lait. Cela fe confirme encore par la remarque que l'on a faite de certaines racines
de dents de lait , qu'on trouve dans les
adultes , & qui font fituées à côté des
dents renouvellées depuis plufieurs années.

Les Dents reçoivent leurs arteres des Carotides externes , leurs veines retournent
aux Jugulaires , & leurs nerfs font des
rameaux de la cinquiéme paire.

Lorfque l'on eft obligé d'arracher une
feconde dent à un enfant bien-tôt après fa
fortie, les dents voifines fe rapprochent
de côté & d'autre vers la place vuide ;
de telle forte que bien-tôt après il ne paroît
pas qu'il manque une dent en cet endroit :
ce qui n'arrive pas à ceux qui font avancez
en âge, parce que l'os de la machoire eft
devenu trop dur ; mais les bords de l'alvéole fe rapprochent l'un contre l'autre par
leur élafticité.

La gencive eft fortement attachée à la
bafe du corps de la dent, aux inégalitez
qui s'y trouvent ordinairement , & elle
s'attache auffi à toutes les afpéritez qui font à
l'alvéole ; ce qui donne aux dents beaucoup
de ftabilité.

CHAPITRE III.

De la Nutrition & de l'Endurciſſement des Os.

LES Anciens ont crû que les Os ſe nour-
riſſoient de la moëlle, ou du ſuc moëlleux, voyant que la plûpart en étoient
remplis, que la couleur des Os approchoit
de celle de la moëlle, & qu'ils en étoient
par-tout imbus. Mais cette opinion des Anciens n'eſt pas pour cela mieux fondée;
car il y a pluſieurs os qui n'ont ni moëlle ni
ſuc moëlleux, comme les dents, les oſſelets de l'oreille, quelques os creux du crâne & de la machoire ſupérieure, toutes
les cellules qui ſe trouvent dans le diploé
des os du crâne de l'éléphant; tous cés os
donc étant deſtituez de moëlle, n'en ſçau-
roient être nourris, & ont beſoin par conſéquent d'une autre nourriture.

Auſſi n'y a-t-il point d'analogie entre
la moëlle & les os, pour qu'on en puiſſe
juger qu'ils ſont nourris de la moëlle; car
la ſubſtance des os eſt terreſtre & ſaline,
& celle de la moëlle eſt douce, graſſe,
& huileuſe: d'ailleurs on ne comprend
pas comment la moëlle contenuë dans la

cavité dès os, pourroit s'infinuer dans leurs porofitez, de la maniere qu'il faut pour opérer la nutrition. De forte qu'il eft probable que la moëlle eft féparée du fuc nourricier des os, pendant que la partie du fang la plus faline eft employée à les nourfir.

Quelques Sçavans de la Societé Royale d'Angleterre ont avancé, que le fuc nerveux étoit la veritable nourriture des Os ; mais cela fans aucun fondement : car s'il y avoit dans les nerfs un fuc qui fervît de véhicule aux efprits, & de nourriture aux os, & aux parties fpermatiques, comme ils les appellent, ce fuc s'écouleroit quand on couperoit en travers & totalement quelque gros nerf.

De Graaf, qui a fait cette expérience, en parle ainfi au 2. Chapitre du premier Livre, où il traite du fuc pancréatique : » Afin, dit-il, que nous puffions avoir une » plus grande certitude de la chofe, nous » féparâmes un jour dans un chien vivant, » le gros nerf qui paffe au derriére de la » cuiffe, & nous le coupâmes totalement en » travers ; & après l'avoir détaché de tous » les vaiffeaux lymphatiques, nous le mî- » mes dans une phiole de verre, femblable » à celle que nous employons ordinaire- » ment pour ramaffer le fuc pancréatique,

don l'embouchure étoit proportionnée «
à la grosseur du nerf ; en telle sorte qu'elle «
étoit bouchée doucement par le nerf, & «
sans qu'il souffrît la moindre compres- «
sion, afin que s'il couloit du nerf quel- «
que liqueur subtile ou spiritueuse, elle «
ne pût se dissiper sans être apperçûë. Fi- «
nalement, nous liâmes la phiole avec le «
nerf qui y pendoit, à la peau de l'animal, «
esperant que s'il y avoit quelque suc qui «
coulât par le nerf, il pourroit se trouver «
ramassé dans la phiole : mais ce fut sans «
aucun succès ; car pendant l'espace de «
quatre à cinq heures, nous ne ramassâ- «
mes pas la moindre goutte de quoi que «
ce soit, & nous ne remarquâmes pas «
non-plus qu'aucuns esprits en se conden- «
sant se fussent attachez à la surface inté- «
rieure de la phiole.   «

De plus, il n'est pas vrai-semblable que
les Os & quelques-unes des parties molles
soient nourries par la matiére qui est distri-
buée par les nerfs : il semble au contraire,
que cette matiére ne sert en aucune façon
à nourrir les Os ; & à l'égard de la nutrition & de l'accroissement des parties molles, il faut absolument que le sang & la
matiére que les nerfs fournissent, y contribuent également ; comme on va le démontrer par les raisons suivantes.

1°. Toutes les parties qui composent le corps de l'animal ont la même structure, c'est-à-dire, que les os aussi-bien que les parties molles sont autant de vésicules & de canaux joints ensemble, mais qui sont plus durs & moins fléxibles dans les os que dans les autres parties ; je prends ici ce mot de fléxibilité rélativement, & non absolument.

2°. Par les canaux j'entends ces grands vaisseaux, qui, comme autant de routes communes, ouvrent seulement un passage aux sucs nourriciers ; au lieu que par des véficules je conçois que ce sont des canaux, qui, comme autant de petits détours particuliers, ouvrent non-seulement un passage aux sucs nourriciers ; mais en permettent encore l'application intérieure, pour la nourriture & l'accroissement des parties.

3°. La nourriture & l'accroissement supposent non-seulement la distribution & l'application intérieure des meilleures parties qui composent le sang artériel ; mais encore le concours d'une matiére fine qui coule dans les nerfs, & que je nommerai Esprit animal.

4°. Cet esprit animal renferme essentiel-lement deux caractéres, l'un de subtilité, & l'autre de ressort : La subtilité rend cet

eſprit capable de traverſer les conduits les
plus étroits, & les plus éloignez ; ſon élaſ-
ticité éleve de dedans en dehors les parois
des véſicules, & les tient tenduës & gonflées autant qu'il eſt néceſſaire pour maintenir l'équilibre avec l'air extérieur, &
pour ouvrir un paſſage aux ſucs nourriciers, qui cherchent, pour ainſi-dire, à
repoſer dans ces petits détours, & à s'appliquer intérieurement à leurs parois, qui
ont beſoin de nourriture & d'accroiſſement ; comme il arrive dans l'embonpoint.

5°. Quand le cours des eſprits animaux
eſt totalement, ou en partie interrompu, ſoit
de la part des nerfs, ſoit de la part des
eſprits, ces véſicules ſe flétriſſent ; tant
parce que les eſprits ceſſent d'y couler,
qu'à cauſe que leurs parois ſont preſſées &
comprimées de dehors en dedans, par le
poids & le reſſort de l'air extérieur ; ce
qui les rend plattes & preſque incapables
de conténir. Et parce que les ſucs qui coulent dans les canaux que j'ai nommez Routes communes, ſe trouvent dans une pareille compreſſion, qui ne ſert qu'à les
obliger à enfiler les voyes les plus droites
& les plus libres, ſans pouvoir ſe réflé-
chir du côté de ces petits intervalles ap-
plattis, qui avoient beſoin d'une nouvelle

subſtance pour leur nourriture & pour leur accroiſſement ; c'eſt la raiſon pour laquelle il doit néceſſairement s'en enſuivre une exténuation & un amaigriſſement, comme on le voit arriver aux membres paralytiques.

6°. Le concours des eſprits animaux n'eſt nullement néceſſaire pour l'accroiſſement des Os ; mais il l'eſt abſolument pour celui des parties molles : & c'eſt pour cette raiſon qu'il y a ſi peu de nerfs qui ſe diſtribuent aux Os ; l'on doit même croire que les branches de nerfs qui traverſent viſiblement le corps des Os, ſont pour les membranes qui contiennent la moëlle & le ſuc moëlieux , & nullement pour le corps de l'Os.

D'ailleurs, quoique le reſſort des eſprits animaux ſoit néceſſaire pour dilater les véſicules des parties molles, & les tenir gonflées & tenduës, cette néceſſité ne ſe rencontre pas à l'égard des cellules oſſeuſes ; parce qu'en tout âge elles ſont toûjours plus dures que celles des autres parties, & qu'elles ont ainſi par elles-mêmes aſſez d'infléxibilité pour conſerver leur diamètre, & pour maintenir l'équilibre avec l'air extérieur, ſans qu'il ſoit beſoin du concours des eſprits animaux.

Ces deux dernieres raiſons paroîtront

encore plus plaufibles, fi l'on réfléchit fur
ce qui arrive à une veffie, par rapport à
l'air qui l'environne.

Quand la veffie eft nouvellement féparée
du corps de l'animal, la molleffe & la pe-
fanteur de fes parois, fecondées par le
poids & le reffort de l'air extérieur, l'em-
portent fur l'air qui eft contenu dans fa capacité; & ainfi de cave qu'elle étoit dans
le corps de l'animal, elle devient fans cavité, & incapable de contenir, pourvû que
le conduit de la veffie foit libre & ouvert;
au lieu que fi l'on pouffe de l'air dans
cette veffie, quoique molle & fléxible,
l'air intérieur l'emporte fur l'extérieur, &
d'applatie qu'elle étoit elle devient gonflée & tenduë.

Enfin, fi l'on a foin de fermer l'ouverture du conduit, pour conferver l'air introduit dans cette veffie gonflée, à proportion que les fibres qui en compofent les
parois perdent de leur humidité, elles acquiérent de l'infléxibilité; & finalement
elles en acquiérent jufqu'au point d'être infléxibles, & capables de maintenir l'équilibre avec l'air extérieur, nonobftant l'ouverture du conduit, fans qu'il foit befoin
d'y introduire de nouvel air.

Paffons préfentement à l'application de
ce que nous venons de dire. La molleffe

d’une veſſie nouvellement ſéparée du corps d’un animal, répréſente la flexibilité des véſicules des parties molles ; & l’infléxibilité de la même veſſie deſſechée doit être comparée à celle des Os.

Cette veſſie molle, mais applatie faute de l’introduction d’un nouvel air pouſſé par ſon conduit, répréſente les véſicules des parties molles, qui, faute d’eſprit animal, ſe trouvent applaties ; ainſi qu’on le remarque dans la paralyſie.

Cette veſſie molle, mais qui eſt tenduë & gonflée par l’introduction d’un nouvel air, répréſente aſſez bien le gonflement & la tenſion des véſicules molles, par la diſtribution des eſprits animaux, qui y coulent en abondance dans l’embonpoint.

Enfin cette veſſie deſſechée, qui ſe tient par elle-même gonflée & tenduë ſans l’impulſion d’un air nouveau, quoique l’ouverture de ſon conduit ſoit libre, doit être comparée aux véſicules des Os, qui ſont d’elles-mêmes aſſez infléxibles pour faire équilibre avec l’air extérieur, & conſerver le diamètre de la cavité qu’elles compoſent, ſans qu’il ſoit beſoin pour cette explication, d’avoir recours aux eſprits animaux.

Puis donc que les Os ne ſont point nourris par la moëlle, ni par le ſuc moëlleux,

leux, ni même par le fuc des nerfs, comme on vient de le montrer, il faut qu'ils foient nourris par le fang; parce qu'outre le fang, ces parties ne reçoivent point d'autre humeur pour leur nourriture. On a tout fujet de le croire, fur ce que non-feulement de grands vaiffeaux fanguins pénetrent leurs fubftances par des trous vifibles; mais encore parce que l'on voit plufieurs petits vaiffeaux dans le tiffu du périofte, qui fe diftribuent par de petits trous dans la partie folide de l'Os, qui en eft toute parfemée : de forte que le périofte rend aux Os le même office que la piemere rend au cerveau; car elle eft auffi parfemée d'une infinité de vaiffeaux deftinez à la nourriture de cet organe.

Le périofte eft plus fortement attaché aux Os dans les jeunes fujets, que dans les vieux; auffi trouve-t-on beaucoup plus de vaiffeaux fanguins dans les premiers, que dans les derniers : car à mefure que les Os croiffent, ces vaiffeaux font tellement comprimez, qu'il yen a quantité qui fe bouchent; & comme il ne paffe alors que ce qu'il faut de fang pour la nourriture des Os, c'eft ce qui fait qu'ils ne croiffent plus.

Cela fe voit clairement avec le Microfcope, au moyen duquel on apperçoit, aprè-

avoir levé le périofte, qui eft tout plein de vaiffeaux fanguins, une quantité de petites gouttes de fang fur la furface de l'Os, qui y font extravafées par la rupture qui s'eft faite d'un grand nombre de petits vaiffeaux, en détachant la membrane qui pénetre le corps de l'Os par de petits trous imperceptibles.

Les Os fe nourriffent par le dehors & par le dedans, comme on le voit aux deux tables du crâne, dont l'extérieure eft nourrie par les artères du péricrâne, & l'intérieure par les artères qui font des branches de celles qui arrofent la dure-mere. Ainfi dans les Os caves & qui ont de la moëlle, la furface intérieure eft nourrie par les vaiffeaux qui fe diftribuent à la membrane qui tapiffe le dedans de l'Os, & qui revêt toutes les cellules de la moëlle ; car cette partie intérieure des Os eft auffi percée de mille petits trous, par où paffent les vaiffeaux qui partent de cette membrane de la moëlle ; & l'extérieure eft nourrie par ceux que fournit le périofte. Et comme il y a des Os caves qui n'ont point de moëlle, & qui font revêtus en dedans d'une membrane, il eft probable qu'ils font nourris de la même maniere.

Le fang, qui eft la nourriture des Os, comme nous l'avons démontré ci-deffus, est un composé de plusieurs principes; il paroît à nos yeux sous la forme de deux substances, une rouge, & l'autre blanche. C'est cette derniére partie du sang, que nous appellons le suc nourricier, qui est douce, balsamique & gluante, & qui est particuliere à chaque partie, parce que les tuyaux des différentes parties ont une différente configuration.

Cette verité est confirmée par l'exemple de la végétation; car en mettant plusieurs greffes de différente nature sur un tronc, elles rapportent des fruits différens, quoiqu'elles ne reçoivent toutes que la même séve, laquelle, par la différente configuration des fibres des différentes greffes, s'y prépare diversement, & par conséquent y produit des fruits différens.

Or si l'Os est coupé ou fracturé, il faut donc que ce soit le suc contenu dans les fibres osseuses, qui se plaçant à l'extrémité de chaque fibre coupée, s'y endurcisse, & la prolonge de plus en plus, jusqu'à-ce qu'elle soit parvenuë à la portion qui lui étoit continuë; & c'est ce qu'on appelle le Cal des Os.

Quand on examine les Os par l'Analyse Chymique, & qu'on les met dans une retorte, le feu étant bien gradué, on en tire de l'eau, du sel, de l'esprit, & de l'huile, & la terre reste dans le vaisseau; l'esprit se peut de nouveau resoudre en eau, en sel, & en huile. D'où l'on infére que ces corps sont composez de quatre principes, lesquels étroitement liez entre-eux, forment la substance osseuse qui est très-dure.

Les Os ne sont mous & souples dans le fœtus, qu'à raison de leur nourriture; la liqueur de l'*amnios* qui la fournit ne s'épaissit point au feu, & ne se convertit pas en gelée, comme le blanc d'œuf, la partie blanche du sang, & quelques autres liqueurs nourricieres; parce qu'elle contient peu de parties salines & acides, & qu'elle n'est pas pénetrée par l'air : ainsi cette liqueur ne se coagulant que difficilement, elle est propre à entretenir les Os dans leur souplesse; ce qu'elle n'auroit pû faire, si elle avoit été chargée de ces parties, qui en figeant la nourriture des Os, leur auroient donné de la solidité.

L'expérience nous apprend que les Os commencent à s'endurcir & à s'ossifier par leur milieu, où ils sont toûjours plus durs : ce qui étoit fort convenable aux usages des Os, & fort nécessaire. L'Auteur de la nature a fait creux le milieu des Os, mais en même temps fort solide, en ramassant au dehors toutes les fibres osseuses, qui y sont

très-ferrées ; au contraire les extrémitez
font faites de petites feüilles les unes fur
les autres, & font fort larges. Cette largeur eft d'un grand ufage dans les mouvemens du corps ; car comme les Os font
le foûtien, la bafe & le fondement de
ce bel édifice, ils doivent avoir des extrémitez plattes, fur lefquelles ils puiffent
s'appuyer ; autrement ils feroient fouvent
mis hors de leur centre de gravité, parce
que plus les extrémirez des Os font plattes
& larges, & plus la bafe où ils s'ap-
puyent eft ample & a d'étenduë, plus auffi
la ligne de direction fe multiplie : Ce qui
donne au corps de l'homme une ferme
affiette, enforte qu'il ne peut tomber, que
cette ligne ne forte hors de fa bafe. Cette largeur fert encore à former des têtes & des
cavitez, ce qui ne fe pourroit pas facilement faire dans une petite extrémité ; &
fi les Os n'euffent été portez que fur une
petite pointe, ils fe feroient luxez & déplacez à la moindre violence. Outre cela,
cette largeur des extrémitez des Os fert à
faciliter l'infertion des mufcles.

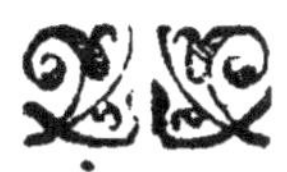

CHAPITRE IV.

Où l'on examine si les Os ont du sentiment.

QUELQUES Anciens ont avancé que les Os étoient privés de sentiment, parce qu'ils étoient dépourvûs de nerfs; d'autres ont pensé que le sentiment qu'on attribuoit aux Os venoit du périoste : Cependant quelques Auteurs prétendent que les Os ont du sentiment par les expériences suivantes.

1°. Il y a, disent ces derniers, quantité de nerfs qui se distribuent dans le corps de l'Os même, & par conséquent l'Os a du sentiment; ce qui se vérifie dans les exfoliations, qui se font toûjours avec un peu de douleur lorsque l'on en arrache les fragmens qui sont encore un peu adhérens.

2°. Si l'on touche la membrane celluleuse, où la moëlle est renfermée, après l'amputation d'une jambe, le malade sent de la douleur.

3°. Si l'on fait l'amputation de la cuisse à un chien, & qu'après avoir laissé passer les plus grandes douleurs, on enfonce un stilet dans la moëlle, l'on verra que le chien se remuera extraordinairement, & fera connoître par ses cris qu'il sent de la douleur.

4°. Sur ce que quelques-uns objectent que le malade ne sent point de douleur pendant que l'on scie l'os dans l'amputation de la jambe, on peut répondre qu'il sent alors une si grande douleur, à l'occasion de la solution qui se fait à la chair, aux membranes & au périoste, que cette douleur l'empêche de distinguer celle qu'il peut ressentir à l'os, & qui doit être plus legère. Il faut dire la même chose d'un ulcère fistuleux, où le périoste se trouve rongé en même temps que l'os.

Puisque la membrane qui enferme la moëlle est si sensible, il faut nécessairement que pour s'y distribuer, les nerfs percent les Os; & c'est ce que l'expérience vérifie : mais comme les nerfs qui se distribuent dans les Os, ne peuvent pas être si bien suivis que dans les parties molles, cela fait que l'on ne peut pas sçavoir précisément combien il y a de branches de nerfs, & où elles se distribuent : Cependant on peut dire avec raison, que les Os ont du sentiment aux endroits où l'on trouve des nerfs. Et si quelqu'un objectoit que ce ne sont pas les Os mêmes, mais les nerfs qui

ont alors du sentiment, on peut répondre
que les parties molles n'ont pas non-plus
du sentiment, mais seulement les nerfs
qui s'y distribuent, puisque le sentiment
qui se fait en ces parties, ne se fait pas
d'une autre maniere que dans les Os.

Mais personne ne doit s'imaginer que
j'attribuë du sentiment aux nerfs : car je
sçai bien que le sentiment n'appartient
qu'à l'ame, dont il est une émanation, &
que l'essence de l'ame consiste uniquement
dans la pensée, dont le corps est incapable, l'essence de ce dernier consistant seulement dans l'extension ; mais j'établis dans
les nerfs la cause occasionnelle de la pensée, parce que les objets intérieurs ou extérieurs venant à ébranler les nerfs d'une
certaine maniere, ils excitent en l'ame
certaines pensées.

A l'occasion du sentiment des Os, il
semble que la carie ne doit pas être toûjours accompagnée de grandes douleurs :
car si elle arrive aux endroits où il n'y a
point de nerfs, il ne doit pas y avoir de
douleur ; mais si l'humeur âcre, qui cause
la carie, vient à toucher les nerfs, pour
lors le malade ressent de grandes douleurs,
ainsi qu'on le remarque en la carie des
dents : Et lorsque les nerfs sont tout-à-fait
rongez, la douleur peut cesser entiérement,

pendant

pendant que la carie peut faire un progrès considerable.

Nicolas Massa, célèbre Médecin & Anatomiste de Venise, dit avoir vû un ulcère à la cuisse d'un homme, où l'Os étoit découvert, l'endroit duquel étoit si sensible, que le malade n'y pouvoit souffrir le moindre attouchement ; & en perçant l'Os, comme il dit, jusqu'à l'interieur, ce malade sentit de la douleur en cet endroit. Ce qui est un avertissement que cet Auteur a voulu donner aux Anatomistes, pour les porter à examiner s'il n'y a pas quelques branches de nerfs, qui se distribuent jusques dans la cavité des Os.

De tout ce que nous venons de dire à l'égard du sentiment des Os, il s'ensuit que si on les considere comme un composé de substance osseuse, de veines, d'artères, de nerfs, & de membranes, dont ils sont recouverts, ils sont fort sensibles ; au lieu que la substance de l'Os prise séparément, est insensible.

CHAPITRE V.

De la Moëlle.

IL n'y a aucune partie dans le corps humain, qui n'ait sa structure particuliere; & si l'on n'en découvre pas la méchanique au premier coup d'œil, on tâche de la connoître par la dissection, aidée du secours des microscopes, & des injections, ou par les refléxions que donne lieu de faire la structure d'une autre partie, à laquelle l'organe que l'on veut connoître, a quelque rapport.

La Moëlle, qui paroît être un corps sans ordre, ni figure, est composée d'un amas de vésicules membraneuses très-délicates ; qui s'ouvrent les unes dans les autres, qui font toutes enfermées dans une membrane très-mince, parsemée de quantité d'artères, de veines & de nerfs, & qui sont remplies d'un suc que les artères leur fournissent, à peu près comme la graisse dans les autres parties du corps ; ce suc est formé de la substance la plus grasse & la plus huileuse du sang. La Moëlle est d'un goût très-doux & très-agréable, comme on le remarque dans celle des animaux, quand elle eſt cuite ou chauffée. On dit, au ſurplus, qu'elle eſt fort nourriſſante, & qu'elle fournit beaucoup de matiere propre à la propagation de l'eſpece.

Cette humeur huileuſe & graiſſeuſe eſt renfermée dans les grands Os, qui ſont creux, comme dans l'Os du bras, & celui de la cuiſſe ; mais les Os qui ſont ſpongieux, comme les apophyſes, la plûpart des Os du crâne, les côtes, les Os innominez, & pluſieurs autres Os, ne contiennent qu'un ſuc moëlleux, plus fin que la moël-le, & de la même nature qu'elle. Ce ſuc eſt d'une couleur blanchâtre ; mais la moëlle qui eſt contenuë dans la cavité des grands Os, eſt un peu rougeâtre, & d'une conſiſtence plus ferme & plus ſolide.

La Moëlle eſt d'une grande utilité. Elle ſert 1°. à remplir la cavité de certains grands Os, qui devoient être creux pour être moins peſans. 2°. Elle rend les Os plus ſouples & moins caſſans : car le ſuc le plus ſubtil, qui eſt contenu dans la moëlle, paſſant entre les fibres des Os, les adoucit par ſon onctuoſité, & tempere leur ſuc terreſtre, tartareux & ſalin, & par conſéquent les rend moins fragiles.

Que ce ſuc paſſe entre les fibres des Os, on s'en convainc par ce qu'on obſerve dans le ſquelète : car ſi l'on a fait boüillir ces os fans en avoir tiré la moëlle, on en voit fortir quelque temps après un fuc, que la chaleur de l'air fait fondre, & qui paroît fur les os comme une rofée, après quoi de blancs qu'ils étoient auparavant, ils deviennent jaunâtres.

C'est pour cela que les Os des Vieillards, quoique très-durs, font fort caffans, parçe qu'ils n'ont que peu de moëlle qui pénètre leurs fibres, & adouciffe leurs fucs falins ; de forte que ces Os fe caffent comme les vieilles branches des arbres, faute de fuc : car on voit que la moëlle qui fe rencontre dans les Os des Vieillards qui meurent dans une vieilleffe décrèpite, n'eft plus qu'une maffe fluide & féreufe, qui a perdu toute fa confiftence & fon onctuofité. Au refte, outre que les Os des Vieillards fe caffent aifément, ils fe confolident avec beaucoup de peine, & leur cal eft beaucoup plus long-temps à fe faire : Auffi tant que la moëlle eft d'une bonne confiftence, on ne meurt point d'une extrême vieilleffe.

La raifon du défaut de la Moëlle dans les Vieillards, vient de la foibleffe de leur chaleur naturelle, & du peu de difpofition qu'ont alors les parties à digérer les alimens, & à les convertir comme il faudroit en un bon fuc nourriffant, & à tranſmettre ce ſuc avec aſſez de force dans la maſſe du ſang.

Il ne faut donc pas s'étonner, ſi ces gens-là meurent enfin faute de chaleur naturelle ; car on peut dire que leur ſang a perdu ſon huile & ſes eſprits, & par conſéquent qu'il eſt devenu incapable de continuer ſon mouvement, d'où dépend la vie de l'animal.

Quelquefois une humeur âcre & mordicante, fortuitement introduite dans la membrane qui renferme la moëlle, y cauſe de grandes douleurs, qui ne ſe font pas reſſentir néanmoins lorſqu'on appuye extérieurement ſur l'endroit douloureux ; & l'on n'y apperçoit aucune tumeur : mais quand la tumeur paroît au dehors, il y a d'ordinaire un abſcès dans la ſubſtance de l'Os même. C'eſt ce qu'on remarque aux douleurs & aux exoſtoſes vénériennes.

Le vulgaire croit que la Moëlle augmente ſelon le cours de la Lune, comme ſi l'augmentation ou la diminution de la moëlle dépendoit de l'accroiſſement, ou du déclin de cette planète : mais M. *Rohault*, Philoſophe Cartéſien, a remarqué pendant plus de 25 années, que les Os des animaux étoient également pleins de moëlle

pendant tout le cours de la Lune, &
qu'elle étoit diminuée dans quelques-uns,
tant dans la pleine-Lune, que pendant son
accroissement, & durant son déclin ; de
maniére que l'augmentation ou la diminution de la moëlle, selon les observations
de ce Philosophe, n'a rien de commun
avec la Lune, ni avec les changemens qui
lui arrivent.

* Il est donc probable que la diminution de la moëlle dans les Os des animaux vivans, dépend de la même cause
qui produit l'amaigrissement des parties
molles ; lequel ne peut être que le défaut
d'une nourriture suffisante ; les violens exer-
cices, la vieillesse, &c. Et comme la structure de la moëlle est plus délicate que
celle de la chair, il est à présumer qu'elle
se consume bien plûtôt ; ce que l'on
peut entendre de même des deux matié-
res contenuës dans la masse du sang, dont
elles sont produites.

CHAPITRE VI.

Du Périoste.

LE Périoste est une membrane déliée, forte, dense, solide & transparente, composée de fibres très-délicates, dont nous avons fait mention ci-dessus au Chapitre II. à cause qu'en cet endroit nous étions obligez de dire que cette membrane couvroit les alvéoles des machoires dans le fœtus, aux endroits où les dents devoient percer.

Tous les Os, excepté les dents, sont couverts du Périoste, excepté aux endroits où ils forment les articulations, où cette membrane ne se trouve pas, pour empêcher la douleur qui arriveroit dans les mouvemens des Os.

Les fibres dont cette membrane est composée, ne sont pas entrelassées les unes dans les autres; mais elles sont arrangées, par plusieurs lames, les unes sur les autres dans un ordre regulier. Cette membrane est plus épaisse dans un endroit que dans un autre, & par conséquent plus ou moins transparente.

On peut voir distinctement en plusieurs

endroits la superficie extérieure du Périofte, particulierement entre le commencement & la fin des mufcles, comme aufſi aux endroits où quelques fibres des tendons des mufcles s'inférent dans cette membrane.

Le Périofte eft parfemé de veines, d'artères, de nerfs, & de vaiſſeaux lymphatiques, qui font très-viſibles dans le Périofte des grands animaux.

Les anciens Anatomiftes n'ont pas été ſi ſoigneux à rechercher l'origine du Périofte, qu'ils l'ont été dans l'examen de la Pleure, & du Péritoine : Ils ſe font contentez de dire que le Périofte du crâne, qu'on appelle Péricrâne, eft une ſuite de la dure-mere, & que celui des autres Os eft une expanſion des fibres tendineuſes des mufcles. Mais puiſque le Périofte couvre preſque tous les Os du corps, il n'eft pas vrai-ſemblable que ſon origine ſoit autrement dans une partie que dans une autre ; ſur tout ſi l'on réfléchit, que l'on trouve des mufcles ſur la tête, auſſi-bien qu'en d'autres parties, dont le Périofte peut procéder : & ſi l'on examine bien la choſe, on ſera convaincu que les fibres qui compoſent cette membrane, font ſouvent de deux fortes, dont les unes viennent de la dure-mere, & les autres des fibres tendineuſes des mufcles.

Que la partie du Périoste qui revêt im-médiatement le crâne, soit une propaga-tion de la dure-mere, cela paroît non-seulement parce que ces fibres dans le fœ-tus & dans les enfans nouveaux-nez sont unies, & font une continuité à l'endroit des interstices supérieurs des Os du crâne ; mais aussi parce que la dure-mere sort du crâne par d'autres endroits, sçavoir entre l'Os sphénoïde, l'Os pétreux, & l'Os occi-pital, & qu'après avoir passé étant double par les interstices de ces Os, elle se par-tage de côté & d'autre, & après qu'elle est devenuë simple, elle va s'étendre sur les Os du crâne.

Et comme le péricrâne, qui n'est autre chose que le Périoste du crâne, emprunte l'un des plans de ses fibres de la dure-me-re, de même le Périoste des autres Os, tire l'un de ses plans de la même mem-brane.

Ainsi la partie du Périoste qui revêt immédiatement l'Os, & dont les fibres sont des expansions de la dure-mere, est toute étenduë suivant la longueur de l'Os ; & au contraire, toutes les autres fibres du Périoste, qui font des allonge-mens des tendons des muscles, ont une autre direction.

Ces deux sortes de fibres peuvent fort

bien aussi concourir ensemble sur le crâne, pour y former le péricrâne ; à cause que les fibres de la dure-mere peuvent se continuer dans le Périoste, ou bien passer d'un Os jusqu'à l'autre, parce qu'en cet endroit les Os sont assemblez par des sutures.

Mais cela ne peut pas se faire aux endroits où les Os forment les articulations mobiles, & où ils sont séparez par des interstices manifestes ; à cause que les ligamens membraneux qui entourent ces articulations, empêchent que les fibres qui procedent de la dure-mere ne puissent s'étendre plus loin, ni passer d'un Os jusqu'à l'autre : ainsi cette partie du périoste doit nécessairement provenir d'une autre partie que de celle de la dure-mere.

Mais on peut aisément lever cette difficulté, en faisant voir que les fibres du plan inférieur que le périoste reçoit de la dure-mere, étant parvenuës à l'endroit où les ligamens membraneux sortent, elles prennent leur cours par-dessus les ligamens, & en continuant ainsi leur cours, passent d'une extrémité de l'Os jusqu'à l'autre par-dessus l'articulation, pour produire la partie inférieure ou le plan inférieur du périoste.

A l'exception des fibres que fournit la dure-mere, & qui produisent cette partie

du Périoste qui revêt immédiatement l'Os,
il y a encore un autre plan de fibres, qui
font les expansions des fibres tendineuses
des muscles, & qui se joignent par-tout
près des autres.

Dans certaines parties, mais plus qu'ailleurs dans les os des grands animaux, on
peut facilement découvrir ce plan de fibres :
car si l'on prend une des fibres extérieures d'un tendon, & qu'on la sépare doucement, l'on voit non-seulement qu'elle va
au Périoste ; mais aussi qu'il y a quelquefois des fibres charnuës, qui se remarquent
dans sa superficie.

Toutes les fibres du Périoste ne tiennent pas le même ordre dans leur progrès:
car celles, par exemple, qui proviennent
de la dure-mere, sont par tout situées parallèlement suivant la longueur de l'os, comme
nous l'avons dit ; mais celles qui tirent leur
origine des fibres des muscles, & des tendons, ont leur cours tout d'une autre maniére.

Et comme celles-ci différent de celles
qui proviennent de la dure-mere, de même
aussi celles qui viennent d'un certain muscle,
ont en plusieurs endroits leur cours different
de celles qui viennent d'un autre muscle ; de
sorte que dans le Périoste de quelques os, on
y remarque trois différens plans ou ordres de

fibres, dont les uns font fituez fur les autres, & dont les fibres inférieures, qui touchent l'os immédiatement, vont en droite
ligne d'une extrémité de l'os jufqu'à l'autre;
mais les autres comme elles procedent de
deux differens mufcles, auffi ont-elles leur
cours autrement felon la fituation des mufcles, tellement qu'elles fe croifent obliquement, de même qu'on le voit dans les
mufcles obliques afcendans & defcendans
du bas-ventre.

Et fi l'on compare la difpofition des
fibres qui procedent des tendons des mufcles, avec celles qui viennent de la dure-
mere, on trouvera qu'en plufieurs endroits
les fibres tendineufes font fituées de travers ou obliquement fur celles qui procedent de la dure-mere.

D'où il s'enfuit que quand on veut tirer ou féparer les fibres du Périofte les
unes des autres, cela fe fait facilement aux
endroits où les fibres vont parallèlement
felon la longueur de l'os; mais que fi l'on
entreprend de le faire aux endroits où les fibres ont leur progrès en travers ou obliquement, on ne peut pas le faire fi facilement.

Parmi le grand nombre de tendons qui
contribuent à la production du Périofte,
il y en a quelques-uns qui percent cette
membrane, & s'inferent immédiatement

dans la substance de l'Os même.

Il faut remarquer que le Périoste en-voye plusieurs fibrilles dans la substance de l'Os même, dont il y en a quelques-unes qui y vont plus profondément que les autres.

De ce que nous venons de dire du Pé-rioste, il est évident qu'il n'y a point de raison pour reconnoître le Péricrâne pour une membrane distincte de celle du Pé-rioste, quoiqu'il soit divisé à l'endroit des muscles temporaux; car cette division ne nous montre autre chose que les differens plans de fibres, que l'on voit dans le pé-rioste des autres Os.

L'usage du Périoste est, 1°. De revêtir les Os, & de soûtenir les vaisseaux qui se distribuent dans l'os & dans les membra-nes de la moëlle.

2°. D'unir en plusieurs endroits les ten-dons des muscles avec l'os; car quoiqu'ils s'inserent immédiatement dans les os, il est cependant vrai de dire qu'ils y sont plus fortement attachez par le moyen de cette membrane.

Le Périoste est percé pour le passage d'un nombre infini de très-petits vaisseaux, qui font quelque chemin entre la surface de l'Os & le Périoste. Il y a de petites scissu-res sur la surface des os, qui ne sont formées que par le battement de ces petits vaisseaux, qui y sont logez. Les petits vaisseaux qui sont entre le Périoste & l'Os, ne peuvent se remplir par l'action du cœur, qu'ils ne se dilatent, ni se dilater, qu'ils n'élevent le Périoste ; mais parce que l'impulsion du cœur cesse & recommence à chaque instant, il faut aussi que cette dilatation cesse & recommence alternativement dans le Périoste, qui doit être consideré comme un ressort bandé sur la surface des Os, lequel venant à se débander, comprime les vaisseaux contre cette surface, qui resiste ; & c'est ce qui oblige le sang & la lymphe à couler avec plus de vîtesse jusques dans les pores les plus reculez des fibres osseuses : Ces actions & réactions finissent & recommencent à chaque instant ; de sorte qu'il faut qu'à chaque instant le Périoste soit élevé par les vaisseaux qui sont dessous, & qu'il s'applanisse par son ressort.

Voilà quel est l'office du Périoste dans son état naturel, selon quelques-uns ; mais si par quelque cause que ce soit, son ressort est relâché, il ne pourra plus accélerer le mouvement des sucs nourriciers, que portent & rapportent les vaisseaux ; d'où il arrivera des obstructions, qui seront suivies de carie ou d'exostose.

S'il peut arriver des exostoses & des caries, par le seul changement qui survient
au ressort du Périoste, on doit penser que
ce changement peut arriver à la membrane de la moëlle qui couvre l'intérieur des
cavitez, ou des cellules *diploïdes-médul-*
laires; parce que cette membrane fait au
dedans ce que le périoste fait au dehors.

La dure-mere dans l'intérieur du crâne,
la membrane pituitaire du nés, & celle des
sinus frontaux, maxillaires, & sphénoïdaux, font la même chose. Les cavitez intérieures & extérieures de l'organe de l'oüie
sont aussi couvertes de membranes, qui
font office de périoste sur la surface des Os
qu'elles tapissent, & elles doivent être
sujettes aux mêmes maladies; ainsi on doit
naturellement penser que l'intérieur des os,
& l'intérieur de leur substance, aussi-bien
que l'extérieur, doivent être susceptibles
d'obstruction, & par conséquent d'exostose & de carie.

Il faut remarquer au sujet du Périoste,
qui se nomme Péricrâne à la tête, parce que
cette membrane revêt immédiatement les
Os du crâne; il faut, dis-je, remarquer à
son occasion, qu'il arrive quelquefois des
coups, des chûtes, &c. qui font une division dans cette membrane jusqu'à l'os, laquelle est souvent suivie d'une inflamma-

tion , d'une éréſipèle & d'un. gonflement à toute la tête. Cette inflammation eſt tantôt occaſionnée par l'étranglement de la peau , & quelquefois elle eſt la ſuite de la bleſſûre du péricrâne , & de celle de l'aponeuroſe qui eſt formée par le concours des attaches des muſcles frontaux & occipitaux , qui couvrent la plus grande partie du crâne ; ſymptômes qui arrivent quand ces plaïes ſont contuſes , ou quand l'ouverture du péricrâne ne répond pas à celle du cuir chevelu.

Comme les remedes qui conviennent à ces parties ſont differens , il eſt d'une très-grande importance de ne pas confondre leurs ſignes diagnoſtics , afin de ne pas faire des remedes pour le cuir chevelu , lorſque le péricrâne & l'aponeuroſe ſont affectez. Il y a un ſigne certain pour reconnoître laquelle de ces parties eſt intereſſée ; c'eſt d'examiner ſi les oreilles ſont tenduës , gonflées & enflammées , ou ſi elles ne le ſont pas : ſi elles ſont attaquées de l'inflammation & de l'éréſipéle , de même que le reſte de la tête , on aura lieu de croire que c'eſt la peau , qui eſt une enveloppe commune à toutes les parties extérieures de la tête , qui ſouffre inflammation ; mais ſi l'on trouve les oreilles dans leur état naturel , on peut hardiment prononcer que

l'éréſipèle

l'éréfipèle & l'inflammation caufent tenfion au péricrâne & aux aponeurofes des
mufcles, parce qu'on fçait que ces parties
ne couvrent point les oreilles. Dans le
premier cas, les remedes font les mêmes
qu'aux-éréfipèles des autres parties ; dans
celui-ci au contraire, le fouverain remede
c'eft d'ouvrir le péricrâne & l'aponeurofe,
s'ils font contus, ou d'augmenter l'ouverture, fi elle n'eft pas parallèle à celle de
la peau.

Quand on eft obligé de faire une incifion fur le crâne, afin de donner lieu à l'application du trépan, il faut obferver de
couper & de féparer auffi exactement le
péricrâne que les autres tégumens, de peur
qu'en voulant enfuite écarter & élever les
angles de la plaïe, en la tamponnant avec
les bourdonnets, le péricrâne, qui eft encore adhérent au crâne, ne foit tiraillé par
la peau ; ce qui lui attireroit une tenfion
douloureufe, & de l'inflammation en con-
féquence, & cauferoit au malade la fiévre,
& des fymptômes auffi fâcheux que fi la
dure-mere étoit bleffée.

CHAPITRE VII.

De l'Assemblage des Os.

C'Est par le moïen de differens Os, joints & attachez ensemble par des ligamens, que le corps de l'homme se tient droit, se fléchit, & exécute plusieurs sortes de mouvemens. Et afin que ces mouvemens se fassent avec plus de facilité, il y a de certains Os qui ont des cavitez, & d'autres des têtes : ces cavitez & ces têtes sont couvertes de cartilages lisses & polis, sur-tout aux Os qui sont destinez à des mouvemens manifestes ; & pour entretenir ces cartilages toûjours dans le même état, ils sont continuellement arrosez d'une humeur glaireuse, semblable au blanc d'œuf, qui est séparée de la masse du sang par des glandes situées à la face intérieure des articulations ; cette humeur s'épanche sur ces cartilages & les rend glissans. Il se trouve aussi dans les articulations, des pelotons de graisse qui facilitent les mouvemens.

Quand cette liqueur est épuisée, soit par la disposition du sang à produire peu de cette liqueur, soit par l'obstruction des

glandes qui filtrent cette humeur, soit enfin
par des mouvemens excessifs, les cartilages
s'endurcissent & deviennent osseux & ra-
boteux, rudes, secs & inégaux; ce qui
est cause qu'on entend un bruit ou un cliquetis dans les articulations, quand elles
se meuvent, auquel les vérolez & les scor-
butiques sont sujets, selon le célèbre *Willis*
dans son Traité du Scorbut.

Lorsque cette humeur est âcre ou séreuse,
il en résulte des maladies aux jointures, &
souvent des anchyloses. *Colombus* dit avoir
connu une personne, à l'Hôpital de Saint
Jacques à Rome, qui avoit des anchyloses à toutes les jointures, & qui n'avoit pû
mouvoir pendant toute sa vie que les yeux,
la langue, la poitrine, le ventre & la ver-
ge; il lui manquoit deux dents à chaque
machoire, tant supérieure qu'inférieure,
dont les espaces vuides servoient à donner
entrée aux alimens qu'il prenoit.

Il arrive encore quelquefois que cette
humeur se filtre trop abondamment dans
les jointures, & que les remplissant & s'y
épaississant, elle pousse la tête de l'Os peu-
à-peu hors de sa cavité, & cause la disloc-
cation, qui ne manque pas d'être accompagnée d'anchylose; c'est ce que l'on voit
arriver après les longues douleurs de la sciatique, où l'humeur glaireuse ayant rem-

pli la cavité cotyloïde de l’Os Ischion , & s’y étant endurcie , oblige la tête de l’os de la cuisse d’en sortir. *Hippocrate* , dans l’Aphorisme 30. Section 7. ne propose pour guérir la claudication , qui succede à la sciatique , d’autre moyen que l’extrême remede , qui est l’application du cautère actuel , à quoi peu de malades ont assez de resolution pour se déterminer : j’ai pourtant oüi dire à des gens dignes de foi, que M. *Hardouin de Péréfix* , Précepteur de Loüis XIV. & depuis Archevêque de Paris , avoit subi dans sa jeunesse l’épreuve de ce remede , & cela avec succès.

Tous les Os qui composent le squelète humain , sont joints les uns avec les autres en deux manieres , sçavoir par *Arthron* , ou par *Symphyse*. La premiere sorte d’articulation est une naturelle conjonction de deux os, qui s’entretouchent par leurs extrémitez. La seconde sorte de conjonction est une naturelle union de deux os ; laquelle est plus étroite que la précédente , puisqu’elle les fait paroître continus , quoiqu’ils soient réellement divisez. De plus, l’*Arthron* est un emboîtement d’os avec mouvement , & la *Symphyse* est une union d’os sans mouvement.

La premiére comprend sous elle deux espèces d’articulations : on nomme l’une

Diarthrose, & l'autre Synarthrose.

La Diarthrose est une espèce d'Arthron où le mouvement est manifeste, & la Synarthrose est une espèce d'Arthron où le mouvement est obscur.

La Diarthrose se subdivise en trois autres articulations, qui sont l'Enarthrose, l'Arthrodie, & le Ginglyme.

Quand une grosse tête est reçûë dans une cavité profonde, comme la tête du femur dans la cavité de l'os ischion, on nomme cette espèce de conjonction Enarthrose.

Lorsqu'une tête platte est reçûë dans une cavité superficielle, comme la tête de l'os du bras dans la cavité glénoïde de l'Omoplate, cette espèce d'articulation s'appelle Arthrodie. L'énarthrose & l'arthrodie ne different pas essentiellement l'une de l'autre, puisqu'elles ne different que du plus au moins, & que le plus & le moins ne changent point l'espèce selon les Dialecticiens. L'Enarthrose & l'Arthrodie rendent la jointure mobile en tout sens, la rondeur de la tête de l'os étant indifférente à toute sorte de mouvemens. Les Anatomistes modernes donnent le nom de Genou à ces deux espèces d'articulations, parce qu'elles ressemblent par leur rondeur au genou plié de l'homme. Ils prétendent se diftinguer beaucoup des Anciens , en donnant aux conjonctions des Os du corps humain , les noms que les Artifans donnent aux affemblages qu'ils font dans leurs differens ouvrages ; mais ils ne prennent pas garde qu'il n'eft pas jufte que les jointures des os , qui ont fourni aux Artifans l'invention de leurs affemblages , foient dépoüillées de leurs anciennes dénominations : Outre qu'en retenant les anciennes expreffions tirées de la Langue Grecque , nous ne rendons pas feulement en cela l'honneur qui eft dû aux Médecins Grecs , pour nous avoir , par la diffection , ouvert les routes qu'il falloit fuivre pour faire dans l'Anatomie ces découvertes , qui l'ont fi fort enrichie dans le fiécle précédent ; mais nous faifons voir encore par-là que la Chirurgie n'eft pas moins recommandable par fon antiquité , que par les grands avantages qu'elle a procurés à tous les peuples chez qui fon ufage a été connu.

Le Ginglyme eft la troifiéme efpèce de Diarthrofe : Il confifte dans la mutuelle réception de deux Os , de maniére qu'un même Os reçoit & eft reçû ; c'eft ainfi que l'Os du coude eft reçû par celui du bras , en même temps que celui du bras eft reçû par celui du coude.

Il y a trois fortes de Ginglyme. La premiére espèce est lorsque le même os qui reçoit, est reçû par un seul os qu'il reçoit réciproquement, comme on l'observe dans l'Os du bras & celui du coude. La seconde espèce est lorsqu'un os en reçoit un autre par une de ses extrémitez, & qu'il est reçû d'un autre os par son autre extrémité, comme on le remarque aux vertebres, dont l'une reçoit celle qui lui est supérieure, & est reçûë par celle qui lui est inférieure ; cette articulation s'appelle Ginglyme éloigné. La troisiéme espèce est celle où un os est reçû en forme de roüe ou d'aissieu, comme la seconde vertebre est reçûë par la premiére. Les Anatomistes modernes regardent le ginglyme comme la charniére que l'on remarque aux volets des fenêtres, & s'applaudissent beaucoup d'appercevoir dans un ouvrage artificiel, ce que la nature leur a enseigné dans la jointure des os.

Le Ginglyme qui est fort serré n'a que le mouvement d'extension & de flexion ; mais quand il est fort lâche, & que les têtes & les cavitez sont plattes & superficielles, comme aux vertebres, en ce cas il en résulte un mouvement composé, qui se fait en tout sens, un peu plus ou moins.

Les fractures qui se font aux articulations diarthrosiales, sont ordinairement suivies d'une anchylose ; parce qu'alors les fibres osseuses ayant été divisées, le suc nourricier qui s'en écoule, sert de colle pour joindre les deux extrémitez des os : La même chose arrive à une plaïe avec fracture, faite par un instrument tranchant, qui pénètre dans l'articulation ; car le suc nourricier de l'os, qui s'en écoule, & l'humeur glaireuse qui enduit la jointure, s'épaississent, s'endurcissent, forment un cal qui fait que les os s'unissent, & occasionnent l'anchylose ; sur quoi le Chirurgien doit faire son pronostic.

Il arrive encore, à l'occasion d'un abscès qui se forme dans la cavité d'une jointure, que le pus carie les os, ou qu'il détruit seulement les cartilages qui rendent les os lisses & polis ; & lorsque l'exfoliation se fait, les sucs nourriciers s'écoulent dans l'articulation ; ce qui fait que les os s'unissent à l'endroit où l'exfoliation s'est faite : & pour lors le Chirurgien doit faire son pronostic, non seulement sur l'impuissance du mouvement ; mais si l'abscès est causé par une humeur maligne, comme peut être une humeur scrophuleuse, scorbutique, ou vénérienne, il doit le faire aussi sur le danger que court le malade de perdre le membre ; ce qui arrive encore plûtôt aux plaïes faites par des armes à feu.

La

La Synarthrose est une articulation qui joint les os au moyen des têtes & des cavitez, mais par un mouvement obscur ; elle est de trois especes. La premiére est l'Enarthrose dans la Synarthrose, telle est la conjonction de l'os naviculaire avec l'astragale. La seconde est l'Arthrodie dans la Synarthrose, comme est la conjonction des os du carpe entr'eux. La troisiéme est le Ginglyme dans la Synarthrose , comme est la jointure de l'os de l'éperon avec l'astragale.

La Symphyse est une naturelle union de deux os, qui paroît les rendre continus ; elle est de deux especes, qui consistent en ce que l'une se fait sans moyen , & l'autre avec moyen.

La Symphyse qui se fait sans moyen , est de trois especes, qui sont la Suture , l'Harmonie , & la Gomphose.

La Suture est une articulation de deux os, qui se joignent en forme de deux scies , dont les dents s'engagent les unes dans les autres ; comme on le remarque aux os du crâne.

L'Harmonie est une articulation où les os sont joints par une simple ligne droite ou circulaire. On la remarque aux os de la machoire supérieure ; cependant on peut dire que cette conjonction d'os n'est qu'apparente ; car lorsqu'on démonte les os de cette machoire, on apperçoit de petites dentelures qui en font la jonction ; c'est pourquoi on peut renfermer cette articulation sous la precedente.

La Gomphose est une articulation serrée, qui se fait quand un os est enfoncé dans un autre ; comme sont les dents dans leurs alvéoles.

La Symphyse qui se fait avec moyen, est de trois sortes, sçavoir la Syneurose, la Synchondrose, & la Syssarcose.

La Syneurose est une espece de Symphyse, qui joint les os par le moyen des ligamens ; telle est la conjonction de l'os hyoïde avec les apophyses styloïdes des os temporaux, & avec les productions supérieures du cartilage thyroïde.

La Synchondrose est une espece de Symphyse, qui unit deux os ensemble par le moyen d'un cartilage ; c'est ainsi que sont joints les deux os du pénil.

La Syssarcose est une espece de Symphyse, qui joint les os par le moyen des chairs ; comme on le voit aux omoplates : mais on ne peut pas dire que les omoplates soient unies avec les côtes par le moyen du muscle souscapulaire, puisqu'au contraire la chair de ce muscle les en éloigne.

Entre tous les assemblages des os, la Suture mérite une réflexion particuliere, dont il sera parlé au Chapitre II. de la seconde Partie, dans la description des Sutures.

Il est absolument nécessaire au Chirurgien de bien connoître la maniere dont les os sont assemblez; tant pour sçavoir quand ils sont déplacez, que pour les pouvoir réduire: car pour en bien faire la réduction, il faut avoir égard à trois choses, au lieu d'où l'os est sorti, au chemin qu'il a tenu en se déplaçant, & à l'endroit où il est retenu.

Dans la réduction d'une dislocation, on peut operer avant que de faire l'appareil, quand il n'y a rien qui l'empêche; mais il n'en est pas de même dans la réduction d'une fracture, il faut que l'appareil soit prêt avant que l'on fasse la réduction.

Les ligamens qui servent à lier les os ensemble dans leurs conjonctions, s'abreuvent quelquefois de sérosité, & se relâchent; ce qui occasionne une dislocation, qui est toûjours d'une difficile guérison.

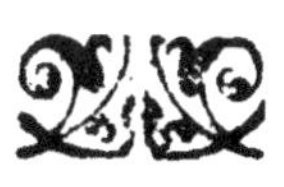

INTRODUCTION
à la seconde Partie.

NOus avons parlé dans la premiere Partie , des Os en général, & nous avons expliqué dans le Chapitre precedent la maniere dont ils sont assemblez. C'est cet assemblage de tous les Os du corps humain qui est nommé le Squélète; & la connoissance de cet assemblage contribuë beaucoud à faire connoître les maladies qui arrivent aux Os , comme l'enseigne *Hippocrate* , dans sa Lettre à *Thessale* son fils , qu'il exhorte à s'exercer diligemment à bien connoître les Os , en lui faisant évidemment concevoir que cette connoissance est d'un grand secours dans l'exercice de la Médecine , tant pour bien connoître les maladies des Os , que pour être en état de faire avec succès beaucoup d'opérations , dont ceux qui ignorent cette partie de l'Anatomie sont incapables.

C'est pour cette raison que *Galien* dit , que la lecture des Livres d'*Hippocrate* concernant les fractures & les dislocations des Os , est inutile à ceux qui n'en ont pas soigneusement étudié les particularitez sur le Squelète.

On distingue deux sortes de Squélète;

l'un eſt appellé naturel, quand il eſt aſ-
ſemblé avec ſes propres ligamens, &
que les Os n'en ont jamais été ſéparez ;
& l'autre ſe nomme artificiel, dont les
Os ſont joints enſemble avec du fil de
léton, ou quelqu'autre lien étranger.

On diviſe ordinairement le Squélète en
trois parties, ſçavoir en Tête, en Tronc,
& en Extrémitez.

Par la Tête, on entend tout ce qui eſt
depuis le *vertex* juſqu'à la premiere vertebre du cou, y comprenant le crâne &
les deux machoires, qui ſont la ſupérieure & l'inférieure, avec l'os hyoïde.

Par le Tronc, nous entendons l'épine
du dos, les os qui entrent dans la com-
poſition de la poitrine, & ceux des hanches.

Et par les Extrémitez, on entend les
mains & les pieds.

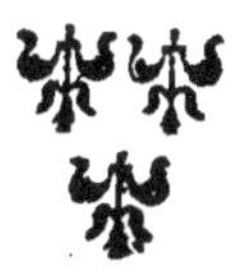

NOUVELLE OSTÉOLOGIE.

SECONDE PARTIE.

DE LA TESTE,

PREMIERE PARTIE DU SQUELETE.

CHAPITRE PREMIER.

De la structure du Crâne.

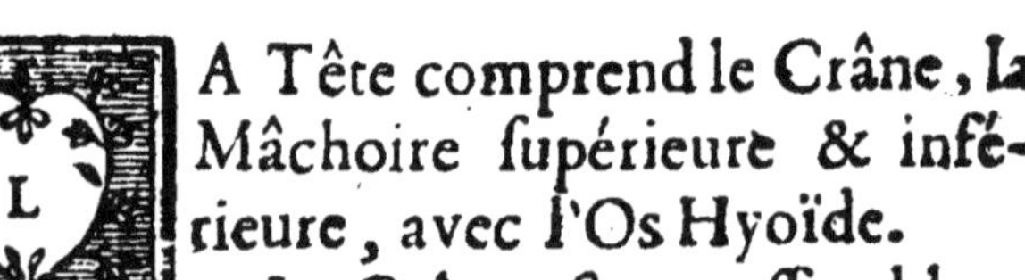

A Tête comprend le Crâne, La Mâchoire supérieure & inférieure, avec l'Os Hyoïde.

Le Crâne est un assemblage de plusieurs pieces osseuses, qui forment une cavité, laquelle renferme le cerveau, le cervelet, & la moëlle allongée, avec les membranes qui les enveloppent & qui les défendent des injures extérieures.

Les os du Crâne du fœtus qui est à terme, sont encore tendres, & laissent de grands espaces entre leurs conjonctions. Ces espaces sont alors occupés, à l'endroit des sutures, par des membranes qui ne sont pas encore ossifiées.

Les os du Crâne des adultes, comme tous les autres os, sont plus durs que ceux des enfans ; & ceux des hommes sont plus durs que ceux des femmes.

La figure naturelle du Crâne est oblongue, éminente par-devant & par-derriére, applatie par les côtez, & plus étroite par-devant que par-derriere ; cette disposition du Crâne le met en état de mieux contenir le cerveau.

Les os du Crâne sont composez de deux lames osseuses, qu'on appelle Tables : Il y a pourtant quelques endroits du Crâne où on ne les trouve pas, & dans ces endroits-là il n'y a point de *diploé* ; & c'est ce qu'il faut observer quand il est nécessaire d'appliquer le trépan.

La table extérieure est la plus épaisse & la plus polie ; elle est recouverte du pericrâne : l'intérieure est plus mince, & la dure-mere est fortement attachée à sa surface intérieure, particuliérement au fond & aux sutures. De plus, on remarque dans cette table plusieurs sillons, qui y ont été creusez par le battement des artéres de la dure-mere, non-seulement lorsque les os étoient encore tendres dans la jeuneffe, mais même jufqu'à leur accroiffement parfait.

Mr. *Ruyfch* dit qu'il a trouvé plufieurs fois le crâne des adultes fans diploé, de forte que l'on ne remarquoit aucune féparation d'une table d'avec l'autre.

On trouve entre les deux tables du crâne, une infinité de petites cellules offeufes; c'eft ce que les Grecs ont appellé *diploé*, & les Latins *meditullium*. Ces cellules font fort évidentes dans les crânes de ceux qui font nouvellement décédez, particuliérement à l'os du front: Et à l'endroit où ces os font plus épais, on trouve dans ces cellules un fuc moëlleux, & quantité de vaiffeaux fanguins, qui portent non-feulement la nourriture aux os, mais auffi la matiére de ce fuc médullaire.

Quand on fait l'opération du trépan, & que l'on voit la fcieure de l'os prendre une teinture rouge, c'eft une marque que l'on a percé la premiere table, & qu'on eft arrivé au diploé; il faut enfuite percer la feconde table avec plus de précaution, parce qu'elle eft plus mince que la premiere, afin de ne point s'expofer à donner atteinte à la dure-mere; ce qui feroit fuivi de funeftes accidens.

A l'occafion d'un coup reçû fur la tête,

ou d'une chûte, les vaisseaux sanguins peuvent se rompre dans le diploé; & le sang épanché, s'aigrissant & se corrompant, cause dans la suite par son âcreté une érosion à la table intérieure du crâne, sans qu'il en paroisse aucun signe à l'extérieure, & la la corruption de cette table se communique bien-tôt aux deux méninges, & à la substance même du cerveau; de maniere que l'on voit périr les malades, après qu'ils ont souffert de longues & cruelles douleurs, sans que l'on sçache bien précisément à quoi en attribuer la cause.

Il arrive aussi, à l'occasion du virus vérolique dont le diploé peut être infecté, que les deux tables du crâne se trouvent cariées; ce qui cause des douleurs insupportables aux malades, quand l'exostose commence à paroître dans les véroles invétérées, à cause de la sensibilité du péricrâne; & quelquefois même la carie ayant percé la premiere table, on en voit partir des *fungus* considerables, qui sont des excroissances en forme de champignons. Il faut alors non-seulement traiter la carie de l'os & le *fungus* par des topiques convenables; mais il faut encore que le malade subisse le traitement de la vérole.

CHAPITRE II.

Des Sutures du Crâne.

NOus avons parlé au Chapitre VII. de la premiere Partie, de l'assemblage des Os ; & entre les differentes especes d'articulations que nous y avons remarquées , nous avons dit en même tems quelque chose de la Suture: mais nous avons differé d'en donner une déduction plus ample, jusqu'à ce que nous traitions des os du Crâne ; à cause que les Sutures sont particulieres à ces os , & qu'on ne peut pas bien en comprendre la structure , sans connoître celle des Sutures , par le moyen desquelles les os du Crâne sont assemblez.

Les Sutures se divisent en propres , & en communes.

Les Sutures propres sont celles qui joignent les seuls os du Crâne entr'eux.

Les communes servent à la conjonction des os qui sont communs au Crâne & à la Tête.

Il y a quatre Sutures communes. La premiere est la Sphénoïdale, ainsi dite du nom de l'os qu'elle entoure , qu'on nomme Sphénoïde ; elle le sépare du coronal , de l'os pétreux, & de l'occipital.

Là seconde est la Transversale, ainsi nommée à cause qu'elle traverse la face d'un côté à l'autre. Elle commence à un des petits angles de l'œil, & passant par le fond des orbites & par la racine du nez, elle va se terminer à l'autre petit angle. Quelques-uns la prennent pour une continuation de la suture coronale.

La troisiéme suture commune est l'Ethmoïdale, ainsi appellée parce qu'elle entoure l'os ethmoïde.

La quatriéme est la Zygomatique, qui tire sa dénomination de ce qu'elle est toute entiére dans l'os zygoma, qu'elle sépare en deux parties par une suture oblique.

Les Sutures propres du Crâne se divisent en vrayes, & en fausses.

Les Sutures vrayes, qui représentent des dents de scie engagées les unes dans les autres, sont trois; sçavoir, la Coronale, la Sagittale, & la Lambdoïde.

La Coronale est ainsi nommée, parce qu'elle se trouve à l'endroit où l'on portoit autrefois des couronnes; qui n'étoient pas des couronnes royales, mais seulement des guirlandes de cheveux artiste-ment entrelassez en façon de couronne, qu'on mettoit tout vis-à-vis de la fontanelle, pour fortifier cette foible & délicate

partie. Cette future est située au devant de la
Tête : Elle s'étend d'une tempe jnsqu'à
l'autre, & joint l'os du front avec les os
pariétaux. Je conserve le crâne d'un adulte, où l'on ne voit pas la moindre marque de la future coronale au côté gauche.

La Suture Lambdoïde emprunte son
nom de sa ressemblance avec la lettre
Grecque *lambda*. Elle est située directement à l'opposite de la précédente, c'est-
à-dire, au-derriere de la Tête, & elle joint
l'os occipital avec les deux os pariétaux
par leur partie postérieure.

Riolan dit que *Jacques Sylvius*, Médecin de Paris, avoit parmi ses raretez anatomiques, un crâne auquel on remarquoit
une double future lambdoïde, qu'un espace pour le moins de trois doigts séparoit, & que ces deux futures en alloient
encore rencontrer deux autres également
distantes. Le même Auteur dit aussi avoir
vû deux futures lambdoïdes sur un même crâne.

La Suture Sagittale est ainsi nommée,
parce que jointe à la Coronale, elle représente assez bien une flêche chargée sur un
arc. Cette future se continuë en ligne droite par le milieu du crâne, depuis le sommet de la future coronale jusqu'à la future lambdoïde, & joint les deux os parié-

taux par leur partie supérieure. *Eustachius* rapporte qu'il a vû quinze crânes où elle ne se trouvoit pas.

Il y a dans ces sutures de petites piéces d'os, qui entrent les unes dans les autres, & qui ne sont pas pointuës comme des dents de scie; mais qui sont enclavées en queuë d'aronde; jointure que Vitruve appelle *securicula*, & les Ouvriers la nomment engrainûre.

Quelquefois on remarque en certains endroits, que les sutures vrayes ont la figure d'une clef; & on rencontre aussi par hazard des sutures en des endroits du crâne, où elles ne doivent pas être dans l'ordre naturel. C'est à quoi il faut prendre garde de ne se pas méprendre, dans le traitement des playes de tête: car puisqu'*Hippocrate* reconnoît s'y être trompé, d'autres moins éclairez que ce grand Médecin, peuvent bien tomber dans la même erreur.

On observe encore à l'os occipital, plûtôt aux enfans qu'aux adultes, un changement aux sutures, & particuliérement à ceux qui ont le crâne large par-derriere : ce qui vient de ce que cet os est composé de plusieurs piéces; non pas dans tous les crânes de la même maniere, car en quelques-uns cet os est divisé en travers par une suture vraye, vers la partie supé-

rieure: d'où il arrive que l'os qui est en-
chaffé entre cette suture & la partie superieure de la lambdoïde, est de figure
triangulaire, comme on le peut voir dans
le crâne d'un adulte que je conserve, dont
l'os du front est divisé en deux parties par
une suture. Ce qui est encore une fois un
avertissement aux Chirurgiens, en examinant les playes de tête, de ne pas prendre
une suture pour une fracture. Le célebre
Vésale a bien observé que les sutures supérieures du crâne, ne sont ordinairement
dentelées que dans la surface exterieure &
convexe, & que dans l'interieure & concave les os sont joints par de simples lignes, plus ou moins irréguliéres.

On reconnoît encore en certains endroits
des os du Crâne, qu'ils sont joints de tella
maniere, qu'il est impossible de les séparer
sans rien casser, en levant une piece & en
baissant l'autre. Les dentelures de ces os
sont taillées obliquement vers la concavité du crâne. Leurs intervalles ou interfti-
ces se terminent au bord interne de l'é-
paisseur de l'os. Extérieurement entre les
bases ou racines de ces dentelures, il y a
des échancrures longuettes, situées obliquement dans l'épaisseur de l'os; de sorte
que dans la jonction de deux de ces os ensemble, les dents de l'un s'avancent sur

l'épaisseur de l'autre, & se logent dans les échancrures. Ainsi en voulant séparer ces piéces de la maniere susdite, les dents de celle qu'on voudroit baisser, heurtent contre l'épaisseur de l'autre, & l'épaisseur de celle-ci est poussée contre les dents de l'autre.

Les Sutures qui ont été appellées fausses, parce qu'on a cru que les parties supérieures & les plus minces des os temporaux, étoient posées en forme d'écailles de poisson sur la partie inférieure des pariétaux, & que l'on a pour cette raison appellées Sutures écailleuses ou squammeuses, sont deux, une de chaque côté : cependant lorsqu'on démonte ces os, on reconnoît qu'ils ont des dentelures qui en font la jonction ; mais qui ne paroissent pas au dehors, comme celle des vrayes sutures. La suture squammeuse est formée de l'assemblage de l'os écailleux avec le pariétal, l'occipital, & le cunéïforme. Outre la partie écailleuse de l'os des tempes, & celle qui y répond, l'os pariétal a encore deux autres portions écailleuses ; & l'os frontal & le sphénoïde en ont aussi chacun une, pour se joindre avec ces deux-là. L'incomparable *Vésale* les a toutes décrites, & il donne une raison de la nécessité des jointures écailleuses en gé-

néral, dans les endroits où elles se trouvent; sçavoir, que les os y étant très-
minces, ils n'avoient pas assez d'épaisseur
pour l'autre sorte de jointure. Il ajoûte
que les os inférieurs ainsi taillez étant plus
solides, ils ont leurs portions écailleuses
placées au-dehors, & couvrent celles des
os supérieurs, lesquels sans cette disposition seroient mal placés, & en risque de
se rompre dans un endroit si plat.

L'usage des sutures est de joindre ensemble les os du Crâne; car cette défense
osseuse du cerveau étant faite de plusieurs
os, qui ne sont joints ensemble dans les
enfans nouveaux-nez, que par des membranes, elle peut croître avec plus de facilité, & s'étendre de plus en plus par la
nourriture qu'elle reçoit. Outre que cette
structure donnant la liberté à quelques os
du crâne, de passer par leurs extrémitez
les uns sur les autres, la tête étant par-là
renduë plus petite, l'accouchement se fait
plus aisément.

Secondement, les sutures donnent passage aux vaisseaux sanguins qui vont au
diploé, à la dure-mere, & à des fibres
du péricrâne qui se communiquent à la
dure-mere; & elles aident aussi à la transp-
piration. De plus, les sutures peuvent empêcher que la fracture d'un os du Crâne

ne se communique à un autre.

Quelques Auteurs ont prétendu que le crâne des Mores n'avoit point de sutures ; mais *Riolan*, qui fit à Paris la dissection du cadavre d'un More, y en trouva comme aux autres crânes.

On a observé que ceux qui ont les sutures trop serrées, ou effacées, sont sujets à des douleurs de tête insupportables, à l'épilepsie, & à d'autres maladies : Aussi *Hippocrate* a-t-il dit, que la tête de ceux qui ont des sutures, est mieux disposée que celle de ceux qui n'en ont point.

Dans les douleurs de tête invétérées, les sutures, c'est-à-dire, les os du Crâne, s'écartent quelquefois les unes des autres, comme on l'a observé au crâne du sçavant Mr. *Pascal*, après son décès ; & l'on en a encore des exemples dans *Hippocrate*, *Galien*, & d'autres Auteurs.

Les crânes qui n'ont point de sutures, se fracturent plus aisément à l'occasion des chûtes, des coups, & d'autres blessures ; & les fractures qui leur arrivent ont plus d'étenduë.

J'ai vû à Paris, au Jardin Royal des Plantes, le crâne d'un enfant de six ans, qui avoit eu un hydrocéphale : Les os étoient fort minces, écartez les uns des autres, & percez de plusieurs trous à l'endroit où la suture sagittale rencontre la coronale, qui est le lieu qu'on appelle la fontanelle; & ces os étoient écartez de trois travers de doigt.

Les Chirurgiens doivent sçavoir, qu'il ne faut point appliquer le trépan sur les sutures, & particuliérement sur la suture sagittale, parce que le sinus-longitudinal de la dure-mere, qui est plein de sang, est situé immédiatement au dessous; & s'il arrive une fracture sur la suture même, il faut appliquer le trépan des deux côtez.

CHAPITRE III.

Des Os du Crâne en particulier, & premiérement de l'Os Frontal ou Coronal.

LE Crâne est composé de huit Os, dont il y en a six propres, & deux qui sont communs à la machoire supérieure. Les propres sont ainsi nommez, parce qu'ils ne servent qu'à composer le crâne. Quelques Anatomistes mettent le Coronal au nombre des Os communs, qui sont le Sphénoïde, & l'Ethmoïde.

Les Os propres du Crâne, sont le Coronal, les deux Pariétaux, l'Occipital, & les deux Temporaux.

Le Coronal ou l'Os du Front, forme la partie antérieure du crâne. Sa figure est demi-circulaire, par rapport à ses parties supérieure & latérales. Il est par-dehors fort uni, & intérieurement inégal. On y remarque deux grandes fosses, qui contiennent les deux lobes antérieurs du Cerveau, & qui sont situées de chaque côté à la partie antérieure & inférieure de cet os, à côté de l'apophyse nommée *crista galli*. Aux environs & au dedans de ces fosses on apperçoit des inégalitez en forme de roches. La concavité intérieure de cet os sert à mieux contenir le cerveau.

Dans le fœtus le Coronal est divisé par son milieu en deux parties, par une suture qui reste quelquefois toute la vie dans les adultes : ce qui arrive néanmoins plûtôt aux femmes, qu'aux hommes ; mais pour l'ordinaire cette suture s'efface lorsque les os ont pris leur accroissement entier, & il n'en reste aucun vestige.

En faisant, il y a quelques années, une incision cruciale au milieu du front, à un Religieux âgé d'environ 40. ans, je reconnus que cette suture s'étoit conservée ; c'est à quoi il faut bien faire attention, en examinant une playe de tête, afin de ne point prendre une telle suture pour une fracture.

H ij

Le Coronal est plus épais que les Pariétaux, & plus mince que l'Occipital. Il est si peu épais en sa partie inférieure, où il forme la partie supérieure des orbites, qu'il y paroît de la transparence; & l'on peut en cet endroit, à la partie supérieure de la paupiére au-dessus du globe de l'œil, porter de-bas en-haut un coup mortel avec un instrument pointu, sans faire qu'une fort petite playe à la peau : en effet, un coup semblable ne peut être porté avec violence, qu'en perçant l'os il n'atteigne les méninges & le cerveau même, qui sont fort proches en cet endroit.

Etant à Leyde au mois d'Aoust 1724. Mr. *Albinus*, Professeur en Anatomie, me montra un os coronal de l'épaisseur d'un travers de doigt.

On voit quelquefois une ou plusieurs petites fosses, situées à la face intérieure & vers la partie supérieure du front, qui semblent y avoir été imprimées avec le bout du petit doigt, dans le fond desquelles on remarque plusieurs petits trous pour le passage des vaisseaux sanguins. En appliquant le trépan sur cet endroit, l'hémorrhagie est à craindre, & l'on est en danger de blesser la dure-mere.

Il y a une échancrure située à la partie inférieure & moyenne de l'Os du Front, dans laquelle l'Os Cribleux est enchassé.

Cet Os a quatre apophyſes à ſa partie
inférieure, ſituées aux 4 angles des yeux :
celles qui ſont ſituées aux grands angles,
ſe joignent avec l'apophyſe de l'os maxillaire ; & celles qui ſont aux petits angles
s'articulent avec l'os de la pommette.

L'Os Coronal a trois trous. Les deux
premiers ſont ſituez à la partie ſupérieure des orbites, un de chaque côté, en
ligne paralléle ; on les nomme les Trous
ſourcilliers : Quelquefois on n'y remarque
qu'une échancrure, par où paſſe un rameau de nerf de la premiere branche de
la cinquiéme païre, je veux dire, de la
branche appellée Ophthalmique, qui ſe
diſtribuë aux muſcles du front, & aux
parties voiſines.

Le troiſiéme eſt un petit trou rond en
forme de cul-de-ſac, qu'on appelle le
Trou aveugle, dans lequel s'attache le
bout du ſinus longitudinal ſupérieur de la
dure-mere ; & ce ſinus eſt ſitué en la partie intérieure, inférieure, & moyenne
de l'os du front, à la racine de l'apophyſe dite *criſta galli*, dans la table intérieure, par où paſſent quelques petits vaiſſeaux ſanguins. Si ce trou étoit percé de
part en part, il entreroit dans la cavité
du nez ; cela a fait croire aux Anciens
Anatomiſtes, que le ſinus longitudinal ſe

déchargeoit par ce trou dans le nez , & qu'il y caufoit ces énormes hémorrhagies , que l'on a beaucoup de peine à réprimer.

Immédiatement au deffus de ce trou, il y a une épine qui eft fuivie d'une rainûre , dans laquelle eft enchaffée la partie antérieure du finus longitudinal ; & cette rainûre monte en ligne droite , par le milieu de l'os , jufqu'à la future fagittale. C'eft à quoi l'on doit prendre garde quand il faut appliquer le trépan en ces endroits : car on ne doit point l'appliquer fur cette épine, & il faut s'éloigner autant qu'on peut du milieu de l'os.

La portion latérale & inférieure de l'Os Frontal, eft amenuifée à onglet , afin que la grande apophyfe temporale de l'os cunéïforme s'y puiffe appliquer plus uniment.

Au refte , l'Os du Front s'articule avec les deux os pariétaux par fa partie latérale & fupérieure ; avec la grande apophyfe temporale du cunéïforme vers la tempe ; avec l'apophyfe fupérieure de l'os de la pommette , au petit angle de l'œil ; avec une portion de l'os cunéïforme dans l'orbite , du côté du petit angle , & dans le fond de l'orbite ; avec l'os *planum* , du côté du grand angle ; avec la partie fupérieure de l'os *unguis* ; avec l'apophyfe fupérieure de l'os maxillaire , au grand angle de l'œil ;

avec la partie supérieure des os du nez ; &
avec l'os cribleux.

Il y a dans l'Os du Front deux grandes
cavitez , situées entre les deux tables , immédiatement au-dessus du nez & des sour-
cils ; on les appelle Sinus sourcilliers: Ces
deux sinus sont ordinairement séparez l'un
de l'autre par une lame osseuse & fort
mince , posée de travers , qui va de haut
en bas. Ces cavitez sont plus ou moins
grandes dans les différens sujets ; & la table qui les couvre extérieurement , est aussi
quelquefois plus épaisse dans l'une que
dans l'autre. Voy. Planche I. Lettr. I , &
Planche II. EE.

Bartholin dit (a) que l'on ne trouve que
rarement ces sinus dans ceux qui ont le
front applati , & qu'il n'y en a point dans
ceux qui ont l'os du front divisé en son milieu par une suture (b). Ce que j'ai vérifié
dans deux crânes , que je garde , dans lesquels l'os du front est fort applati , & divisé au milieu par une suture : Ces crânes
sont fort épais , & l'on distingue fort bien
le diploé aux endroits où devroient être

(a) *Anatom. Reform.* Libr. IV. Cap. VI.
pagin. 706.

(b) *Bartholin* ajoûte encore qu'on ne trouve
point ces sinus dans les petits enfans , jusqu'à l'âge
d'un an. *Ibid.*

ces cavitez. Je conserve un autre crâne, où l'os du front n'est point applati, mais divisé en deux parties, auquel on trouve ces deux sinus. *Riolan* dit les avoir trouvés en des crânes qui avoient l'os du front applati, & divisé par une suture.

Les deux sinuositez de l'os du front ont quelquefois communication avec l'apophyse *crista galli*, qui se trouve alors creusée intérieurement. J'ai vû un crâne à Paris chez M. *Du Verney*, Professeur au Jardin Royal des Plantes, où il n'y avoit qu'un sinus au côté gauche, qui avançoit entre les deux tables de la largeur de deux travers de doigt.

Quelques Anatomistes prétendent avoir vû en de certains sujets ces cavitez si grandes, qu'elles s'étendoient jusqu'à la moitié du front, & s'avançoient même sur toute la partie supérieure de l'orbite, & qu'alors ces sinus étoient divisez en plusieurs cellules par des feüillets osseux très-minces : Ils disent encore que quelquefois dans ces sortes de crânes, la lame osseuse ne sépare pas entiérement ces cavitez, & qu'alors elles communiquent ensemble ; mais que lorsque cette lame osseuse les sépare entiérement, on remarque d'ordinaire un trou dans cette cloison osseuse, par lequel les sinus ont communication.

M.

M. *Ruysch* a observé dans une Géante, qu'il a dissequée publiquement à Amsterdam, non-seulement que les sinus de l'os du front étoient extrémement grands, mais qu'ils s'étendoient même entre les pariétaux ; ce qui est contre l'ordre naturel.

Quelquefois il n'y a qu'un sinus au côté droit ; tantôt il n'y en a qu'un au côté gauche, & en d'autres crânes il n'y en a qu'un presqu'au milieu. J'ai des crânes où l'on peut voir toutes ces diversitez. Outre que ces cavitez sont uniques, elles sont toutes trois de differente grandeur ; & la plus grande n'a pas tant de capacité que la moitié d'un des sinus, quand ils se trouvent deux dans l'ordre naturel : Ces trois cavitez uniques n'ont chacune qu'une ouverture, par où elles se déchargent dans le nez.

Ces cavitez ou sinuositez sont tapissées d'une membrane glanduleuse, parsemée de quantité de vaisseaux sanguins : Cette membrane est une extension de celle qui revêt les cavitez du nez & les os spongieux ; mais elle est moins épaisse que cette derniere : L'humeur dont elle est enduite dans ces sinus, est moins abondante ; parce qu'elle y a moins de glandes & de vaisseaux sanguins, que dans les cavitez du nez.

I

Ces finuofitez ont des trous , par où elles ont communication avec les cavitez du nez. Ces trous font fituez à côté de la racine du nez , & pénetrent dans chaque cavité de cet organe , immédiatement derriere la partie fupérieure des apophyfes des os maxillaires , où elles s'uniffent avec les apophyfes de l'os frontal ; de forte que ces ouvertures fe trouvent à la partie inférieure de ces finus ; & par conféquent les mucofitez , l'homme ayant la tête droite , peuvent couler dans les cavitez du nez.

On trouve des Anatomiftes qui difent , qu'il n'y a quelquefois qu'un de ces finus percé , & qu'alors les mucofitez féparées dans le finus qui n'eft point percé , paffent dans l'autre par le trou qui eft à la cloifon , & fe déchargent dans le nez avec les mucofitez du finus qui eft percé.

Les finus de l'os du front font plus confiderables dans les moutons & dans les bœufs , que dans l'homme ; & l'on prétend que dans les grandes chaleurs de l'êté , il s'y engendre des vers qui tourmentent fort ces animaux ; de forte que ceux qui en prennent foin, & qui font verfez dans la connoiffance de cette maladie , & experimentez dans fon traitement , font une ouverture à cet endroit de la tête de ces animaux, & en tirent ces insectes.

M^r. *Verheyen* dit qu'il a quelquefois trouvé des vers en ces sinus dans les moutons, & qu'il fut une fois présent à l'opération que l'on fit pour tirer un de ces vers ; mais que l'animal mourut, parce qu'on avoit trop attendu à faire l'opération.

Il n'est pas sûr que cette maladie ne puisse point arriver à l'homme ; car si nous n'en sommes pas fréquemment attaquez, c'est peut-être parce que nous pouvons, en nous mouchant, procurer une issuë facile à ces mucositez ; ce que les moutons & les bœufs ne sçauroient faire.

Il est bon d'avertir en cet endroit les Chirurgiens, de ne pas appliquer le trépan sur les sinus de l'os du front, parce que l'ulcère resteroit fistuleux ; & de ne pas prendre la membrane qui les revêt pour la dure-mere. Il est aussi quelquefois arrivé, au sujet des playes pénétrantes dans ces cavitez, que la morve étant trop abondante, ou trop épaissie, & devenuë grisâtre, & s'échappant par la playe, des Chirurgiens ignorans l'ont prise pour la substance corticale du cerveau ; de sorte

qu'ils ont crû que l'application du trépan étoit néceſſaire. Ce qui montre combien il eſt avantageux aux Chirurgiens,
d'avoir une connoiſſance exacte de la
ſtructure & de l'uſage de ces ſinus ;
mais tout Chirurgien un peu verſé dans
la Pratique, ſçaura bien que ces ſortes de
playes de tête ne ſont pas d'ordinaire
accompagnées de ſymptômes ſi fâcheux,
que celles qui donnent iſſuë à la ſubſtance corticale du cerveau.

Un Chirurgien de mes amis m'a ra-
conté, au ſujet d'un Soldat amené dans
ſon Hôpital, bleſſé d'une playe pénétrante dans l'une des cavitez de l'os du front,
qu'en le faiſant moucher, il vit ſortir du
ſinus la morve, qui enfiloit la route de
la narine, & ſortoit hors du nez.

On connoît que les playes pénètrent
dans ces ſortes de ſinus, 1°. Quand on
voit ſortir la mucoſité par la playe. 2°.
Quand on ferme la bouche, & que l'on
pouſſe l'air avec force, la chandelle que
l'on tient allumée près de la playe, eſt
tellement agitée qu'elle eſt prête à s'éteindre. 3°. Si l'on verſe quelque liqueur a-
mere ou d'une autre ſaveur, elle ſe fait
ſentir dans la bouche. 4°. Si l'on ſeringue
quelque liqueur dans la playe, elle s'é-
coule par le nez.

Ambroife Paré [*], traitant des playes de la tête, dit, après avoir défendu de trépaner fur ces finus, qu'ils font remplis d'air, & d'une humidité blanche & gluante. Il affûre la même chofe, Liv. 5. Chap. 4. en ces termes : » On trouve fouvent en cet os (le coronal) une gran- « de cavité fur les fourcils, pleine d'une « matiére glaireufe, craffe & vifqueufe, « de couleur blanche ; laquelle cavité « eft au Chirurgien digne d'être bien no- « tée, pource qu'alors qu'il furvient frac- « ture en cet endroit, il n'y a quelquefois « que la premiere table de l'os qui eft rom- « puë ; au moyen de quoi le Chirurgien « ignorant cette cavité, penfe & croit « que l'os foit enfoncé du tout au dedans, « & qu'il comprime les membranes, & « par conféquent le cerveau ; & à cette « caufe icelui, au grand dommage du pa- « tient, amplifie la playe, & applique « trépans & autres inftrumens, pour éle- « ver la feconde table dudit os ; ce qui « n'eft pas befoin de faire, parce qu'elle « n'a été rompuë. Et ainfi tels Chirur- « giens ignorans font caufe de la mort des « pauvres patiens ; ce que je puis attefter « d'avoir vû : donc il eft befoin au Chi- « rurgien de connoître telle cavité ; ce «

[*] Liv. 10. Chap. 21.

I iij

» qu'il fera en rompant plusieurs têtes de
» morts.

Fabrice de *Hilden* * en parle dans les
termes suivans. » Les playes qui pénè-
» trent dans ces cavitez, ne se guérissent pas
» facilement, & dégenèrent très-souvent
» en fistules & en ulcères malins : car à
» moins que le Chirurgien ne soit prudent
» & expérimenté, il s'y amasse une hu-
» meur, laquelle venant à se corrompre,
» carie les os. Les playes de ces cavitez
» ont avec les yeux une si grande com-
» munication, que j'ai vû & expérimen-
» té que le pus âcre & corrompu, qui
» découle de ces playes dans ces cavitez,
» est tombé sur la conjonctive, & a pous-
» sé l'œil hors de sa place.

Fallope, dans son Livre des Playes de
Tête, Chap. 12. dit que les fractures
pénétrantes dans ces cavitez, ne se conso-
lident jamais, tant à cause de la séche-
resse de l'os, qu'à cause de l'air que l'on
respire, qui s'échappe continuellement
par l'ouverture de la playe ; & il assûre
ne l'avoir jamais vû fermer qu'à un seul
enfant, dans lequel la cavité fut remplie
d'une chair spongieuse.

En l'année 1701. je vis un Apoticaire
à Louvain, qui avoit été, depuis quelques

* Centur. 2. Observat. 400.

années, blessé d'une playe pénétrante dans
la cavité gauche de l'os du front ; cet homme, malgré cette blessure, & la perte
d'une grande partie de l'os & de sa
membrane, se trouvoit guéri, à l'exception d'un petit trou de figure ronde qui
pouvoit contenir un pois médiocre ; de
sorte qu'en respirant lorsque ce trou n'étoit
pas bouché, l'air s'en échappoit avec
force, ce que je sentois avec ma main :
Et il desesperoit de pouvoir vivre long-
temps avec cette ouverture ; parce que
quand elle étoit ouverte, il se sentoit tellement oppressé, qu'il étoit obligé de la
tenir fermée avec une petite tente, qu'il
renouvelloit tous les jours, & la conte-
noit avec un emplâtre fort adhérent.
L'oppression que ressentoit ce blessé, venoit de ce qu'une certaine quantité d'air,
à chaque inspiration, sortant par cette
ouverture, n'enfiloit pas la route des
poûmons, qui ont besoin de quantité
d'air pour revivifier le sang, qui revient
dépourvû de particules aëriennes, pour
l'échauffer, l'atténuer, le subtiliser, &
le rendre propre à circuler de nouveau
dans toute l'habitude ; sans quoi sa circulation seroit très-tardive, & cesseroit
ensuite totalement avec la vie. Le même
Apoticaire me dit, qu'avant sa blessure

I iiij

il étoit tourmenté d'un grand mal de tête , dont cette playe l'avoit délivré.

Il peut quelquefois arriver une inflammation à la membrane qui tapiffe ces finus , & s'y former du pus en confequence ; ce qui cauferoit en cet endroit une douleur infupportable : Si en ce cas on pouvoit être fûr qu'il y eût du pus , le trépan appliqué lui donneroit iffuë , & préviendroit la carie.

Pour ce qui eft de l'ufage de ces finus, nous en parlerons au Chapitre XIII. de cette feconde Partie.

CHAPITRE IV.

Des Os Pariétaux.

LEs Pariétaux font deux grands os , de figure quarrée, qui forment la partie fupérieure & latérale du Crâne , & on les nomme ainfi, parce qu'ils en font comme les parois.

Dans le fœtus les Os Pariétaux font mous & fléxibles, & l'on voit très-bien les fibres qui les compofent : Quant au refte , ils font fort femblables à ceux des adultes.

A l'endroit où la future fagittale rencontre la coronale aux adultes , on re-

marque au fœtus un endroit qui n'eſt pas
encore oſſifié , qu'on appelle la Fontanelle. Cet endroit eſt encore tout membraneux , & l'on y ſent avec la main le
battement des artères de la dure - mere
& du cerveau ; il reſte membraneux
quelque tems après la naiſſance , & l'on
a vû des ſujets en qui il s'eſt conſervé
dans cet état pendant toute la vie.

Les enfans qui ſont attaquez du *rachitis* , ont cette partie encore membraneu-
ſe dans un âge aſſez avancé , parce que
leurs os conſervent long-temps leur mol-
leſſe. La Fontanelle appartient plus aux
Pariétaux , qu'au Coronal : ces os ſont
moins épais que le Coronal , & étant
concaves en dedans , le cerveau a ſon eſpace plus commode.

Les Pariétaux ont leur ſurface extérieure fort polie ; mais l'intérieure eſt inégale ,
à cauſe des ſillons dans leſquels rampent
les vaiſſeaux de la dure-mere : & ces rai-
nures ont été formées par le battement
continuel des artères de cette membrane ,
non-ſeulement dans le temps que les os
n'avoient encore acquis aucune ſolidité ;
mais même juſqu'à leur accroiſſement
parfait , comme nous l'avons déja dit ci-
deſſus. C'eſt pourquoi l'on doit prendre garde en trépanant ſur les Pariétaux ,

de ne point enfoncer la couronne du trépan, jufqu'à ce qu'on ait percé le crâne
dans toute fon épaiffeur; mais il en faut
laiffer une petite lame, pour éviter d'offenfer la dure-mere, ou d'ouvrir quelqu'un des vaiffeaux qui rempliffent les
fillons.

On voit d'ordinaire une ou deux petites foffes fuperficielles dans la concavité de ces os, le long & à côté de la future fagittale; & il femble que ces impreffions ayent été faites avec le bout du doigt.
Dans le fond de ces foffes on remarque
plufieurs petits trous, par où paffent des
vaiffeaux fanguins. La dure-mere eft fi
fortement adhérente à ces foffes, que quand
on a fcié le crâne, & qu'on veut le lever, elle fe déchire fort fouvent en ces endroits; & toutes les gouttelettes de fang que
l'on voit fur la dure-mere, & à la face intérieure du crâne, après qu'on l'a levé,
procédent de la rupture d'une infinité de
petits vaiffeaux fanguins, qui percent la
table intérieure du crâne.

Il y a ordinairement un petit trou fur
la fuperficie convexe de chaque Os Pariétal, fitué vers fa partie poftérieure
près de la future fagittale, & éloigné d'un
grand pouce de la future lambdoïde;
quelquefois on n'en trouve qu'un, &

quelquefois même on n'y en trouve point. C'est par ces trous que paſſent des veines qui rapportent le ſang qui reſte des tégumens de la tête, dans le ſinus longitudinal ſupérieur de la dure-mere.

Quelquefois on rencontre un trou ou canal à la partie inférieure & antérieure des Pariétaux, par lequel paſſe une branche de la Carotide externe, qui va diſtribuer ſes canaux à la dure-mere.

Les Pariétaux ſont joints enſemble à leur partie ſupérieure, par la ſuture ſagittale; à leur partie inférieure & antérieure avec la grande apophyſe temporale de l'Os Sphénoïde; avec le Coronal par la ſuture coronale; avec l'Occipital par la ſuture lambdoïde; avec les Os des Tempes par la ſuture écailleuſe, qui les joint à leur partie inférieure.

Les playes & les contuſions ſur les Pariétaux, ſont fort dangereuſes, à cauſe du peu d'épaiſſeur de ces os, qui ne ſont que peu couverts des muſcles, & qui par conſéquent peuvent être plus aiſément fracturez.

Ces playes ſont encore dangereuſes, à cauſe qu'au deſſous de ces os la dure-mere eſt parſemée de quantité de veines & d'artères, qui ſe rompent aiſément par les ſecouſſes que leur cauſent les chûtes

& les bleſſures; d'où il arrive que le ſang
épanché ſur les membranes du cerveau,
venant à ſe corrompre, fait ſouvent périr les bleſſez.

CHAPITRE V.

De l'Os Occipital.

L'Os Occipital forme la partie poſtérieure & inférieure du Crâne, & il
eſt le plus épais de tous les os de cette
boëte oſſeuſe du Cerveau; non pas cependant par-tout également, comme nous le
dirons dans la ſuite. Sa cavité intérieure
fait que le Cerveau & le Cervelet y ſont
contenus plus au large.

Cet Os eſt diviſé en quatre parties dans
le fœtus. La premiere partie comprend
tout le derriere de la tête; la ſeconde &
la troiſiéme font les côtez du trou Occipital; & la quatriéme fait l'allongement
de l'Occipital qui va ſe joindre à l'Os
Sphénoïde.

La figure de l'Occipital eſt oblongue,
approchante de celle du turbot: Il y a devant le grand trou par où paſſe la moëlle de l'épine, une longue apophyſe qu'on
appelle l'allongement de l'Occipital; c'eſt
par cette apophyſe qu'il ſe joint à l'Os
Sphénoïde.

Quelquefois cet os est divisé par son milieu en deux parties par une suture, selon le rapport de *Galien*, de *Jacques Sylvius*, & de *Vésale*.

A chaque côté de la partie extérieure du grand trou, il y a deux apophyses ou condyles applatis, couverts d'un cartilage. Chacune de ces apophyses s'articule dans chaque cavité de la premiere vertèbre du cou, qui est aussi revêtuë d'un cartilage. C'est sur ces condyles que se fait la fléxion & l'extension de la tête.

Immédiatement derriere le grand trou, partie extérieure, il y a deux petites fosses superficielles, séparées par une petite crête qui va de haut en bas.

Il y a de plus dans la partie concave de l'Os Occipital, quatre grandes fosses, dont les deux supérieures sont les plus petites, situées vers la partie supérieure, dans lesquelles sont contenus les lobes postérieurs du cerveau : c'est dans ces fosses que l'os est fort mince & transparent, & il est probable que les deux tables sont confonduës en cet endroit.

Les deux fosses inférieures sont les plus grandes, & sont situées à la partie inférieure de cet os, une de chaque côté ; elles contiennent les deux lobes du cervelet : l'os est aussi fort mince dans ces foſſes, & même tranſparent ; mais en récompenſe il eſt couvert extérieurement par une portion de trois muſcles fort épais, qui ſont le Complexus, le Splenius, & le Trapèze, qui s'attachent aux aſpéritez qui ſont à la face extérieure de cet os. Il faut conduire le trépan avec beaucoup de ménagement, quand on eſt obligé de l'appliquer ſur ces foſſes ; & les contuſions qui arrivent ſur les tendons de ces muſcles, peuvent cauſer de grands accidens.

Entre ces quatre foſſes, deux de chaque côté, il y a au milieu de l'Os Occipital, une éminence conſiderable, qui va de haut en bas juſqu'au grand trou de l'Occiput, à laquelle la dure-mere eſt fortement attachée, & ſépare ſuperficiellement le Cervelet en partie droite & gauche. Ce tübercule eſt encore un endroit ſur lequel on ne doit pas appliquer le trépan ; parce que cet inſtrument, après avoir traverſé cette éminence, intéreſſeroit l'attache de la dure-mere.

Outre ces quatre grandes foſſes, on apperçoit encore dans la partie concave de l'Os Occipital trois gouttieres. La premiere commence à l'endroit où la ſuture ſagittale rencontre la lambdoïde ; celle-ci deſcendant tantôt du côté droit de

la partie supérieure de la grosse éminence, tantôt du côté gauche entre les deux fosses supérieures jusqu'au milieu de l'Os, produit les deux autres, qui vont latéralement, une de chaque côté, entre les fosses supérieures & inférieures, en descendant, & se terminent à un trou qui est formé par la rencontre de deux échancrures, dont nous parlerons ensuite. Ces gouttieres latérales se trouvent tant à la partie inférieure de l'Os Pierreux, qu'à celle de l'Occipital.

C'est dans la premiere de ces gouttieres, qu'est située la partie postérieure du sinus longitudinal supérieur de la dure-mere. L'extrémité de ce sinus est attachée dans un petit trou de l'Os Coronal, à la racine de l'apophyse *crista galli*, comme nous l'avons dit ci-dessus ; après quoi il monte par le milieu de l'os dans une gouttiere superficielle jusqu'à la suture sagittale, le long de laquelle il n'y a point de gouttiere, à cause qu'en ce lieu il y a plusieurs fibres & vaisseaux sanguins qui passent par la suture, & servent, pour ainsi dire, à suspendre la dure-mere avec le sinus : ainsi à l'extrémité de la suture sagittale, où elle rencontre la lambdoïde, ce sinus descend dans la premiére gouttiere jusqu'au milieu de l'Occipital, où il se partage pour former à droite & à gauche les sinus latéraux, qui sont situez dans les gouttiéres latérales, & vont ensuite placez dans ces gouttiéres, en descendant & en s'élargissant, se terminer aux veines jugulaires internes, avec lesquelles ils s'abouchent.

La situation de ces sinus, qui sont de grosses veines de la dure-mere, nous apprend que lorsqu'il arrive des fractures à l'Os Occipital, à l'occasion des playes de tête, & qu'on est obligé d'appliquer le trépan, il faut éviter ces sinus autant qu'il est possible; ou si cela ne se peut pas, il faut du moins que le Chirurgien fasse en sorte de ne les pas ouvrir.

Il y a sept trous dans l'Os Occipital. Le premier est impair & fort grand, situé à la partie inférieure: c'est par ce trou que la moëlle de l'épine sort du Crâne, & que le nerf spinal y entre; il donne aussi passage aux artères vertèbrales, qui vont au Cerveau.

Le second est un trou oblong, situé à côté & près du grand trou; il donne passage à la neuviéme paire de nerfs du cerveau. Ce trou, se glissant dans l'os, passe obliquement de derriére en devant par le dedans du crâne: il est quelquefois double; mais ses deux extrémitez se réü-

nissent

niſſent à la partie extérieure du crâne ,
& les deux branches de ce nerf ſe joignent à leur ſortie. Comme il y a de chaque côté un trou ſemblable , ce ſont le
deuxiéme & le troiſiéme.

Le quatriéme (dont le pareil qui eſt de
l'autre côté fait le cinquiéme) eſt un trou
conſidérable , formé par la rencontre de
deux échancrures , dont la plus large eſt
dans l'Occipital , & l'autre à la partie inférieure de l'apophyſe pierreuſe. Il ſort de
la partie inférieure de ce trou une pointe oſſeuſe , à laquelle une appendice de la
dure-mere eſt attachée ; ce qui partage le
trou en deux. J'ai un crâne où l'on voit
que ce trou eſt partagé en deux par une
cloiſon oſſeuſe. Par le trou antérieur ſort
le nerf de la huitiéme paire , & le nerf
ſpinal ; & par le trou poſtérieur , un de
chaque côté , ſortent les ſinus latéraux ,
dont nous avons parlé ci-deſſus. Ces ſinus
ſe vuident dans les veines jugulaires internes , qui ſont reçûës dans un enfoncement conſiderable , creuſé de chaque côté à la partie extérieure de la baſe du crâne ; cet enfoncement ſe nomme la foſſe de
la Jugulaire interne.

A la partie ſupérieure & poſtérieure
du trou par où ſortent les ſinus latéraux ,
on voit une ouverture , qui ſe rencontrant

pour l'ordinaire de chaque côté, fait le
fixiéme & le feptiéme trou ; c'eft l'extrémité du conduit, dont l'entrée eft derriere les condyles qui font aux côtez du
trou occipital. Ce conduit fait environ
deux lignes de chemin dans l'os ; le canal
qui y eft enfermé s'ouvre immédiatement
dans le finus vertèbral ou dans la veine
vertèbrale, une de chaque côté, & l'on
peut dire qu'il en eft comme la premiere
origine.

On voit par-là que le fang contenu
dans les finus latéraux, fe vuide par deux
endroits : la plus grande portion defcend
dans les veines Jugulaires internes, &
l'autre dans les Sinus Vertèbraux. Ces conduits ne fe trouvent quelquefois que d'un
côté ; d'autrefois ils font fermez l'un &
l'autre, & pour lors le fang contenu dans
les finus latéraux, fe vuide entiérement
dans les Jugulaires internes.

L'Occipital eft articulé par fa partie
fupérieure & latérale avec les Pariétaux ;
par fa partie inférieure & poftérieure avec
les Temporaux ; & par fa partie inférieure
& antérieure avec la partie des Temporaux
qu'on appelle Pierreufe, & avec l'Os Sphénoïde ou Cunéïforme.

CHAPITRE VI.
Des Os Temporaux.

LEs derniers des Os propres du Crâne sont les Temporaux, ainsi appellez à cause qu'ils marquent l'âge de l'homme, en ce que les cheveux qui sont au-dessus de ces os, blanchissent les premiers.

Ces os forment la partie inférieure, latérale & moyenne du Crâne, au-dessous des Pariétaux, & ils sont de tous les os propres du Crâne ceux dont le volume est le moins étendu.

On les divise en deux parties, qui sont séparées dans les enfans; sçavoir en partie supérieure, qu'on nomme Ecailleuse; & en partie inférieure, qu'on appelle Pierreuse ou la Roche, parce qu'elle est fort dure & inégale : dans les enfans on peut aisément la séparer avec un couteau; ce qui fait que quelques-uns la prennent pour une épiphyse. Cette partie de l'Os Temporal renferme les osselets de l'oreille, & les organes de l'oüie. Il y a encore un osselet circulaire auquel s'attache la membrane du tambour, & qui peut se séparer de l'Os Pierreux; nous en parlerons dans la suite.

K ij

La partie Ecailleuse de l'Os des Tempes est demi-circulaire, presque toute platte extérieurement, & elle est intérieurement, tout le long du bord, amenuisée en
biseau ; au moyen de quoi elle s'ajuste
mieux aux Pariétaux. Cet os est concave
en dedans en maniére de fosse ; ce qui fait
que la partie inférieure & moyenne du
cerveau, s'y loge plus aisément. Il est
fort mince & transparent en son milieu,
& il est probable que les deux tables sont
confuses en cet endroit ; c'est à quoi il
faut prendre garde quand on applique le
trépan sur cet os, afin de ne pas donner
atteinte aux méninges : au reste, son peu
d'épaisseur est compensé par le gros muscle qui le couvre, nommé Crotaphite ou
Temporal.

On remarque à chacun des Os Temporaux trois Apophyses. La premiere, qui
est longue, s'apelle *zygomatique* : l'extrémité de cette apophyse s'articule par une
suture oblique (qui est une des sutures
communes dont nous avons parlé au Chapitre II. de cette seconde Partie,) avec
l'apophyse postérieure de l'Os de la Pommette ; ce qui forme ensemble l'arcade
osseuse nommée *zygoma*, qui est aussi appellée par quelques-uns l'Os Jugal.

Entre ce dernier Os & le Crâne, il y

a un grand espace, par où passe le tendon du Crotaphite, qui va se terminer à
l'apophyse coronoïde de la machoire inférieure. Cet os sert de rempart à ce tendon, & d'attache fixe au muscle nommé
Masseter.

La seconde Apophyse de l'Os Temporal, est appellée *mastoïde*, à cause qu'elle
a quelque ressemblance avec le bout d'un
mammelon de vache. C'est un gros tubercule, situé à la partie inférieure & postérieure de l'Os des Tempes près du trou
de l'oreille. Cette apophyse a intérieurement plusieurs sinuositez, qui ont communication avec la cavité du tambour. Elle
ne paroît pas encore dans le fœtus.

A la base de cette apophyse intérieurement, il y a une rainure ou gouttiere,
dans laquelle une portion du muscle Di-
gastrique est située, qui sert à tirer en-bas
la mâchoire inférieure.

La troisiéme Apophyse de l'Os des
Tempes, est appellée *styloïde*, parce qu'elle
ressemble à un stilet; elle est longue, déliée, pointuë, & située à la partie inférieure de l'os pierreux, prés de la fosse de la
jugulaire interne, partie extérieure. Elle
est cartilagineuse aux enfans, & osseuse aux
adultes.

Quelques-uns prennent pour une qua-

triéme apophyſe l'Os Pierreux, qui eſt la
partie inférieure de l'Os.des Tempes : elle
eſt épaiſſe, & s'étend juſqu'à la partie poſtérieure de l'Os Sphénoïde. On la voit en
dehors ; mais non pas ſi diſtinctement, que
dans la cavité du crâne.

Il y a à la partie inférieure de l'Os des
Tempes, entre les apophyſes zygomatique
& ſtyloïde, une cavité glénoïde, tapiſſée
d'un cartilage, dans laquelle s'articule la
tête l'Os de la Mâchoire inférieure.

Il y a pluſieurs trous tant intérieurs
qu'extérieurs dans les Os Temporaux. Intérieurement il y en a trois : On en trouve
un au milieu de la partie poſtérieure de
l'Os Pierreux, dans lequel entre le nerf
auditif ; c'eſt le plus grand : Il y a encore deux petits trous au fond du trou du
nerf auditif, à la partie ſupérieure ; l'un
donne paſſage à la portion dure du nerf
auditif, & l'autre à la portion molle de ce
même nerf.

Il ſe rencontre encore quelques trous
très-petits, par où paſſent des vaiſſeaux
ſanguins.

Les Os Temporaux ont cinq trous extérieurement. Le premier eſt le trou de l'o-
reille extérieure, que l'on voit ſeulement
en dehors.

Le ſecond eſt un trou conſiderable, ſitué de chaque côté derriere l'apophyse maftoïde ; il y paffe une groffe veine , qui rapporte une partie du fang qui a été diftribué aux tégumens, & aux mufcles qui couvrent une partie du derriere de la tête. Cette veine s'ouvre dane les finus latéraux , à l'endroit où ils commencent à fe contourner. Dans quelques fujets ce trou ne fe rencontre que d'un côté ; quelquefois même il ne s'en trouve aucun , & pour lors le fang contenu dans ces vaiffeaux , fe vuide dans les veines jugulaires externes , avec lefquelles les branches de cette veine ont communication.

Le troifiéme eft un trou , de chaque côté , par lequel entrent les carotides internes ; l'entrée de ce trou eft de figure ovale,& elle eft fituée à la partie extérieure de l'os,au-devant de la foffe de la jugulaire interne. Ce conduit va obliquement de derriere en devant; & après avoir fait environ trois lignes de chemin , il finit vers la partie poftérieure de la felle de l'os fphénoïde, où l'on voit un trou dans la cavité du crâne. L'artère fait le contour de ce conduit , lequel eft femblable à celui d'une S capitale. A la fortie de ce conduit , elle fe gliffe fous la dure-mere , le long des côtez de l'os fphénoïde, jufqu'aux apophyfes clinoïdes antérieures : là elle se releve pour percer la dure-mere, & s'attacher à la base du cerveau. Ces vaisseaux, depuis leur sortie du conduit de l'Os des Tempes jusqu'à l'endroit où ils percent la dure-mere, font un second contour en forme d'une S Romaine. Le nerf intercostal sort du crâne par le conduit qui donne entrée à la carotide interne.

Le quatriéme trou est entre les apophyses mastoïde & styloïde ; & c'est par ce trou que sort la portion dure du nerf auditif.

Le cinquiéme trou est un conduit, qui occupe la partie antérieure de la caisse du tambour ; on le nomme la *trompe d'Eustache*. J'en donnerai la description au Chapitre VII. parmi les organes de l'Oüie.

Enfin, l'Os des Tempes est articulé par sa partie supérieure, avec la partie inférieure du Pariétal ; par sa partie latérale & antérieure, avec la grande apophyse temporale de l'Os Sphénoïde ; par sa partie inférieure & antérieure, avec l'Os Sphénoïde, & avec l'allongement de l'Occipital ; par sa partie postérieure, avec la partie inférieure & postérieure de l'Occipital, & sa longue apophyse est articulée avec celle de l'Os de la Pommette.

Puisque les six Os propres du Crâne, que nous venons de décrire, sont ceux

qui dans les playes de tête, font les plus
fujets à fe fracturer; il ne fera pas inutile
que nous faffions ici, en faveur des Chirurgiens, quelques remarques à l'occafion
de ces fortes de fractures.

On peut, comme on l'a déja dit, fe
tromper dans l'examen des fractures du
Crâne, en prenant une fracture pour une
fûture, & une futture pour une fracture.
Hippocrate, dans fon Livre des Playes de
Tête, reconnoît qu'il eft tombé dans cette erreur, au fujet d'un certain *Autono-*
mus, ayant pris, dans l'examen qu'il fit
de la playe de ce particulier, une fracture pour une futture; & il ne reconnut fa
méprife, que lors qu'il n'étoit plus tems
d'y remédier. Les grands génies & les
Sçavans profitent de leurs propres fautes;
ils les déclarent même au Public, pour
donner occafion de faire des réfléxions
fur la ftructure des parties.

Il y a plufieurs années, qu'affiftant à
Paris aux leçons de Mr. *Du Verney*, j'en-
tendis dire qu'il refte quelquefois aux jeunes fujets, après un coup ou une chûte,
une dépreffion fur un os du crâne, que
l'on y remarque toute la vie, fans que la
perfonne en reffente aucune incommodité;
& qu'un particulier qui étoit dans ce cas,
venant à être bleffé à la tête dans un âge

L

plus avancé, cette dépreſſion fut priſe
pout une fracture, ſur laquelle on appliqua deux trépans, qui furent inutiles,
parce que la fracture étoit à côté de la
dépreſſion ; en ſorte que le bleſſé étant
mort quatre jours après, on reconnut par
l'ouverture de ſon cadavre, que la fracture cauſée par la bleſſure, étoit à un bon
travers de doigt de l'ancienne dépreſſion.

On apperçoit quelquefois des inégalitez ſur la ſurface du Crâne, cauſées par
l'extravaſation du ſuc nourricier entre les
fibres oſſeuſes, qui s'y endurcit & s'y oſſi-
fie.

Il arrive auſſi quelquefois fracture au
Crâne, du côté oppoſé à celui où le coup
à été donné ; & il arrive même que le
ſang s'extravaſe ſur les membranes du
cerveau dans un autre endroit que celui
de la bleſſure, ou dans un lieu éloigné
de la playe. La table intérieure du Crâne peut encore être fracturée, pendant
que l'extérieure demeure en ſon entier.
On donne à tout cela le nom de contre-
coup ; & dans tous ces cas il n'y a que le
lieu fixe de la douleur qui puiſſe guider le
Chirurgien, lorſqu'elle eſt accompagnée
des autres ſignes qui indiquent une ſuppu-
ration intérieure, comme ſont la fiévre,
les friſſons irréguliers, l'aſſoupiſſement,

les convulsions, le délire, la phrénésie,
&c.

Voici une observation de M. *Saviard* *,
sur une séparation des os du Crâne, très-
singuliere : » Une pauvre femme (dit cet
Auteur) sortit de l'Hôtel-Dieu de Paris, «
au mois d'Octobre 1688. après avoir «
été malade pendant plus de deux ans, «
ensuite d'une playe à la tête, qu'elle s'é- «
toit faite en tombant, pour avoir bû du «
vin avec excès. La partie supérieure de «
l'os coronal, les deux pariétaux entiers, «
& une grande portion de l'os occipital «
s'étant découverts dans la suite du trai- «
tement, se séparerent dans toute leur «
épaisseur, & se détacherent de telle ma- «
niere, que cette séparation en entier «
ressembloit à un crâne que l'on avoit «
scié exprès, & separé du reste.   «

Plusieurs personnes ne pouvant croire «
que cet assemblage fût une véritable ex- «
foliation, faisoient quelque aumône à «
cette pauvre femme, pour l'engager à «
leur montrer le dessus de sa tête, qu'elle «
couvroit avec le fond d'une courge ou «
calebasse. L'on voïoit à l'endroit d'où «
ces os avoient été séparez, le battement «
de la dure-mere, qui n'étoit couverte «

* Observat. 90. pag. 386.

» que d'une pellicule fort mince, sur la-
» quelle il s'élevoit de tems en tems de
» petites vessies pleines d'une sérosité rouf-
» sâtre, qui donnoient lieu à de petits
» ulcères d'une difficile guérison; de ma-
» niere que la cicatrice de cette playe ne
» fut absolument fortifiée, que plus de trois
» ans après la séparation des os : sans
» compter que cette guérison étoit encore
» retardée par l'intempérance de la ma-
» lade.

Comme donc cette femme avoit la moitié de la dure-mere découverte, un jour que quelqu'un la lui toucha légérement avec le bout du doigt, elle jetta un grand cri, & dit qu'on lui avoit fait voir mille chandelles. *

CHAPITRE VII.

De l'Organe de l'Ouie.

L'ORGANE de l'Ouïe, qui est l'O-
reille, se peut diviser en trois parties,
sçavoir, en Oreille extérieure, moïenne,

* Histoire de l'Academie Royale des Sciences, ann. 1700. pag. 45.

& intérieure. Par l'Oreille extérieure, nous n'entendons pas seulement cette partie de l'Oreille que l'on voit au-dehors ; mais aussi celle qui s'étend jusqu'à la membrane du tambour, & que l'on nomme le conduit de l'Oreille.

La figure de l'Oreille extérieure est demi-circulaire, convexe en-dehors, & cave en-dedans.

Elle est composée de cartilage, de peau, de membrane adipeuse, de graisse en petite quantité, de muscles, de nerfs, & de vaisseaux sanguins.

La surface intérieure du cartilage qui entre en la composition de l'Oreille extérieure, n'est pas égale, ayant des éminences & des replis, entre lesquels il y a des cavitez, dont la plus considerable s'appelle la Conque, à cause de sa ressemblance ; elle conduit en s'étréciffant au trou de l'Oreille. Ce cartilage depuis la Conque, d'une large circonference diminuant peu-à-peu, forme un canal cartilagineux, rond & long, dont le commencement fait le trou de l'Oreille ; ce Canal n'est cartilagineux qu'en-dessous, & membraneux en-dessus : il est outre cela divisé par plusieurs intersections ; de sorte qu'il n'est continu que par le moyen de la peau qui le tapisse intérieurement.

Ce canal se termine à quelques avances
inégales, qui sont au bord de l'embouchure d'un canal osseux. Ces avances inégales sont plus étenduës du côté qui regarde la face, où le canal cartilagineux
& ces avances font une continuité; mais
comme il y a peu de ces avanges de l'autre
côté, il est attaché en cet endroit dans une
fossette de l'os temporal, derriere & sur
le bord du canal osseux, par le moyen
d'un ligament membraneux; de sorte que
le conduit de l'Oreille est en partie osseux,
& en partie cartilagineux.

Ce conduit auditif paroît être tapissé
en-dedans d'une peau semblable & continuë à celle qui revêt toute l'Oreille extérieure; mais cette peau devient plus
mince & plus déliée, à proportion qu'elle
approche de la membrane du tambour.

A la superficie extérieure de cette peau,
& même dans ce tissu, se trouvent quantité de petites glandes jaunâtres, dites *céru-
mineuses*, découvertes par Mr. *Du Verney*:
ces petites glandes sont de figure ovale,
& elles ont chacune un vaisseau excréteur
qui s'ouvre entre les petits poils qui sont
dans ce conduit, où ces vaisseaux se déchargent d'une humeur jaunâtre & gluante, que les petites glandes ont filtrée.
Cette humeur sert à arrêter les insectes &

les petites ordures qui pourroient se glisser au fond du conduit de l'oreille, & offenser la membrane du tambour : mais si cette humeur a ses utilitez, elle a aussi ses incommoditez ; car si l'on n'a pas soin de tems en tems de nettoïer ce conduit, cette humeur s'y amasse en si grande quantité, & si épaissit de maniere, qu'elle empêche le libre passage de l'air ; ce qui cause les bourdonnemens & tintemens d'oreille, & quelquefois même la surdité.

Le conduit de l'Oreille n'est pas droit ; car à l'endroit où il est cartilagineux, il va de-bas en-haut, & de-derriere en-devant ; mais dans le canal osseux il va de-bas en-haut, & il descend ensuite un peu, mais toûjours en-devant, jusqu'à la membrane du tambour.

Ce qu'il y a d'osseux à l'extrémité du conduit auditif, n'est dans les enfans qu'un simple cercle, qui n'est pas même entier à sa partie supérieure, car il y a quelques lignes d'intervalle. Il a dans sa partie intérieure deux bords, & une rainure au milieu : c'est dans cette rainure que s'attache la membrane du tambour, dont nous parlerons ensuite ; & cette membrane termine l'extrémité du conduit de l'Ouïe, & sépare l'oreille extérieure d'avec la partie moyenne & l'intérieure.

L iiij

Dans les adultes, l'Os Temporal est composé d'une seule piéce : mais on y remarque dans les enfans trois piéces differentes ; sçavoir l'écailleuse, qui occupe le dessus de l'os, l'os pétreux ou la roche, qui est sa partie inférieure, & le cercle, comme nous avons dit ci-dessus au Chapitre précédent. Il est encore à remarquer que dans les adultes, le cercle est uni de telle sorte au reste de l'os, qu'il ne reste aucun vestige qui puisse faire juger qu'il en ait été separé ; & il croît de maniere avec le reste de l'os, qu'il forme un canal qui dans les adultes fait une partie du conduit de l'Oreille.

La membrane du tambour (qui, comme on l'a dit, sépare l'Oreille extérieure d'avec la partie moyenne & l'intérieure) bouche dans les adultes un assez grand trou de figure ovale. C'est une peau mince, séche, transparente, dure, & tenduë comme la peau d'un tambour, composée de trois pellicules, dont la moyenne est parsemée de beaucoup de vaisseaux sanguins, selon la remarque de M. *Ruysch* ; mais l'intérieure & l'extérieure sont une continuation de l'épiderme : sa situation est oblique, de sorte que sa partie supérieure incline plus en-dehors que l'inférieure. Cette membrane ne fait pas une

superficie plane ; car elle est un peu convexe du côté de la caisse du tambour, &
par conséquent un peu concave du côté
du conduit de l'Oreille, qui est uni dans
les adultes avec le reste de l'os, de la maniere que nous l'avons déja dit.

Il y a des enfans qui viennent au monde avec les trous des oreilles bouchez par
une petite membrane : Si l'on n'y remé-
dioit pas, ils seroient non-seulement sourds;
mais encore muëts, parce que n'entendant
pas parler, ils ne pourroient apprendre aucune langue. Quand cette membrane est
assez extérieure pour être apperçuë, il faut
l'ouvrir avec la lancette, & l'ouverture
étant faite, introduire dans la division une
espece de tente qui empêche qu'elle ne se
réünisse.

Il arrive quelquefois aux enfans, de se
mettre inconsidérément dans le conduit
de l'oreille un noyau de cerise, un pois,
une petite pierre, une épingle, ou d'autres
corps étrangers, qui peuvent par leur séjour causer des douleurs cruelles, & des
accidens très-facheux ; c'est pourquoi il
faut les tirer, le plûtôt qu'il est possible,
avec des instrumens convenables, comme
pincettes, cure - oreille, bec de beccasse,
&c.

Les playes faites aux Oreilles par incision, doivent être cousuës. *Paré* veut qu'en cousant ces playes on perce seulement la peau, sans toucher aux cartilages ; mais ayant quelquefois en cousant ces playes percé le cartilage avec la peau, sans qu'il en soit arrivé rien de fâcheux, il m'a paru que l'expérience étoit contraire à ce précepte, & même que la réünion de la playe s'en faisoit mieux.

La plûpart des hommes ont l'Oreille immobile ; c'est pourquoi les muscles que lui donnent les Anatomistes n'ont pas un grand usage : aussi n'ai-je jamais vû personne qui pût porter l'Oreille ni en-haut ni en-bas ; mais quelques-uns en arriere.

Je dirai à ce sujet, qu'étant à Paris en 1695. je vis faire un cours d'Anatomie, à la Chambre des Chirurgiens, Officiers des Maisons Royales, par feu M. *Bourdelin*, Docteur en Médecine, & par feu M. *Méry*, Chirurgien de la feuë Reine, & Membre de l'Academie Royale des Sciences. Cet Anatomiste qui faisoit les Démonstrations de ce Cours, venant à parler des muscles de l'Oreille, dit en riant en pleine Assemblée, qu'il étoit lui-même en cela de la nature des ânes, puisqu'il pouvoit mouvoir ses oreilles, & en même tems il fit mouvoir plusieurs fois son

oreille droite de-devant en-arrière. Ainsi il
est probable que le muscle qui s'attache
d'une part à la partie postérieure de l'os
pétreux, au-dessus de l'apophyse mastoïde,
& qui finit à la partie convexe du cartilage que l'on nomme la Conque ; il est,
dis-je, probable que ce muscle étoit en
M. *Méry*, & qu'il peut être en quelques
autres personnes, plus fort qu'il ne l'est
d'ordinaire.

Il n'y a point de muscle pour tirer l'O-
reille en-devant ; parce qu'elle y retourne facilement par l'effet du ressort du canal cartilagineux, quand le muscle qui la
tire en-arriere cesse d'agir.

La raison pour laquelle la plûpart des
hommes ont l'Oreille immobile, c'est
qu'on a accoûtumé dès notre enfance,
de nous presser les Oreilles contre la Tête ; ce qui nous prive de l'usage de ces
muscles.

Après avoir décrit l'Oreille extérieure,
qui compose la premiere partie de l'organe de l'Ouïe, venons maintenant à l'examen de la *cavité du tambour*, qui constituë la seconde ou la partie moyenne de
l'Oreille.

Le *tambour* commence où finit le conduit de l'Oreille. C'est apparemment la figure que fait la membrane en recouvrant

ce trou, qui a fait donner le nom de tambour à la cavité qu'elle bouche.

La cavité du tambour est au-delà de cette membrane ; sa figure est assez irréguliere, & l'on y remarque de petites éminences, & de petits enfoncemens, qui communiquent dans les sinuositez de l'apophyse mastoïde.

Cette cavité est tapissée d'une membrane très-déliée, couverte d'un grand nombre de petits vaisseaux sanguins, comme M. *Ruysch* l'a observé. On peut la diviser en deux cavitez, dont l'une est oblongue, qui tend vers le haut, & vers le derriere de la tête ; l'autre qui est presque ronde, tend vers le bas & vers le devant, & répond plus directement au conduit de l'Oreille extérieure.

La premiere cavité, qui n'a point de nom propre, est de tous côtez fermée & couverte de l'os même ; & la seconde, qu'on appelle la caisse du tambour, est bouchée du côté du conduit de l'Oreille par la membrane qui l'en sépare, & que nous avons décrite ci-dessus.

Ces deux cavitez, n'ayant rien qui les sépare entiérement, ne font dans le fond qu'une seule cavité, que l'on divise néanmoins, parce que la partie que l'on appelle la caisse du tambour, est beaucoup plus confidérable que l'autre, à raifon de ce qu'elle contient, comme nous l'allons voir.

On trouve dans la cavité du tambour trois trous, quatre offelets, trois mufcles deftinez à les mouvoir, & la branche du nerf.

Le premier des trous occupe la partie antérieure du fond de la caiffe. Ce trou eft l'embouchure d'un canal offeux, appellé *trompe d'Euftache*, qui eft fitué devant le canal offeux par où paffe la carotide interne, & après avoir fait obliquement quelque peu de chemin de-derriere en-devant, il fe termine par un bord inégal, auquel s'attache un autre canal, qui eft en partie membraneux, & en partie cartilagineux ; ce canal, qui a un travers de pouce de longueur, fe termine à la partie poftérieure de l'aîle intérieure de l'apophyfe prérygoïde au fond de la bouche, où finit le trou du nez.

Ce conduit eft plus ample que le canal offeux ; & vers fa fin la partie cartilagineufe du canal eft plus groffe, & fe termine par une ouverture qui a la forme d'un croiffant, dont les cornes font tournées vers le trou du nez ; de forte que l'air qui defcend du nez dans les poûmons, peut y entrer plus aifément, & enfuite dans la caiffe du tambour, que celui qui remonte.

Il est probable que ce conduit est revê-
tu, ainsi que la cavité du tambour, de la
même membrane que celle qui tapisse
intérieurement les cavitez du nez, les sinus sourcilliers, ceux de l'os sphénoïde,
& des os maxillaires: car comme l'air qui
entre par l'inspiration dans ce conduit,
& ensuite dans la cavité du tambour, se
communique dans les sinuositez de l'apophyse mastoïde, il a fallu que toutes ces
cavitez osseuses fussent revêtuës de membranes, qui les défendissent des injures
de l'air, parce que les os ne sçauroient
être long-tems exposez à nud, sans s'altérer.

Il est à remarquer, au sujet de la Trompe d'Eustache, que les Anatomistes ne
croyoient point que cette Trompe pût
être féringuée par la bouche. Cependant
M. *Guyot*, Maître de la Poste à Versailles,
a trouvé depuis peu pour cet usage,
un instrument que Messieurs de l'Académie Royale des Sciences ont jugé très-in-
génieux. La piece principale de cet instrument, est un tuyau recourbé que l'on insinuë au fond de la bouche, derriere
& au-dessus du palais, à dessein de l'appliquer au pavillon de la Trompe,
qu'on veut injecter. On en lave au moins
l'embouchure de cette maniére; ce qui

peut être utile en certains cas.

La Trompe d'Euſtache ſert aux ſourds à les faire mieux entendre, quand ils ouvrent la bouche.

Le ſecond & le troiſiéme trou, qu'on appelle auſſi *fenêtres*, ſont placez au milieu du fond de la caiſſe du tambour, l'un au-deſſus de l'autre. Celui de deſſous, qui eſt rond, a un bord un peu élevé, au-delà duquel il y a une membrane déliée & tranſparente, qui le bouche, comme celle qui couvre la caiſſe du tambour ; ce trou fait la plus large extrémité du canal poſtérieur de la coquille. Le trou ſupérieur, qui eſt ovale, eſt fermé par la baſe de l'étrier, laquelle ſe joint au bord de ce trou par le moyen d'une membrane, qui permet à la baſe de s'écarter un peu, quand c'eſt le muſcle de l'étrier qui agit.

Les quatre Oſſelets que l'on trouve dans la caiſſe du tambour, ſont le *marteau*, l'*enclume*, l'*étrier*, & le *lenticulaire*.

Le *marteau*, qui ſe préſente le premier, eſt ainſi appellé à cauſe qu'il a une de ſes extrémitez plus groſſe que l'autre, qu'on nomme la tête, & que le reſte de l'os eſt long & menu, qu'on appelle le manche : C'eſt un oſſelet long, qui ne fait pas une ligne droite, car cet os ſe recourbe vers la tête.

Le manche a deux petites apophyses pointuës, qui sont près de la tête, l'une à côté de l'autre. L'une est plus grosse & plus courte ; & l'autre est plus longue & plus menuë : celle-ci est la plus proche de la tête, & on l'appelle en Latin *apophysis Raviana*, c'est-à-dire, apophyse de *Rau*, nom de l'Auteur qui l'a découverte. La tête du Marteau a une cavité à un de ses côtez, formée par deux petites éminences.

Au second Osselet, qu'on nomme l'*enclume*, il faut considérer son corps & deux apophyses ; dont l'une est plus grosse & plus courte, l'autre plus longue & plus menuë, qui est un peu courbée à son extrémité, & dans laquelle il y a une petite cavité. Au sommet du corps il y a deux cavitez, & une éminence, pour former son articulation avec le Marteau.

Le troisiéme Osselet est l'*étrier*, ainsi nommé à raison de sa ressemblance : sa base qui est extrémement mince & percée d'une infinité de petits trous, selon l'observation de *Manfredi*, est plus large, & moins longue que ses deux côtez, qui font à-peu-près égaux, & forment par conséquent un triangle isocèle, qui a une petite cavité à sa pointe. La base & les deux côtez de cet os, ont en-dedans tout le long de leur étenduë une

enfonceure

enfonceure manifeste. L'espace enfermé
entre les trois côtez qui le composent, est
rempli d'une membrane très-déliée, parsemée de vaisseaux, qui n'est pas attachée
dans la rainure qui est à la base & à ses côtez; mais à une de leurs surfaces extérieures.

Le quatriéme Osselet, qu'on appelle
lenticulaire, à cause de sa figure ronde &
platte, est le plus petit de tous. Quelques
Anatomistes disent que ce n'est pas un os
particulier; mais seulement une épiphyse
de la plus longue & plus menuë apophyse
de l'Enclume.

Il s'agit à present de sçavoir comment
ces Osselets sont situez, & articulez les
uns avec les autres. Le marteau depuis la
pointe de son manche jusqu'à l'endroit où
il se recourbe, est attaché le long de la
membrane du tambour, à-peu-près depuis
son centre jusqu'à sa circonference, &
situé de maniere, qu'il paroît un demi-
diamétre de son cercle : cet osselet se
recourbant ensuite, se termine sous un
rebord que fait l'os qui forme la cavité du tambour ; & par le côté de sa tête,
qui a deux petites éminences & une cavité, il se joint à la partie la plus éminente
du corps de l'enclume ; de sorte que les deux
éminénces de la tête du marteau entrent
dans la double cavité, qui est au sommet

M.

du corps de l'enclume, & l'éminence de
l'enclume, qui fépare la double cavité,
entre dans la cavité que forment les deux
petites éminences de la tête du marteau.
La plus courte & la plus groſſe apophyſe
de l'enclume, eſt reçûë dans une petite cavité, qui eſt au-derriere de la caiſſe du tambour, partie ſupérieure, & y eſt attachée par
une membrane très-déliée. L'autre apophyſe de l'enclume eſt jointe à la pointe
de l'étrier, par le moyen de l'oſſelet dit
lenticulaire, qui entre d'un côté dans la
petite cavité qui eſt à la pointe de l'étrier,
& de l'autre côté dans celle qui eſt à l'extrémité de cette apophyſe, & eſt attaché à ces deux cavitez.

Au reſte la baſe de l'étrier, qui eſt un
peu convexe à ſa partie intérieure, eſt appuyée ſur le trou ovale, qu'elle bouche par le moyen d'une membrane, comme nous l'avons dit ci-deſſus.

Preſque tous les Anatomiſtes ont prétendu que ces Oſſelets n'étoient point revêtus
de périoſte : Cependant Mr. *Ruyſch* ne
montre pas ſeulement le contraire, comme je l'ai vû chez lui; mais il fait voir encore, par le moyen de ſes injections, les vaiſ-
ſeasux qui ſe diſtribuent dans le périoſte de
ces oſſelets, & qui y ſont en très-grand
nombre, principalement à la plus courte

& plus groſſe apophyſe de l'enclume.

Il eſt à remarquer que ces oſſelets, de mê-me que la coquille & les trois canaux demi-circulaires, ſont dans les enfans preſque auſſi grands & auſſi durs que dans les adultes ; au lieu que tous les autres os ſont encore imparfaits dans le premier âge.

Mr. *Ruyſch* dit avoir vû dans le cadavre d'un enfant nouveau-né, que ces oſſelets étoient confuſément attachez enſemble, contre l'ordre naturel.

Les muſcles de l'Oreille qui ſe trouvent dans la caiſſe du tambour, appartiennent à l'oſſelet appellé le marteau, ou à celui qu'on nomme l'étrier.

Les muſcles du marteau ſont deux, ſelon quelques-uns, & trois ſelon d'autres ; des deux il y en a un intérieur, & l'autre extérieur.

L'intérieur, enfermé dans le canal qui eſt au haut de la trompe d'Euſtache, fait paſſer ſon tendon près de la fenêtre ovale, & va s'attacher à la partie poſtérieure du marteau ; & le tirant en arriere, il tend la membrane du tambour.

Le muſcle extérieur a ſon point fixe à la paroi extérieure de la partie oſſeuſe de la trompe d'Euſtache ; puis montant en quelque façon en-arriere, il entre dans la caiſſe du tambour, & s'attache à l'apophyse de *Rau* ; quand il agit, il relâche la membrane du tambour.

Ce que quelques-uns prennent pour un troisiéme muscle, est plûtôt une simple fibre qu'un muscle.

Le quatriéme muscle, selon quelques-uns, part d'une cavité osseuse, presque à la partie inférieure de la cavité du tambour : Il a un gros ventre, qui se termine par un petit tendon à la pointe de l'étrier. Quand ce muscle agit, l'étrier s'éleve à la partie antérieure de la fenêtre ovale.

La branche de Nerf qui se trouve dans la cavité du tambour, & qui se nomme la *corde du tambour*, est un rameau de la troisiéme branche de la cinquiéme paire du cerveau. Ce nerf est couché sur la peau du tambour, & passant devant la longue apophyse de l'enclume, il sort enfin hors de la caisse du tambour, pour s'engager dans un petit canal appellé *aqueduc de Fallope*, creusé dans l'os pierreux, & va se rendre au tronc de la portion dure de la septiéme paire, un peu avant qu'elle sorte de son canal

Dans la caisse du tambour, & dans les sinuositez de l'apophyse mastoïde, il y a toûjours une matiere qui semble purulente; elle sert à humecter les membranes, & se vuide par la trompe d'Euſtache, qui va ſe terminer au fond de la bouche.

Quant à l'air qui ſe trouve dans la caiſ-ſe du tambour, il ſe renouvelle par l'ou-verture de ce conduit, ſelon le ſentiment de quelques Anatomiſtes. Mais Mr. *Senac*, dans ſon Mémoire ſur la Reſpiration *, *pag.* 172. dit que puiſque l'air du veſtibu-le ne ſe renouvelle jamais, il n'y a pas d'ap-parence que celui de la caiſſe du tambour ait plus beſoin d'être renouvellé ; il juge que la caiſſe du tambour étant telle, que par l'action des muſcles de l'oreille, ſa ca-vité peut être augmentée ou diminuée, la trompe d'Euſtache ſert dans le premier cas, à y porter de l'air, ſans quoi il s'y feroit un vuide ; & dans le ſecond, à en rece-voir de l'air, ſans quoi il ſeroit trop com-primé : de ſorte qu'il ſe fait ici une eſpece d'inſpiration & d'expiration, de même que dans les poûmons ; il faut donc que l'air puiſſe entrer & ſortir alternativement.

S'il arrive une obſtruction à la trompe d'Euſtache, on devient ſourd ; parce que la matiere purulente, dont on a parlé ci-deſſus, n'ayant point d'iſſuë, elle ſe ra-maſſe dans la caiſſe du tambour, & éteint le ſon.

* Mémoir. de l'Académie Royale des Scien-ces, ann. 1724.

Quelquefois il arrive une inflammation aux membranes dans l'intérieur de l'oreille. Lorsque cette inflammation vient à suppuration, le pus s'évacuë par le trou de l'oreille, & cette suppuration est si maligne, qu'elle carie les os par son acrimonie, ce qui peut produire un ulcère incurable; jusques-là même que les offelets de l'oreille, soit en feringuant ou autrement, fortent par le conduit de l'oreille, & la liqueur feringuée paffe par la bouche.

Quand ces fortes de malades viennent à fermer le nez & la bouche, & qu'ils pouffent l'air avec force, les plumes ou d'autre corps legers étant appliquez au trou de l'oreille, font emportez par l'air qui en fort avec violence; ce qui n'arrive que dans ces cas-là, le tympan étant pour lors confommé en tout ou en partie par la fuppuration. L'air étant pouffé de la forte, enfile la route de la trompe d'Euftache qui fe trouve au fond de la bouche, puis paffe dans la cavité du tambour, & fort enfuite par le conduit de l'oreille.

On voit des gens qui peuvent éteindre une bougie par l'air qui fort par le conduit de l'Oreille, & qui en font fortir la fumée du tabac. Cela ne fe peut faire, à moins que le tympan ne foit percé, ou qu'il ne fe foit

détaché à la partie supérieure ; mais la per-
foration ou la rupture de cette membrane , causeroit la surdité quelque tems
après.

Quelques-uns prétendent qu'elle a une
ouverture au défaut du cercle osseux , où
elle n'est pas si fortement collée , & par où
quelques-uns peuvent faire sortir la fumée
qu'ils ont dans la bouche. *Rivinus* & quelques autres Anatomistes disent qu'elle est
percée dans l'endroit où le manche du
marteau s'attache à sa tête, & que c'est par-
là que sort la fumée du tabac . Cependant
M^r. *Ruysch*, dans son huitième *Trésor Ana-
tomique*, pag. 7. dit qu'il a rempli la caisse du tambour de vif-argent par la trompe
d'Eustache , & que rien de cette matiere
ne pouvoit trouver d'issuë vers l'oreille extérieure.

Un Chirurgien de Paris , traitant une
carie d'os dans l'intérieur de l'oreille ,
avec issuë de sanie par le conduit de l'oreille , & sur l'apophyse mastoïde , même par
la bouche, croyant que la sanie venoit de
dessus la dure-mere , tenta l'application
du trépan sur l'apophyse mastoïde ; ce qui
fut inutile, parce qu'il n'arriva point à la
dure-mere.

La troisième partie de l'Oreille & la
plus intérieure se nomme le *Labyrinthe*.

On y remarque trois cavitez. La premiere s'appelle la *Conque* ; nom qui lui a été donné à cause de sa ressemblance avec les écailles d'huitres. Cette cavité est le centre du Labyrinthe, & elle a six ouvertures : par la premiere ouverture cette cavité se communique dans le canal antérieur de la Coquille, & par les cinq autres trous, dans les trois canaux demi-circulaires : ces six ouvertures ne sont bouchées par quoi que ce soit. On appelle aussi le Vestibule la cavité que je viens de nommer la Conque.

La seconde cavité du Labyrinthe, qui est dans la roche, est la *Coquille*, ainsi appellée à cause qu'elle ressemble assez bien par sa face extérieure à la coquille d'un limaçon, & qu'elle a les mêmes contours : elle a de plus intérieurement un noyau, qui s'étend depuis sa base jusqu'à sa pointe, autour duquel son corps monte en ligne spirale, & fait deux tours & demi. Le corps de la Coquille est creux, & divisé en deux canaux séparez l'un de l'autre, en partie par une lame d'os qui sort du noyau de la coquille, & en partie par une membrane attachée à cette lame d'os, qui après avoir achevé la séparation de ces deux canaux, se réfléchit de côté & d'autre, & tapisse leurs côtez ;

de façon que la partie de la membrane qui, avec la lame d'os, fait la séparation entiere de ces deux canaux de la coquille, est à son égard ce qu'est le médiastin à l'égard de la poitrine ; & la partie réfléchie de chaque côté, est comme la pleure.

Les coquilles sont très-propres à augmenter le son, parce que les rayons sonores vont s'unir à la pointe. *Denis*, Tyran de Syracuse, avoit fait tailler dans le rocher une prison en forme de limaçon ; à la pointe étoit la chambre du Geolier, qui par-là pouvoit entendre tout ce que disoient les prisonniers. Cette grotte subsiste encore ; on ne sçauroit y éternuer sans faire un bruit semblable à celui du tonnerre.

Ces deux canaux, dont l'un est l'antérieur, & l'autre le postérieur, ont à la base de la coquille chacun une embouchure assez grande. Ces deux embouchures sont opposées l'une à l'autre. L'une aboutit à la conque ou vestibule ou au centre du labyrinthe, sans être couverte d'aucune membrane : celle-ci appartient au canal antérieur, & se trouve au-dessous du trou ovale. L'autre embouchure est fermée par une membrane, qui empêche l'air du tambour de passer par cette

ouverture dans la conque, ni dans les autres parties du labyrinthe : cette derniere
appartient au canal poftérieur, & fe termine au fond de la caiffe du tambour,
dont elle fait le fecond trou ou l'inférieur, qui eft dans cette caiffe. Ces canaux ainfi féparez à la bafe & dans tous
leurs tours, diminuent peu-à-peu en ap-
prochant de la pointe, où enfin ils fe
terminent, & fe communiquent par un
fort petit trou, en-forte que l'air contenu dans l'un peut paffer dans l'autre.

La troifiéme cavité du Labyrinthe eft
formée par les trois *Canaux demi-circulaires :* Ils font creux par-dedans, & ont
chacun une ouverture à chacune de leurs
extrémitez, qui finiffent à la conque ou
au centre du labyrinthe ; mais il faut remarquer qu'il y a deux de ces canaux qui
s'uniffent par l'une de leurs extrémitez,
& n'ont de ce côté-là qu'un trou commun, ouvert dans la conque ; de-forte
que les trois canaux n'ont que cinq trous
ou cinq ouvertures, qui avec le trou d'un
des canaux de la coquille, font les fix
trous qui fe rencontrent dans la conque.

Des trois Canaux demi-circulaires,
l'un eft au derriere de la partie oblongue
du tambour, entre les deux autres, qui
font fituez à la partie poftérieure & int-

térieure de la roche. Le premier canal finit par son extrémité supérieure au haut de la conque, & par son extrémité inférieure au bas de la même conque, partie postérieure. Le second & le troisiéme canal, placez l'un sur l'autre, s'unissent par leurs extrémitez à la partie postérieure & moyenne de la roche, & ne font après leur union qu'un seul trou, ouvert à la partie postérieure de la conque. L'autre extrémité du canal supérieur est ouverte au haut, & celle de l'inférieur au bas de la conque. Il y a une membrane très-subtile, qui se répand dans toutes les cavitez du labyrinthe, & qui vient de l'expansion du nerf auditif, selon quelques Anatomistes.

A l'occasion de cette membrane, M[r]. *Du Verney*, dans son Traité de l'Organe de l'Ouïe, rapporte qu'en travaillant sur l'Oreille, il a souvent trouvé la caisse, le vestibule, les canaux demi-circulaires, le limaçon tous remplis de bouë fort épaisse : elle pouvoit venir de quelque abscès des membranes qui tapissent ces parties ; ce qui cause très-souvent des surditez.

On a donné le nom de Labyrinthe aux trois dernieres cavitez que l'on vient de décrire, parce qu'elles ont toutes communication les unes avec les autres, &

que l'air qui y est renfermé, ne peut en
sortir quelque chemin qu'il tienne. Car si
du centre du Labyrinthe il entre dans un
des canaux demi-circulaires, après avoir
fait son chemin, il se trouve au même
centre d'où il est sorti : si de-là il passe
dans le second canal, la même chose lui
arrive ; & si enfin il entre dans le troisiéme, il en est de même : s'il entre dans la
coquille, il peut passer d'un canal dans
l'autre, par le petit trou qui est à la pointe ; mais il n'en peut sortir, parce que
le trou de ce second canal qui se termine au fond de la caisse du tambour, est
bouché par une membrane, & ainsi il faut
qu'il y demeure ; ou s'il en sort, il retourne dans le centre du labyrinthe par le même chemin par où il étoit entré.

Cet air est celui que les Anciens ont appellé l'air intérieur, né avec nous, & qui
est une partie nécessaire contenuë dans le
labyrinthe.

Des quatre cavitez qu'on vient de décrire, celle du tambour occupe la partie
extérieure de l'os pétreux ou de la roche.
La conque, la coquille, & les trois canaux demi-circulaires sont situez à la partie intérieure, dont la coquille occupe le
devant vers la face, ayant à sa pointe le
trou ou le canal qui va au fond de la

bouche, & celui par lequel passe l'artère carotide pour monter au cerveau, & à sa base le trou qui reçoit le nerf auditif, & le trou ou canal dans lequel rampe la partie dure du même nerf. Les trois canaux demi-circulaires sont placez postérieurement, & la conque au milieu, entre le tambour, la coquille, & les trois canaux demi-circulaires.

Pour finir la description des Organes de l'Ouïe, il nous reste encore à parler du trou qui reçoit le nerf auditif, en sortant de son principe. Ce trou se voit dans l'intérieur du crâne, quand il est ouvert; il est profond & situé à la base de la coquille. On remarque dans le fond de ce trou deux autres trous ou canaux, l'un plus étroit & plus court, & l'autre plus large & plus long : Le plus court se trouve ordinairement situé à la partie inférieure, & le plus long à la partie supérieure, au fond duquel il y a aussi un petit espace plus enfoncé que le reste, qui fait la base de la coquille, & qui represente assez bien une *volute*; c'est là que s'attache la partie molle du nerf auditif, qui va ensuite par le premier trou se distribuer dans l'oreille intérieure.

Le second trou ou canal, qui est le plus long & le plus large, est l'entrée d'un conduit qu'on oppelle *l'aqueduc de Fallope*. Il commence à la partie supérieure du trou qui reçoit le nerf auditif en entier, & va en montant un peu plus haut entre la coquille & le canal supérieur des trois canaux demi-circulaires, & descendant ensuite, il passe au-dessus du trou ovale entre le tambour & la conque, & il finit en serpentant dessous la partie extérieure de la roche, entre les apophyses mastoïde & styloïde. C'est par ce conduit que passe la portion dure du nerf auditif, laquelle en passant par ce canal, envoye une petite branche, par un trou particulier de l'os pétreux, à la dure-mere; & cette portion dure, un peu avant qu'elle forte de son canal, se communique avec un rameau de la troisiéme branche de la cinquiéme paire du cerveau, & forme la corde du tambour, comme nous l'avons dit ailleurs; elle distribuë encore d'autres plus petits rameaux aux muscles, aux autres parties du tympan, & à l'oreille extérieure.

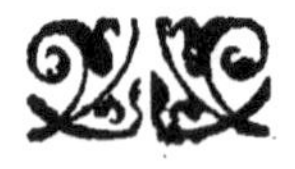

CHAPITRE VIII.

De l'Os Sphénoïde, & de l'Os Cribleux.

DEUX Os sont communs au Crâne & à la Mâchoire supérieure, qui sont l'Os Sphénoïde & l'Os Cribleux.

Les Grecs ont ainsi nommé l'*Os Sphénoïde*, parce qu'il est comme un coin entre tous les autres Os du crâne ; ce qui lui a fait donner le nom de *Cunéiforme* ; & quelques-uns l'appellent *Os Basilaire*, parce qu'il est comme la base du crâne.

On partage cet Os dans les jeunes sujets en trois parties. La premiere en fait la base : La seconde est ce qu'on appelle la selle ; & la troisiéme forme les apophyses Prérygoïdes.

La substance de cet Os est fort inégale, mince en quelques endroits, épaisse en d'autres, & d'une figure très-irréguliere.

Il a sept apophyses à sa partie extérieure, trois de chaque côté, & une qui est seule. La premiere est la grande apophyse Temporale, située à sa partie antérieure & latérale ; elle compose le fond de l'orbite, & s'étend jusqu'aux tempes.

N iiij

A côté du *Vomer*, la seconde apophyse se trouve creusée dans son milieu, & comme formée de deux aîles ; on l'appelle Ptérygoïde. Le côté extérieur de cette apophyse s'appelle l'aîle extérieure, & le côté intérieur l'aîle intérieure. Au bout de cette aîle il y a un petit crochet autour duquel tourne le muscle Périf-taphylin extérieur, comme sur une poulie.

Entre les apophyses Ptérygoïde & Styloïde, il y a une autre petite apophyse qu'on appelle Styliforme ; elle est fort pointuë, & c'est la troisiéme apophyse de l'Os Sphénoïde, à laquelle s'attache le muscle Sphéno-pharyngien, qui va se terminer à côté du *pharynx*, qu'il élargit, en le tirant par sa contraction de côté & d'autre.

Au milieu de cet Os, entre les deux apophyses ptérygoïdes, il y a une petite apophyse, pointuë par le bout & large par sa base, qui enchasse la cavité du *Vomer*. Cette apophyse étant seule, est nommée impaire.

A la partie intérieure du crâne, au milieu de l'os sphénoïde, on observe une cavité qu'on appelle la selle du Turc, où l'on trouve située une glande nommée pituitaire, au-dessus de laquelle est fitué l'entonnoir du cerveau.

Sous la felle du fphénoïde, cet os fe divife en deux lames offeufes; l'une fupérieure qui par fon enfoncement forme la felle du Turc, & l'autre inférieure; elles laiffent une cavité féparée en deux par une lame offeufe, qui va de-haut en-bas: J'en parlerai dans la fuite.

On remarque des petits trous au milieu de la felle du fphénoïde, qui fe voyent principalement aux jeunes fujets. Plufieurs Anatomiftes ont crû que la lymphe contenuë dans la glande pituïtaire, fe vuidoit dans la cavité qui fe trouve dans l'épaiffeur de la felle de l'os fphénoïde, & que de-là elle fe déchargeoit dans la bouche; mais comme ces trous s'effacent dans les adultes, & qu'ils font dans les enfans remplis par des vaiffeaux fanguins, qui rapportent le fang des os qui compofent les cavitez de la felle du fphénoïde, & des membranes dont ils font revêtus, il n'y a pas d'apparence que la lymphe paffe par ces trous.

Intérieurement cet Os a quatre apophyfes, qui font deux de chaque côté de la felle du Turc, qui fe trouve fituée au milieu: Les premieres font appellées apophyfes Clinoïdes antérieures, parce qu'elles reffemblent aux pieds d'un lit, & ce font

les plus grandes : elles commencent par
un principe large, & vont, en diminuant
peu-à-peu, finir en pointe. Les deux autres
sont les Clinoïdes postérieures, qui n'a-
vancent point tant, mais représentent
comme un mur ; ce qui fait que quelques-
uns les prennent pour une seule apophyse,
quoique bien souvent elles se terminent en
pointe latéralement aux deux extrémitez.

Il y a quatorze trous à l'Os Sphénoïde,
sept de chaque côté. Le premier est situé
immédiatement au-dessus de l'apophyse
clinoïde antérieure, & va se terminer à
l'œil ; c'est par ce trou que passe le nerf optique.

Dans la portion de la grande apophyse
temporale de l'os sphénoïde, qui fait le
fond de l'orbite, on apperçoit une fente
longue d'environ sept à huit lignes, laquelle par le bas, au-dessous du trou par où
passe le nerf optique, est presque ronde, &
plus large que par le haut, où elle se termine en pointe ou en un angle fort long
& fort aigu.

Il entre dans l'orbite par cette fente plusieurs paires de nerfs. 1°. La troisiéme paire, appellée les Moteurs des yeux. 2°. La
quatriéme paire, appellée par *Willis* les
Pathétiques. 3°. La sixiéme paire en entier,
à l'exception d'une branche qui accompa-

gne deux autres branches de la cinquiéme
paire, qui forment le nerf intercostal. Outre ces trois paires de nerfs qui paſſent par
cette fente, il y paſſe encore la premiere
branche de la cinquiéme paire (qui eſt la
ſupérieure, & que *Willis* appelle la branche Ophthalmique) & quelques branches
de veines & d'artères.

A l'occaſion de cette fente, il eſt à propos de rapporter ici ce qu'en dit *Fabrice
d'Aquapendenté*, en parlant des playes des
yeux : » Outre ce (dit-il)leſdites playes «
paſſent quelquefois ſi avant dans l'orbi- «
te, qu'elles pénetrent juſqu'au fond ; de «
ſorte que la pointe de l'inſtrument paſ- «
ſe par cette longue fente, & entre juſ- «
ques dans la ſubſtance du cerveau. Ce «
qui eſt cauſe que ceux qui ſont ainſi bleſ- «
ſez tombent d'abord par terre : & c'eſt «
auſſi pour cela que les Maîtres en fait «
d'armes tiennent un coup porté de cette «
maniere pour un excellent coup de «
maître ; & un certain Tireur d'armes, «
François, s'en tenoit aſſûré comme d'un «
coup immanquable de ſa part.   «

Au-delà de la partie inférieure de cette fente, vers le derriere de la tête, on voit
dans le Sphénoïde un trou qui ne perce
point la baſe du crâne ; mais qui forme
en longueur une eſpece de conduit, le-

quel s’ouvre derriere l’orbite, au haut de
l’efpace qui eft entre l’apophyfe ptérygoïde & le troifiéme os de la mâchoire
fupérieure. La feconde branche de la cinquiéme paire, appellée maxillaire fupérieure, pafle par ce conduit.

Environ deux lignes au-delà de ce conduit, on remarque encore dans l’Os Sphénoïde un trou d’une figure oblongue, approchante de l’ovale, lequel eft placé au côté poftérieur de la felle du Turc. Il donne
paffage à la troifiéme branche de la cinquiéme paire, appellée maxillaire inférieure.

Derriere ce trou, fur une ligne un peu
oblique, on voit une autre ouverture prefque ronde, qui donne entrée à une branche de la carotide externe, laquelle en entrant s’attache auffitôt à la dure-mere, &
forme plufieurs ramifications, qui arrofent
toute la portion de cette membrane qui
couvre les côtez & le deffus du cerveau :
ce trou donne auffi iffuë à une petite veine
de la dure-mere.

Entre la cavité ou le finus de l’Os Sphénoïde, & la bafe de l’apophyfe ptérygoïde, il y a un trou qui eft l’embouchure
d’un conduit, qu’on appelle trou Ptéry-
goïdien. Il pafle par ce trou de l’Os Sphénoïde une branche de la carotide interne.

Au fond & au haut de la partie latérale
extérieure de l'orbite, au-dessus de l'angle
aigu de la fente qui se voit dans la partie
de la grande apophyse temporale du Sphénoïde, qui fait le fond de l'orbite, il y a
un petit trou par où passe une artère, qui
est un rameau de la branche de la carotide interne qui arrose l'œil. Cette artère se
distribuë presque à toute la portion de la
dure-mere qui couvre la partie antérieure
du cerveau.

L'Os Sphénoïde est articulé par ses parties postérieure & latérales avec les Os des
Tempes; par sa partie toute inférieure &
postérieure avec la partie inférieure des Os
Pétreux, & avec l'allongement de l'Occipital; par sa partie inférieure & antérieure avec le Coronal, l'Ethmoïde, le grand
Os de la Mâchoire, les deux Os du Palais,
& ceux de la Pommette; & par sa grande apophyse temporale avec les Pariétaux : de-sorte que cet Os s'articule avec
tous les Os du Crâne, tant propres que
communs.

Sous la selle du Sphénoïde, l'os se divise en deux lames osseuses, l'une supérieure, & l'autre inférieure, qui laissent une
cavité séparée en deux par une lame osseuse qui va de-haut-en-bas, comme nous
avons dit ci-dessus; & c'est ce qu'on nom-

me les finus du Sphénoïde. Ces finus font d'ordinaire en leur milieu partagez en deux, & quelquefois l'un eft beaucoup plus grand que l'autre. Voi. Planche I. P. & Pl. I I I. Fig. 2. L L.

Il arrive auffi que la lame offeufe qui partage ces finus, ne fe trouve pas directement au milieu, & qu'elle s'enfonce dans le finus gauche, où elle eft ouverte, & concave dans le finus droit; ce qui le rend une fois plus ample que le gauche.

Quelquefois il n'y a qu'un grand finus au milieu de cet os, qui anticipe plus fur le côté gauche, & dans lequel il n'y a qu'une ouverture au côté gauche, par laquelle ce finus communique dans la cavité gauche du nez ; tout cela dans un crâne fort épais, dont l'os du front eft fort applati, dans lequel les finus fourcilliers manquent, & dont le coronal eft divifé en deux parties par une future. J'ai des crânes où l'on peut voir tous ces finus.

Riolan dit qu'il a examiné un grand nombre de crânes, dans lefquels ces finus ne fe trouvoient pas ; & que 1°. On ne les trouve pas dans les enfans. 2°. Qu'on ne les rencontre que dans les fujets qui font parvenus à leur accroiffement parfait. 3°. Qu'on ne les trouve qu'à ceux qui ont le crâne fort épais. 4°. Qu'on ne les trou-

ve pas quand les ſinus ſourcilliers manquent. Mais ce dernier fait ne s'accorde
pas avec l'experience ; car j'ai un crâne
fort épais, où les ſinus ſourcilliers manquent ; ce qui n'empêche pas qu'il n'y
ait dans l'Os Sphénoïde une grande cavité.

Les trous de communication des ſinus de
l'Os Sphénoïde, ſe trouvent à leur partie
antérieure, immédiatement au-deſſous de
la partie poſtérieure des os ſpongieux ſupérieurs. Voi. Planche I. Q , & Pl. I I I.
Fig. I. H H. Fig. 2. M M.

Ces cavitez ou ſinuoſitez ſont tapiſſées de la même membrane qui revêt les cavitez du nez , & les os ſpongieux ; mais cette membrane eſt moins
épaiſſe dans les ſinus du Sphénoïde : l'humeur dont elle eſt enduite dans ces ſinus
eſt auſſi moins abondante, parce qu'elle
a moins de glandes & de vaiſſeaux ſanguins, qu'elle n'en a dans les cavitez du
nez.

Quant à l'uſage des ſinus Sphénoïdaux, & Frontaux, nous en parlerons en
particulier au Chapitre X I I I. de cette
I I. Partie.

Le ſecond Os commun & le dernier
du Crâne, eſt l'Os *Ethmoïde*, autrement
dit *Cribriforme*, parce qu'il eſt percé com

me un crible, de pluſieurs petits trous,
par leſquels paſſent les petites branches
de la premiere paire de nerfs du cerveau,
leſquelles ſe diſtribuent à la membrane
intérieure du Nez, qui eſt l'organe immé-
diat de l'Odorat.

Il eſt preſque de figure quarrée, plus
long que large, & il eſt enchaſſé dans
une échancrure (qui ſe trouve à la partie
inférieure, moyenne, & intérieure de l'Os
Frontal) à la partie ſupérieure du Nez,
dans laquelle il deſcend, occupant une
grande partie de ſa cavité.

Cet Os eſt compoſé de pluſieures parties. La premiere eſt celle que l'on vient
de décrire : La ſeconde eſt une apophyſe
platte, ſemblable à une crête de Coq,
appellée pour cela, *Criſta Galli*, qui eſt ſituée au milieu de cet Os au-dedans du
crâne, à la partie antérieure, qu'elle
ſemble partager en deux ſuivant ſa longueur.

La troiſiéme partie de l'Os Cribleux,
eſt une grande lame oſſeuſe & aſſez mince, qui eſt attachée par ſa partie ſupérieure au milieu de cet os. C'eſt cette lame qui conjointement avec un autre Os
qu'on appelle *Vomer*, & un cartilage, font
la cloiſon du Nez, qui le partage en deux
cavitez. C'eſt auſſi ſur cette lame, que

font

font appuyez les deux os du Nez.

Les Os Spongieux fupérieurs, qui compofent une autre partie de l'Ethmoïde ,
font ainfi appellez à caufe qu'ils ont plufieurs cellules dans leur partie intérieure.
Ils font tournez en cornet, & fituez dans
la cavité du nez , qu'ils rempliffent en partie au-deffous de l'Os Cribleux; & ils communiquent avec cette cavité par des ouvertures , tant pour donner paffage à l'air
infpiré , que pour donner iffuë aux mucofitez.

Ces Os Spongieux font revêtus d'une
membrane qu'on appelle la tunique intérieure du nez ; & c'eft à cette tunique que
fe diftribuent les ramifications des nerfs
olfactifs , qui reçoivent les impreffions des
differens corps odorans. Plus il y a de
cellules dans les Os Spongieux, plus l'o-
dorat doit être vif ; parce que plus il y
en a , plus la membrane qui les recouvre
a d'étenduë dans un petit efpace ; & par
conféquent plus les impreffions font multipliées par les particules qui exhalent
des corps odorans , qui frappent cette
membrane.

Les Os Spongieux font attachez par
leur partie antérieure à la partie fupérieure de la longue apophyfe de l'Os Maxillaire ; par leur partie latérale & poftérieu-

O

re à l'Os Cribleux ; & ils font bórnez par derriere par la partie antérieure de l'Os Sphénoïde.

Deux petits Os fort minces, fituez à la partie inférieure des orbites, font la furface extérieure des Os Spongieux. Le premier eft une lame offeufe, polie, & prefque quarrée, qu'on appelle Os *Planum*, qui eft fitué un peu plus avant dans l'orbite que l'autre. Il eft articulé par fa partie fupérieure avec l'Os Coronal ; par la partie poftérieure avec le Sphénoïde ; par fa partie inférieure avec l'Os Maxillaire ; & par fa partie antérieure avec l'autre petit Os.

Il y a dans cet Os *Planum* un petit trou, appellé Orbitaire intérieur, par lequel paffe un rameau de nerf, qui vient de la branche fupérieure & premiere de la cinquiéme paire. Quelquefois ce trou eft dans la partie inférieure du Coronàl, qui fait une partie de l'orbite. Outre ce trou il y en a encore un autre, qu'on appelle Orbitaire intérieur-poftérieur.

L'autre petit Os, qui fait auffi une partie de la furface extérieure des Os Spongieux fupérieurs, eft appellé Os *Unguis*, parce qu'il a la figure & la grandeur d'un ongle: C'eft une petite lame fort mince, comme une écaille, fituée au grand angle de l'œil, à côté de l'Os précedent. Tout le long de sa partie latérale, qui regarde le nez, il y a une gouttiere ou demi-canal, dans lequel s'enchasse une petite portion de la partie postérieure du sac lacrymal.

L'Os *Unguis* est articulé par sa partie supérieure avec le Coronal; par sa partie postérieure, en partie avec l'Os *Planum*, & en partie avec le grand Os de la Mâchoire supérieure; & par sa partie antérieure avec la longue apophyse supérieure du grand Os de la Mâchoire, qui forme une partie du Nez.

Plusieurs Anatomistes ont dit que l'Os *Unguis* étoit percé d'un trou, par lequel le superflu de la lymphe qui sert à humecter la surface du globe de l'Oeil, s'écouloit dans la cavité du Nez; mais ils ont avancé cela mal-à-propos, parce que ce prétendu trou ne se trouve point, comme on le verra dans la suite.

Dans les fistules lacrymales, causées par l'obstruction du conduit nazal, sans ulcération du sac lacrymal, ni carie de l'Os *Unguis*, on avoit coûtume autrefois de percer cet Os, pour laisser passer dans la cavité du nez le superflu de la lymphe, qui vient de l'œil par les points lacrymaux, le sac lacrymal & le conduit naral, lorfque cette lymphe ne pouvoit plus paffer par ce canal, à caufe de fon obftruction : Mais depuis que Mr. *Anel*, Chirurgien François, qui a fervi dans les Troupes Allemandes, a fçu déboucher le conduit nazal, par une injection déterfive, feringuée par les points lacrymaux, on peut éviter de fe fervir de cette pratique douloureufe.

CHAPITRE IX.

De la *Màchoire fupériéure*, & *inférieure*.

APRE'S avoir donné la defcription des os qui entrent en la compofition du Crâne, il eft à propos de paffer à celle des os qui compofent les Mâchoires, dont l'une eft fupérieure, & l'autre inférieure.

La Mâchoire fupérieure en l'homme eft courte, petite, & de figure demi-circulaire, large par en-haut, étroite par en-bas ; mais dans la plûpart des animaux elle avance fort en-dehors. Dans l'homme elle eft immobile ; mais elle eft mobile au Crocodile, au Perroquet, & à l'Oifeau nommé *Phœnicoptère* ou Flammant.

Elle est composée de onze * Os ; sçavoir cinq de chaque côté, & un au milieu, que l'on appelle impair.

Les deux premiers sont les Os du Nez, qui forment sa partie supérieure, qu'on nomme le dos du Nez : Ils sont minces & presque quarrés, plus longs que larges.

Ces os sont articulez par en-haut avec la partie inférieure & moyenne du coronal, par la suture transversale ; par les côtez ils sont joints par la longue apophyse supérieure de l'os maxillaire, qui forme les côtez supérieurs du Nez; & ils sont joints entr'eux par le moyen d'une petite suture longitudinale, qui va de-haut en-bas tout le long du Nez.

Il arrive quelquefois, par une cause extérieure & violente, que les Os du Nez viennent à se fracturer ; cette fracture est avec playe, ou sans playe, avec playe en-dedans & playe en-dehors en même tems : il est facile de connoître la fracture, si la partie n'est pas gonflée par une grande contusion ; mais elle l'est souvent. Cette fracture n'est pas ordinairement des plus fâcheuses : mais les coups & les chûtes violentes sur le Nez sont quelquefois

* La plûpart des Anatomistes en comptent treize, y ajoûtant les deux Os *Unguis*, dont il est parlé au Chapitre précédent.

bien plus dangereuses ; parce que si la lame osseuse résiste sans se fracturer, elle cause une commotion considerable au cerveau; commotion qui a occasionné la mort à plusieurs personnes, qu'on a vû périr d'abscès dans les lobes antérieurs, & d'épanchement sous la dure-mere, qui revêt intérieurement l'os coronal & l'éthmoïde.

Le troisiéme & le quatriéme Os de la Mâchoire supérieure sont les Os de la Pommette. Ce sont eux qui forment l'éminence de la joüe, & qui font une portion de la partie inférieure de l'orbite : ils ont une figure presque quarrée ; & leur partie moyenne est un peu élevée en-dehors, & enfoncée par-derriere ou du côté opposé.

Ces Os ont chacun quatre apophyses. La postérieure s'articule avec une longue apophyse de l'os temporal, pour former ensemble l'arcade nommée *Zygoma*. L'antérieure s'avançant vers le nez, va se joindre avec la partie laterale de l'apophyse de l'os maxillaire, pour former ensemble la partie inférieure de l'orbite. L'apophyse inférieure, qui est courte & ronde, se joint à la partie latérale de la même apophyse. Enfin l'apophyse supérieure montant en-haut, se joint avec la grande apophyse temporale de l'os sphénoïde, &

avec une apophyse du coronal, & forme le petit angle de l'œil. Quelquefois on remarque à la partie antérieure & postérieure des os de la pommette, un petit trou par où passent des branches de nerfs.

Le cinquiéme & le sixiéme sont les Os propres de la Mâchoire, & les plus grands, appellez Maxillaires. Ces os ont une figure fort irréguliere, & sont situez à côté des os de la pommette, vers le nez, occupant la partie inférieure de la Mâchoire supérieure. C'est à cette partie toute inférieure de chaque Os Maxillaire, qu'il y a plusieurs petites fosses, que l'on nomme les Alvéoles, dans chacun desquels est enchassé un petit os, qu'on appelle Dent.

Les Os Maxillaires, par leur partie inférieure, forment aussi la plus grande partie de la voûte du palais; & le neuviéme & dixiéme os de la Mâchoire supérieure en font la plus petite partie.

A la partie supérieure des Os Maxillaires, il y a une longue apophyse, qui forme une partie de la voûte osseuse du nez, & presque tout le grand angle de l'œil; elle se joint à une apophyse de l'os du front.

Au côté & au milieu de ces Os, vers leur partie supérieure, dans la longue apo-

physe, il y a de chaque côté une gouttiere ou demi canal, lequel joint au demi-canal creusé dans l'os *unguis*, dont
nous avons parlé au Chapitre précédent,
forment ensemble une plus grande gouttiere; mais comme la gouttiere de cette
apophyse va en s'étrécissant, elle forme
un peu plus bas un canal qu'on appelle
conduit nazal, qui se termine dans la cavité du nez: & c'est ce canal avec la gouttiere qu'on a pris pour le trou de l'os *un-*
guis; mais sans aucun fondement.

La membrane qui rêvet intérieurement
ce canal, & qui forme le sac lacrymal situé dans la gouttiere, & les points lacrymaux, qui font l'entrée de deux petits
conduits situez près du grand angle de
l'œil sur l'extrémité intérieure des bords de
chaque paupiére; cette membrane, dis je,
n'est autre chose qu'une extension ou
continuation de celle qui tapisse intérieurement la cavité du nez. C'est par
le conduit nazal que coule dans la cavité du nez, le superflu de la lymphe qui
sert à humecter la surface du globe de
l'œil.

A la racine de la longue apophyse, il
y a un trou ovale, qui est situé immédiatement sous l'orbite, & à l'extrémité d'un
conduit qu'on trouve à la partie supérieure

de

de l'os maxillaire , & à l'inférieure de l'orbite. C'est par ce conduit que passe un rameau de nerf de la seconde branche de la cinquiéme paire , accompagné de quelques vaisseaux sanguins , qui se divisant en plusieurs rameaux, vont ensemble ramper sur toute la superficie de l'os maxillaire , pour entrer, en se recourbant , dans tous les alvéoles où sont logées les dents supérieures , & fournir un rameau à chaque dent. Ce nerf se distribuë aussi à plusieurs parties de la face.

Immédiatement au-dessous de ce trou ou de l'extrémité de ce conduit , il y a un enfoncement qu'on appelle la fosse de l'os maxillaire.

Il y a quelques trous dans ces os , derriere les dents molaires postérieures , lesquels donnent entrée aux vaisseaux & aux nerfs qui vont aux sinus maxillaires.

A l'union des deux os maxillaires, entre les deux dents incisives du milieu , à l'entrée du palais , il y a un trou dans le fond duquel on rencontre deux autres petits trous qui vont s'ouvrir dans les cavitez du nez. C'est par ces trous , qu'on appelle *incisifs* , qu'une partie de la lymphe qui se décharge par le conduit nazal dans les cavitez du nez , passe sur le devant dans la bouche , pendant qu'une

P

autre partie peut passer par-dessus le palais vers son fond ou sa partie postérieure. Quand on seringue quelque liqueur dans ces trous ou conduits, du côté du nez, on voit rejaillir la liqueur du côté opposé; comme je l'ai vû faire par Mr. *Du Verney.*

Mr. *Heister*, dans son Abregé d'Anatomie, pag. 125. dit que les trous *incisifs*, qui se trouvent immédiatement derriere les dents incisives, au milieu de la mâchoire supérieure, sont ouverts dans le squelète; mais qu'ils ne le sont pas dans les corps vivans, ni dans les cadavres, où ils sont bouchez par des membranes; & qu'ainsi l'usage qu'on leur donne, qui est de livrer passage à une partie des mucositez du nez dans la bouche, n'a point lieu. J'ai pourtant écrit le contraire dans l'Edition Flamande de mon Traité d'Ostéologie, que je donnai au Public il y a plusieurs années, & je répète encore ici la même chose. Mr. *Heister* m'a fait l'honneur de parler avantageusement de quelques figures qui sont insérées dans ce Traité, comme on le peut voir dans la Préface de son Livre, pag. 26. Si cet Anatomiste s'étoit servi de l'expérience que j'ai marquée en cet endroit, pag. 105. de la premiere Edition, il auroit été convaincu eu du contraire de ce qu'il a avancé. D'ailleurs ce que j'ai dit là-deſſus eſt conforme aux expériences des trois plus célèbres Anatomiſtes de l'Europe, ſçavoir, Meſſieurs *Ruyſch*, *Du Verney*, & *Winſlow*, qui m'ont aſſûré de vive voix que leur ſentiment étoit, que les trous ou conduits inciſifs ſont également ouverts pendant la vie & dans les cadavres, pour laiſſer paſſer dans la bouche, tant le réſidu des larmes, que la portion la plus ſubtile des mucoſitez du nez.

Les deux Os Maxillaires joints enſemble, forment une longue rainure dans la partie inférieure des cavitez du nez ; le long de laquelle eſt enchaſſée la partie tranchante inférieure & longitudinale du *vomer*, lequel fait une partie de la cloiſon du nez : Il ſera parlé dans la ſuite de cet os.

Ces Os ſont articulez par leurs apophyſes longues & ſupérieures, à la partie inférieure & preſque moyenne de l'os du front, aux os propres du nez, & à l'os *unguis*, du côté qu'il eſt creuſé en demi-canal; par leurs apophyſes latérales, ils ſont articulez à la partie antérieure de l'os de la pommette ; par leur partie ſupérieure, dans l'orbite, avec l'os *planum*; par leur partie poſtérieure & inférieure, avec les apophyſes ptérygoïdes & les deux os du palais : Enfin ils font joints enfemble tous deux, comme on a dit ci-deffus.

Dans toute l'épaiffeur de chaque grand Os de la Mâchoire, il y a un finus fort ample, qui eft le plus grand de tous ceux qui fe trouvent dans les os de la tête. Ces deux cavitez s'appellent Sinus Maxillaires, & font fituées au-deffus des dents molaires. Elles s'étendent depuis le fond des alvéoles, jufqu'à la partie inférieure des orbites. Voy. Planche II. LL, J'ai un de ces os du côté droit, dans lequel le finus eft partagé vers fon milieu, formant une cavité antérieure & poftérieure, au moyen d'une lame offeufe, qui va de-haut en-bas,

Ces grandes cavitez font quelquefois partagées en d'autres petites, ou en cellules féparées les unes des autres par de petites cloifons offeufes, & fort minces.

Les trous de communication des Os Maxillaires font à la partie latérale intérieure, immédiatement au-deffus des os fpongieux inférieurs, c'eft-à-dire, entre les os fpongieux inférieurs & les fupérieurs. Il y en a même quelquefois plus d'un. Voy. Planche I, T.

Ces cavitez font tapiffées de la même membrane, mais moins épaiffe, que celle qui revêt les cavitez du nez à l'humeur dont elle est enduite dans ces sinus est moins abondante, parce qu'elle a moins de glandes & moins de vaisseaux sanguins, qu'elle n'en a dans les cavitez du nez.

Un Chirurgien de Paris, bien entendu dans son Art, m'a dit autrefois avoir vû un polype, qui avoit son attache à la membrane pituïtaire, qui revêt la cavité de l'os maxillaire, & qu'il s'étoit prolongé au-dehors, par le trou de communication, dans la cavité du nez; ce qu'il avoit observé après la mort du malade, par l'ouverture qu'il fit de la tête. La même chose pourroit bien arriver à la portion de cette membrane qui revêt les autres cavitez.

Pour ce qui est de l'usage de ces cavitez, & de celles qui se trouvent dans l'os du front, & dans l'os sphénoïde, nous en parlerons au Chapitre XIII. de cette II. Partie.

Le septiéme & le huitiéme Os de la Mâchoire supérieure, se nomment les Os Spongieux inférieurs. Ce sont deux petits os fort minces, & tournez en cornet : ils sont situez, un de chaque côté, à la partie inférieure des cavitez du nez; & ils sont attachez par leur partie supérieure à une éminence des os maxillaires. Leur usage est le même que celui des Os Spon-

gieux supérieurs, dont nous avons parlé au
Chapitre précédent.

Au-dessous de ces deux petits os, on
trouve de chaque côté une ouverture,
qui est l'extrémité du conduit nazal ; &
quoiqu'elle soit couverte par l'os spongieux inférieur, on la découvre en in-
troduisant un stilet dans la gouttiere de ce
conduit, au grand angle de l'œil, & le
stilet sort au-dessous de l'os.

Le neuviéme & le dixiéme Os sont ceux
qu'on appelle ordinairement les Os du
Palais. Leur figure n'est pas quarrée, comme disent ceux qui n'ont vû que leur partie inférieure, qu'on appelle palatine, &
dont ils ont pris occasion de les nommer
Os du Palais.

La figure de ces Os est fort inégale ;
courbée, crochuë, pointuë, & creusée
différemment, quoique d'un petit volume.

M^r. *Winslow*, célèbre Anatomiste de
l'Académie Royale des Sciences, est le
premier qui ait donné une description
exacte de ces Os, dans un Mémoire de
cette Académie.

On peut diviser chacun de ces Os en
quatre parties ; sçavoir deux inférieures,
(dont l'une est antérieure, & l'autre postérieure) une moyenne, & une supérieu-

te. La premiere se nomme *palatine*, la seconde *prérygoïdienne*, la troisiéme *nazale*, & la quatriéme *orbitaire*.

La partie inférieure antérieure, ou *palatine*, acheve la voûte du Palais, & le fond de la fosse nazale; elle a au côté interne un bord élevé & tranchant, qui joint à celui de son pareil, forme une rainure, pour soûtenir une portion du *Vomer*. On peut regarder cette partie comme le corps de l'os, & les autres comme ses apophyses.

La partie inférieure postérieure, ou *prérygoïdienne*, est pointuë, & creusée de côté & d'autre pour se joindre à l'apophyse prérygoïdienne, dont elle acheve la composition; elle est extérieurement inégale, pour s'engréner avec l'os maxillaire.

La partie moyenne, ou *nazale*, a deux faces; une intérieure un peu concave, égale, & distinguée de la partie *palatine* par une éminence transversale, qui sert à soûtenir les lames ou cornets inférieurs du nez. On remarque dans sa face extérieure un plan particulier, qui recouvre en partie le sinus maxillaire. On y observe encore une portion de canal, qui jointe à une pareille portion de l'os maxillaire, forme un canal entier pour le passage d'une branche du nerf maxillaire supérieur ; ce canal ſe termine dans la voûte du Palais, par un orifice qu'on appelle *trou palatin.* Cette branche de Nerf, qu'on appelle *guſtatif*, va ſe diſtribuer dans la membrane qui tapiſſe le Palais. Bien ſouvent près de ce trou on rencontre encore un ou deux autres petits trous, par leſquels paſſent quelques vaiſſeaux ſanguins.

La partie ſupérieure, ou *orbitaire*, eſt diſtinguée de la partie *nazale* par une échancrure conſiderable, laquelle avec l'os ſphénoïde, rarement ſeule, forme une ouverture qu'on peut appeller *trou palatin ſphénoïdal*, ou *ptérygo-palatin.* Cette partie a deux faces, & trois cavitez ; une petite face ſupérieure, qui forme le fond de l'orbite ; une face poſtérieure, qui finit la fente maxillaire ; une cavité antérieure, qui ſe joint aux cellules de l'os éthmoïde ; une poſtérieure, qui répond au ſinus ſphénoïdal ; une latérale extérieure, qui recouvre une partie de l'ouverture du ſinus maxillaire. Ces cavitez ſont tantôt ſimples, tantôt compoſées dans differens ſujets.

Les Os du Palais ſe carient aiſément dans les perſonnes attaquées de la vérole : quand cela arrive, la partie cariée venant à ſe ſéparer, l'air qui devroit paſſer par la bouche, s'échappe par le trou de

la carie ; ce qui cause un nazillement fort
désagréable. Pour remédier à cet incon-
venient, *Amatus Lusitanus* a inventé un
petit instrument, qui est une lame d'ar-
gent, au milieu de laquelle il y a un
trou, par lequel on fait passer un petit morceau d'éponge bien attaché à cette lame, que l'on introduit ensuite dans
l'ouverture du palais ; de sorte que l'é-
ponge venant à se gonfler par l'humidité,
la petite lame s'attache si fortement au
palais, & bouche si exactement l'ouverture, qu'on a de la peine à la détacher. *

Comme les quatre derniers Os, deux
de chaque côté de la mâchoire supérieure,
forment le palais ou la voûte de la bouche, ils forment aussi les parties latérales
des cavitez du nez, par où l'air passe des
narines vers le fond de la bouche, & de-là
aux poûmons. Ces cavitez sont divisées au
milieu par le *Vomer*, qui est l'Os impair,
& le dernier de la Mâchoire supérieure.

Cet Os est une lame osseuse située à
la partie inférieure & postérieure de la
cavité du nez, qu'il divise en cet endroit

---

* Le Sieur *Fauchard*, Chirurgien-Dentiste,
dans un Livre qu'il a depuis peu mis au jour,
a fait représenter plusieurs sortes d'Obturateurs,
de son invention, qu'il prétend être encore d'un
meilleur usage.

en deux foſſes ou cavitez égales. Il a été nommé *Vomer*, parce qu'il reſſemble au ſoc d'une charruë.

On obſerve encore à la partie poſtérieure de cet Os, une profonde & longue foſſe ; c'eſt dans cette foſſe que s'articule une apophyſe pointuë, qui eſt ſituée au milieu de l'os ſphénoïde entre les deux apophyſes ptérygoïdes.

Le long de la partie ſupérieure du *Vomer*, il y a une profonde rainure formée par deux fines lames oſſeuſes. C'eſt dans cette rainure que la grande lame de l'os cribleux, qui fait la principale cloiſon du nez, eſt enchaſſée par ſon échancrure inférieure & poſtérieure. C'eſt cette lame qui jointe avec le *Vomer* & le cartilage, forme enſemble la cloiſon entiere du Nez.

Toute la longueur inférieure du *Vomer* eſt une lame tranchante & fort mince : c'eſt cette partie du *Vomer*, laquelle s'articule dans toute la longueur d'une longue rainure ſituée ſur la voûte du palais, qui fait intérieurement la baſe du Nez.

Cette longue rainure eſt formée de la rencontre des deux os maxillaires, & de la rencontre des deux os du palais. Cette rainure commence dans le Nez, tout auprès des trous inciſifs, & va finir poſtérieurement entre les deux apophyſes ptérygoïdes.

Au reſté, le *Vomer* eſt articulé au milieu de l'Os Sphénoïde ; par ſa partie ſupérieure avec la lame de l'Ethmoïde ; & par ſa partie inférieure avec les deux Os du Palais, & les deux Maxillaires.

Les quatre premiers Os de la Mâchoire ſupérieure ſont articulez par ſuture, & non par harmonie, comme les Anciens l'ont penſé. Car ſi l'on démonte ces Os, on trouve, comme nous l'avons déja dit ailleurs, de petites dentelures qui en font la jonction en forme de ſuture.

Il reſte encore à parler de la cavité de l'Orbite, qui eſt formée par la rencontre de ſept Os : Le premier eſt le Frontal, qui en compoſe la partie ſupérieure : Le ſecond, qui eſt ſitué au fond de cette cavité, partie externe, eſt la grande apophyſe temporale de l'Os Sphénoïde : Le troiſiéme eſt l'Os de la Pommette, qui forme le petit angle de l'œil & la moitié de la partie inférieure de l'Orbite : Le quatriéme eſt l'Os Maxillaire, qui forme l'autre moitié de la partie inférieure : Le cinquiéme eſt l'Os *Unguis*, qui forme le grand angle de l'œil : Le ſixiéme eſt l'Os *Planum*, qui forme la partie intérieure de l'Orbite derriere l'Os *Unguis* : Et le ſeptiéme eſt une petite portion de l'Os du Palais, qui fait la partie inférieure &

la plus reculée du fond de l'Orbite.

Venons maintenant à la description de la Mâchoire inférieure. Entre tous les animaux, l'homme est le seul qui a la Mâchoire inférieure courte & fort petite, à proportion de la grandeur de son corps, & c'est en sa figure demi-circulaire que consiste la beauté de la face ; au lieu qu'en presque tous les autres animaux cette partie est fort allongée.

Dans le fœtus, elle peut se séparer en deux parties vers le menton, où il y a un cartilage assez épais, qui s'ossifie peu-à-peu, de telle sorte que ces deux os n'en font plus qu'un.

La Mâchoire inférieure est convexe & polie en-dehors, concave & inégale en-dedans, aussi-bien qu'au milieu de sa partie la plus avancée ou à sa symphyse, qu'on appelle le Menton, à laquelle s'attachent les deux muscles qu'on nomme *digastriques*, qui sont un de chaque côté.

Autour de la partie supérieure de la Mâchoire inférieure, il y a plusieurs fossettes dans lesquelles sont enchassées les Dents, qui sont de grosseur & de figure différente, de la même maniere qu'à la partie inférieure de la Mâchoire supérieure.

La circonférence inférieure de cet os se

nomme la bafe, & les bords en font appellez les lèvres, l'une intérieure, & l'autre extérieure. Les extrémitez de la bafe,
ou la partie poftérieure & inférieure, s'appellent les angles ; & la Mâchoire inférieure eft plus applatie en cet endroit,
que vers le devant, & au milieu, qui
eft le menton, où l'os eft plus gros.

A la partie poftérieure & fupérieure,
au-deffus de l'angle, il y a deux longues
apophyfes, dont l'antérieure, qui eft un
peu pointuë, s'appelle *Coronoïde*, à laquelle s'attache le gros tendon du mufcle
Crotaphïte ; d'où vient que la diflocation
de la Mâchoire inférieure eft très-dange-
reufe, fi la réduction n'eft pas faite promptement, à caufe des accidens qui en peuvent
arriver, comme font la convulfion, la fiévre,
le délire ; parce que le mufcle Crotaphite
étant alors dans une tenfion extraordinaire, la violence qu'il fouffre peut en
fort peu de tems fe communiquer au Cerveau, dont il reçoit des nerfs de fort
près.

L'apophyfe poftérieure, qui a une tête
fituée fur un petit cou, eft appellée *Con-
dyloide* : Elle eft ordinairement un peu
plus longue que l'antérieure, & couverte
d'un cartilage.

On a toûjours cru quatres têtes, une

de chaque côté, étoient articulées avec l'os temporal dans une cavité ou fosse de cet os. Il y a quelques années que feu M^r. *Rau*, célèbre Professeur en Anatomie & en Chirurgie dans l'Académie de Leyden, prétendoit avoir découvert que les susdites têtes n'étoient pas articulées dans ces cavitez ou fosses de l'os temporal; disant qu'elles étoient jointes immédiatement au-devant de cet os dans une cavité fort superficielle. Mais M^r. *Albinus*, qui a succedé à M^r. *Rau* dans la même Académie, m'a fait voir, étant chez lui en 1725. qu'il avoit découvert que ces têtes de la Mâchoire étoient effectivement articulées dans ces fosses ou cavitez de l'os des tempes, comme il l'a montré lui-même dans son Ostéologie, qu'il a publiée en 1726. en langue latine, & qu'il m'a fait l'honneur de m'envoyer.

Quand on pousse la Mâchoire inférieure vers le devant, en-sorte que les dents inférieures surpassent les supérieures, les deux apophyses condyloïdes sortent de ces fosses, & se glissent dans une cavité superficielle, située sur une éminence immédiatement au-devant de ces fosses. Si cette articulation particuliere n'eût pas été construite de cette maniére, il nous auroit été impossible d'éxécuter tous les mouvemens differens que nous faisons avec la Mâchoire inférieure.

Dans cette articulation il y a un petit cartilage mobile, qui par sa circonférence s'attache au ligament annulaire, dont il est environné, & sert à faciliter le mouvement de la Mâchoire. On y observe aussi de petites glandes, qui filtrent de la masse du sang, une humeur glaireuse, pour rendre glissans les cartilages de l'articulation.

Au-dessus de l'angle de la Mâchoire intérieurement, il y a un grand trou de chaque côté, qui est l'entrée du canal situé dans l'épaisseur de l'os sous les dents molaires. C'est par ces trous, & tout au long de ce canal, que passe un rameau de nerf de la troisiéme branche de la cinquiéme paire, une branche de veine de la jugulaire, & une d'artère de la carotide externe; le tout enfermé dans une membrane commune. Toutes ces branches, en chemin faisant, jettent plusieurs petits filets à chaque Dent, qui leur donnent la nourriture & le sentiment. Le reste de ces vaisseaux qui n'y est point employé, sort par deux autres trous plus petits, situez à un pouce de la symphyse du menton, & se distribue aux lèvres, à leurs muscles, & à la peau.

Outre ce trou ou canal, il y en a prefque toûjours encore un autre, par où paffe une branche de nerf qui va fe diftri-
buer au mufcle mylo-hyoïdien, à la glande fublinguale, & à la luette : quelquefois,
ce n'eft qu'une rainure.

L'ufage des Mâchoires eft 1°. de fervir
de bafe & de fondement à la plûpart des
parties de la Face. 2°. De fournir des alvé-
les aux Dents, dont les inférieures, par l'action des mufcles de la Mâchoire inférieure, font portées contre les fupérieures, pour couper & mâcher les alimens.
3°. La Mâchoire inférieure, par fon mouvement, fert à déterminer l'air à former de
certains tons de voix, & à l'articulation
des paroles difficiles à prononcer.

J'ai vû un crâne auquel l'articulation
de la Mâchoire inférieure, étoit offifiée
d'un côté ; de-forte qu'elle ne pouvoit
avoir aucun mouvement. *Euftachius, Co-
lumbus, & Volcherus* rapportent avoir vû
des crânes femblables.

En l'année 1714. une fille agée de 18.
ans vint chez un de més amis, avec fa
mâchoire inférieure qui s'étoit difloquée
feulement d'un côté, en ouvrant trop
la bouche. Comme cela lui étoit arrivé à
la Campagne, le Barbier du Lieu ne con-
noiffant rien à fa maladie, elle fut obligée

gée de venir à la Ville, & se rendit chez
un de mes amis, où je fus appellé pour
la voir; elle ne pouvoit parler, fermer la
bouche, ni rien avaler: Mais comme j'eus
d'abord connu le mal, je fis tenir fi tête fermement appuyée; après quoi je mis
mes deux pouces dans la bouche & mes
autres doigts sur la base de la mâchoire,
& en appuyant fort sur les grosses dents
molaires avec mes deux pouces, & tirant
avec mes autres doigts la mâchoire en-
bas & en-devant, puis la pouffant en-
arriere & en-haut, je la réduifis avec affez de facilité.

Plus une diflocation est récente, plus
la réduction en est facile; mais fur-tout
celle de la Mâchoire, qui, quoique facile
tant à se difloquer qu'à se réduire, est
une des plus fâcheufes de toutes celles
qui peuvent arriver, parce qu'aucune des
autres n'empêche de boire ni de manger;
au lieu que celle-ci met le blefsé dans
l'impuifsance de faire ces deux actions fi
néceffaires: Ce qui fait voir la néceffité
qu'il y a de la réduire au plûtôt; chofe
qui n'est pas trop aifée quand la réduction a été differée d'un jour à l'autre;
car *Hippocrate* dit que fi l'on ne remet
promptement la Mâchoire difloquée, il
arrive une groffe fievre, affoupiffement,

Q

inflammation, convulsions, vomissement de matiere bilieuse, & la mort même le dixiéme jour. Il n'est pas impossible que cela n'arrive dans les violentes luxations, par le grand tiraillement & la forte extension du nerf qui remplit le canal de la mâchoire, & qui est un des gros rameaux de la cinquiéme paire, qui est fort près de son origine. Ainsi la facilité ou la difficulté à réduire cette luxation, dépend uniquement du tems qu'il y a que l'on a differé à la réduire.

CHAPITRE X.

Des Dents.

APRE's avoir parlé au Chapitre II. de la I. Partie, de la formation, sortie, & renouvellement des Dents dans les enfans, il est à propos d'examiner ce qui arrive à ces os dans les adultes.

Toutes les Dents des adultes sont arrangées le long des deux mâchoires, les unes auprès des autres jusques sous le zygoma, par rapport aux supérieures ; & jusques vers l'apophyse *coronoide*, pour les inférieures. Elles y sont toutes articulées par gomphose, & affermies dans leurs alvéoles par les gencives, qui ne

font autre chofe que des replis du périofte,
de la membrane intérieure de la bouche,
& de quelques ligamens membraneux,
parfemez de petites glandes qui filtrent
une lymphe femblable à la falive.

. Les alvéoles font divifez en autant de
loges que chaque dent a de racines. L'intervalle de ces loges eft occupé par une
fubftance offeufe & fpongieufe. Comme
cette fubftance eft flexible & cède aifément, cette flexibilité empêche que les
dents ne fe rompent dans les grandes com-
preffions.

Il arrive fouvent à ceux qui ont des
dents gâtées, de petits abfcès aux gencives, que l'on eft obligé d'ouvrir avec la
pointe de la lancette quand on y apperçoit un peu de matiere fuppurée ; & quelquefois quand la carie de la dent a paffé
jufqu'à l'extrémité de fa racine, non-feu-
leument l'alvéole, mais l'os même de la
mâchoire inférieure fe trouve altéré jufqu'à fa bafe, où il fe forme un abfcès, qui
refte fiftuleux, à moins que l'on ne faffe
arracher la dent qui a été la fource du mal.

Avant que d'arracher une dent, il faut
la féparer de la gencive avec un petit inftrument, qui a un tranchant un peu mouf-
fe à fon extrémité, que l'on appelle Dé-
chauffoir : Or un accident qui eft à crain-

dre de cet arrachement , c'eſt que l'on ne déchire une artériole , qui cauſeroit une fâcheuſe hémorrhagie, ſi l'on n'arrê-, toit le ſang , en rempliſſant l'alvéole avec du cotton imbibé d'eau ſtyptique , ou en introduiſant un petit bouton de vitriol, puis appliquant par-deſſus un petit corps ſolide aſſez épais , appuyé par la dent oppoſée , & en exhortant le malade à tenir pendant quelque tems ſes mâchoires ſerrées l'une contre l'autre.

Les Gencives ſont auſſi ſujettes à des ulcères ſcorbutiques , qui y cauſent des gonflemens & des excroiſſances , qu'il faut détruire en les coupant, & en y appliquant enſuite les lotions les plus déterſives & ſpiritueuſes , pour s'oppoſer à la putréfaction , qui conſumant la chair des gencives , occaſionne la chûte des dents. Elles ſont auſſi quelquefois attaquées d'ulcères carcinomateux abſolument indomptables, comme je l'ai vû plus d'une fois.

Le nombre des Dents eſt ordinairement de 14. 15. ou 16. à chaque mâchoire. On a vû des ſujets qui avoient 33. dents bien arrangées, chacune placée dans ſon alvéole particulier; mais il faut remarquer que la Dent qui excède le nombre de 32. doit être regardée comme ſurnuméraire, qu'elle vient pour l'ordinaire

entre les deux grandes *incisives*, à la mâchoire supérieure, & que pour lors ce
sont les *incisives* qui sont multipliées.

Les Dents de devant sont appellées *incisives*, parce qu'elles sont les plus minces & les plus tranchantes. Après ces premieres, situées au-devant de la bouche,
sont celles qu'on nomme *canines*, qui étant
pointuës, servent à briser les corps durs
& solides. Les troisiémes, qui vont de-
devant en-arriere, sont les *molaires*, ainsi nommées, parce qu'étant plus grosses
& plus larges que les autres, elles sont
comme autant de meules qui servent à
moudre les alimens les plus solides.

Chaque Dent est composée de deux
parties, qui sont leur corps, & leurs racines. Le corps de la Dent est blanc, dur,
poli, & s'éleve au-dessus de la gencive :
& ses racines, plus ou moins multipliées,
sont enfermées dans l'alvéole de la mâchoire, où elles sont implantées en maniere de clou.

Au sujet de la partie extérieure du corps de
la Dent, Messieurs de l'Académie Royale des Sciences prétendent que c'est une
matiere toute differente de celle des autres
os; ils l'appellent *l'email* de la Dent, qui
est plus blanc, plus dur & plus poli que
la substance ordinaire des autres os, qui a

à peine un tiers de ligne d'épaisseur, qui peut résister à l'air sans se corrompre, & qui est composé d'une infinité de fibres attachées à la racine, laquelle est véritablement osseuse, & composée de lames osseuses, de-même que les autres os, & se trouve revêtuë d'un périoste très-sensible.

Un os découvert ne peut ordinairement souffrir l'impression de l'air, sans se corrompre, il auroit donc fallu revêtir le corps de la Dent comme les autres os ; mais d'un autre côté, un périoste nous auroit exposé à de vives douleurs ; ainsi il nous auroit été impossible de nous servir des dents. Pour prévenir cet inconvénient, la nature les a entourées d'un émail très-dur, & cette espece de vernis est composé de fibres parallèles, ou de vaisseaux, qui reçoivent une matiere laquelle devient d'une dureté égale à celle des corps les plus durs.

Quoique l'émail de la Dent vienne à être usé, il n'arrive pas toûjours que la dent périsse pour cela : car on voit des dents tronquées à moitié, & par conséquent dépourvûes de leur émail, se maintenir dans cet état sans carie, & sans douleur pendant plusieurs années.

La seconde partie des Dents, qui est leurs racines, est cachée dans les alvéoles ; Les racines sont differentes dans les trois sortes de Dents, qui sont les Incisives, les Canines, & les Molaires.

Les Dents Incisives sont au nombre de huit, quatre à chaque mâchoire, situées à la partie antérieure, & au milieu des autres. Elles sont plattes, tranchantes, un peu convexes par-dehors, concaves par-dedans, & plantées dans les alvéoles par des racines simples qui se terminent en pointe. Elles sont applatties par les côtez, & posées à côté les unes des autres, & elles se reçoivent réciproquement par leur surface platte. On observe que les racines de ces dents incisives, sont courbées à leur extrémité en forme de crochet; en-sorte que l'on ne peut arracher ces sortes de dents, sans enlever une portion de l'alvéole. Les Incisives ne sont pas si grosses que les autres dents; mais quelquefois il n'y en a que deux à chaque mâchoire, qui occupent la place des quatre. Les deux incisives du milieu de la mâchoire supérieure sont toûjours plus larges, & ordinairement plus longues que les incisives latérales, & que toutes les autres incisives. Les latérales sont plus larges que les quatre incisives de la mâchoire inférieure. Il arrive quelquefois que les dents incisives ont deux racines séparées dans toute leur longueur, ou seulement à leur extrémité

Les Dents qu'on nomme Canines font au nombre de quatre, sçavoir deux à-chaque mâchoire. Elles font fituées à côté des Incifives, tant à la mâchoire fupérieure, qu'à l'inférieure ; elles font épaiffes, rondes, & mouffes par leur extrémité, & emboitées dans leurs alvéoles par des racines fimples, comme les Incifives. Celles qui fe trouvent à la mâchoire fupérieure font plus longues que toutes les autres. Les deux d'en-haut font nommées Oeilleres, parce qu'elles font au-deffous de l'Oeil. On croit communément qu'en arrachant ces Dents, on peut caufer une inflammation à l'œil, à caufe de la communication qu'on prétend qu'il y a entre l'œil & ces dents, au moyen d'un petit nerf de la cinquiéme paire ; ce qui eft contraire à l'éxpérience : Mais il arrive quelquefois que la racine de ces dents eft offifiée avec la mâchoire, & qu'en les arrachant on emporte une portion de cet os ; & cette violence peut occafionner un dépot. Il arrive, mais rarement, que les Dents Canines ont deux ou trois racines.

J'ai vû à Leyde, chez M^r. *Albinus*, Profeffeur en Anatomie & en Chirurgie, le crâne d'un adulte, où les deux dents canines de la mâchoire fupérieure, qui n'étoient pas encore forties de leurs

alvéoles,

alvéoles, avoient leur bafe en-haut &
leur racine en-bas.

Il y a vingt autres dents qu'on appelle Molaires, fcavoir dix à chaque mâchoire, qui font cinq de chaque côté.
Elles font plus groffes que les précédentes, larges, plattes, & fort inégales à leur
furface fupérieure; leur corps eft d'une figure prefque quarrée, & elles occupent la
partie poftérieure des mâchoires après les
Canines. On les divife en petites & en
groffes Molaires; foit par rapport à ce
que les deux premieres font moins groffes dans les adultes que leurs voifines de
la même efpece, & moins garnies d'éminences à l'extrémité de leur corps; foit
parce qu'elles ont moins de racines que
celles qui leur font poftérieures. Il y en a
quelquefois plus dans l'une des mâchoires que dans l'autre, à caufe qu'il n'y en
a quelquefois que d'un côté, qui fortent
dans un âge fort avancé; c'eft pour cela
qu'on les appelle Dents de Sageffe.

Les Dents Molaires qui font auprès des
Canines, font ordinairement plus petites
que celles qui en font plus éloignées: &
elles reffemblent tellement aux Canines,
qu'il eft fouvent affez difficile de déterminer à quelle efpece elles appartiennent;
ce qui eft caufe que le nombre des Dents

R

Canines varie dans quelques Auteurs. Les Dents Molaires qui font auprès des Canines ou petites Molaires, n'ont ordinairement qu'une racine; & on en a vû même de plus éloignées qui n'en avoient pas davantage: Il arrive néanmoins quelquefois que les petites Molaires ont deux racines féparées dans toute leur longueur, ou feulement à leur extrémité: on remarque que ces racines fe recourbent tantôt en-dedans, tantôt en-dehors.

Les Dents Molaires qui font les plus groffes, & fituées plus en arriere, ont pour le moins deux racines à la mâchoire inférieure, & même trois: celles d'en-haut en ont toûjours trois, & quelquefois quatre, & même cinq; de-forte qu'elles tiennent plus fortement, parce qu'elles font fufpenduës; au lieu que celles d'en-bas en ont moins, à caufe que leur affiette eft plus ftable, étant appuyées fur la mâchoire inférieure: Il arrive néanmoins quelquefois que les Dents Molaires d'en-bas font pourvûës de quatre racines; ainfi l'on ne peut guéres compter fur le plus ou fur le moins à cet égard.

Il y a des Dents Molaires dont les racines fe touchent par la pointe, & font fort écartées par la bafe auprès du corps de la dent: ce font ces dents qu'on

doit appeller dents barrées, & qui font
dangereufes à arracher ; parce que l'os de
la mâchoire étant encore tendre, & dans
fon accroiffement, il entre dans l'efpace
des racines ; en-forte qu'il eft impoffible
d'arracher la dent, fans emporter de l'os
de la mâchoire ce qui fe trouve embar-
raffé entre fes racines.

Il y a encore des Dents Molaires à trois
racines, qui font fort écartées l'une de
l'autre vers la bafe, & qui s'approchent en
montant vers le corps de la dent. Ces fortes de dents font difficiles à arracher ; parce
que cela ne fe peut faire fans rompre l'alvéole, par le grand écartement qu'on y
fait & que pour raprocher cet écartement, il faut preffer la gencive entre les
doigts, lorfque la dent eft arrachée.

On voit auffi de ces fortes de Dents,
dont les racines font recourbées par leur
extrémité en forme de crochet ; & ces
dents ne fe peuvent arracher fans interef-
fer l'os de la mâchoire, parce que ce petit
crochet entre dans une petite cavité, qu'il
faut rompre pour faire fortir la dent de
fon alvéole : & quand cela fe rencontre à
une des Dents Molaires, ou des Canines
de la mâchoire fupérieure, l'alvéole ne
peut pas quelquefois fe recoller, & il y
refte une ouverture ; pour lors on peut in-

troduire un ſtilet dans la cavité de l'os maxillaire juſques vers l'orbite. Voici ſur ce
ſujet une obſervation d'*Higmorus :*

>> Une Dame (dit-il) avoit été incom-
>> modée pendant pluſieurs années de flu-
>> xions ſur les Dents , qui lui en avoient
>> fait perdre la plus grande partie , que
>> leur carie l'avoit contrainte de faire ar-
>> racher. La douleur néanmoins perſiſtant
>> toûjours, elle ſe fit enfin arracher la Dent
>> Canine gauche de la mâchoire ſupérieure,
>> avec laquelle une portion de la mâchoi-
>> re fut emportée ; de-ſorte qu'il y avoit
>> un libre paſſage dans le ſinus de l'os
>> maxillaire, d'où il découloit ſans ceſſe
>> une humeur ſéreuſe : & cette Dame vou-
>> lant en découvrir l'origine , elle intro-
>> duiſit un ſtilet d'argent dans la cavité,
>> d'où l'on avoit tiré la dent , lequel en-
>> tra juſques vers l'orbite ; ce qui l'éton-
>> na fort : elle prit enſuite une petite plu-
>> me dont elle avoit ôté les barbes , &
>> la pouſſa preſque toute entiere dans le
>> ſinus , quoiqu'elle eût plus de ſix tra-
>> vers de doigt de longueur ; ce qui l'é-
>> pouvanta au dernier point, croyant l'a-
>> voir portée juſques dans la ſubſtance du
>> cerveau. Cette Dame m'ayant deman-
>> dé conſeil là-deſſus , lorſque j'eus réflé-
« chi ſur toutes les circonſtances de ce

fait, je reconnus que le corps de la plu- «
me avoit tourné en spirale dans le sinus, «
& après lui avoir fait voir l'étenduë de «
ce sinus sur un os maxillaire, que je pré- «
parai exprès, elle se tranquillisa, & a «
depuis souffert cet écoulement avec pa- «
tience.

Toutes les Dents ont non - seulement
leurs racines creuses ; mais dans les plus
grosses il y a une cavité assez considerable
au bas du corps de la dent, qui est revêtuë d'une membrane à laquelle le nerf &
les vaisseaux se distribuent. Cette cavité
est plus ample dans les racines des Dents
des jeunes sujets, que dans celles des
vieux. C'est dans cette cavité que s'épanche quelquefois une sérosité âcre, qui ronge & gâte la Dent, & y cause une si vive douleur, qu'on est alors obligé de se
la faire arracher.

Les trous qui sont à l'extrémité des
racines des Dents, sont fort petits. Quelquefois le trou se trouve bouché aux adultes ; de-sorte que bien que la dent se gâte, on n'en ressent aucune douleur, à cause que l'extrémité du nerf contenu dans
la racine, souffre une pression totale ; ce
qui fait qu'il n'a plus de communication avec son principe, & qu'il est par
conséquent privé de tout sentiment :

R iij

Quand les vaisseaux sanguins sont également comprimez, la dent ne recevant plus de nourriture, il faut qu'elle tombe.

On a vû, par extraordinaire, que des Dents Incisives étant tombées, d'autres sont revenuës à leur place dans un âge fort avancé. *Diemerbroeck* en donne un exemple : Il y avoit, dit-il, une pauvre femme fort âgée qui avoit perdu toutes ses dents depuis plusieurs années, à laquelle il revint néanmoins quatre dents incisives. *Eustachius* rapporte que quelques dents incisives ayant été arrachées à un particulier à l'âge de vingt ans, elles lui revinrent dans la même année.

Riolan prétend que lorsque les Dents Canines tombent aux adultes, elles ne reviennent jamais : mais *Diemerbroeck* fait voir le contraire par sa propre expérience, disant qu'à l'âge de 56. ans, il lui revint une dent canine, qu'il avoit perduë depuis plusieurs années ; mais qu'elle resta plus petite que les autres. *Aristote* & *Pline* disent la même chose des Dents Molaires : mais *Fallope* fait aussi voir le contraire par son expérience. *Eustachius* confirme ce que dit *Fallope*, assûrant avoir connu plusieurs jeunes gens d'un bon tempérament, à qui quelques Dents Molaires étoient tombées, lesquelles leur étoient

revenuës bientôt après. Et *Diemerbroeck*
dit encore avoir vû un homme de 40.
ans, à qui la Dent Molaire qui étoit située
auprès de la Dent Canine, étoit revenuë.

Joubert rapporte qu'une Dame de qualité ayant perdu toutes ses Dents, dans le
cours d'une longue vie, il lui en repouf-
fa vingt nouvelles à l'âge de 70. ans.

Sennert raconte un cas semblable d'une
Dame de Richembach en Siléfie, laquelle étant presque du même âge, il lui revint vingt nouvelles Dents à la place de
celles qu'elle avoit perduës auparavant ;
ces nouvelles Dents lui cauferent de très-
vives douleurs , & les mêmes accidens
qui arrivent aux enfans à la fortie de leurs
premieres Dents.

Un Curé de mes amis m'a dit avoir
connu un Paysan dans son Village , âgé
de 95. ans, auquel fix mois avant fa mort
il revint quelques Dents.

Quand il poufle quelque nouvelle Dent
à des personnes d'un âge avancé , ou qu'il
en revient quelqu'une à cet âge à la place de celle qui a été arrachée, ou qui eft
tombée par carie, il eft probable qu'il y
en avoit des germes dans les alvéoles.

Lorfque les Dents tombent aux adultes , & qu'il n'en revient point à leur place , les alvéoles fe ferment fi exactement

& deviennent si durs, qu'ils font la fonction des Dents avec les Gencives, lesquelles s'endurcissent aussi tellement, qu'elles servent à mâcher les alimens, même les plus solides.

Quelques-uns croyent que les Dents croissent toûjours, & que si elles ne s'usoient pas en se frottant les unes contre les autres, en mâchant les alimens, on s'appercevroit bientôt de leur accroissement : ce qui se voit lorsqu'il y en a quelques-unes qui ne se rencontrent plus vis-à-vis d'autres qui sont tombées, ou qui ont été arrachées ; car pour lors elles croissent de telle sorte qu'on est obligé de les faire limer. D'autres croyent au contraire, qu'à l'égard des Dents qui n'en ont point à l'opposite, c'est-à-dire, sur qui elles puissent s'appuyer, & qui semblent surpasser les autres, on doit penser que ces Dents n'étant plus recoignées dans leurs alvéoles, les fibres osseuses de l'alvéole les serrent par leur élasticité, & les obligent à sortir ; à quoi la figure conique des racines des Dents contribuë beaucoup.

La racine d'une Dent, qui est véritablement osseuse, n'augmente plus dans un sujet qui a pris son accroissement parfait, non-plus que les autres os : car les Dents d'un homme fort âgé tirées des alvéoles , ne font pas plus longues que celles d'une perfonne d'un âge médiocre.

Il y a des Dents qui font fort ferrées les unes contre les autres , & d'autres qui le font moins : celles-ci fe confervent mieux que les premieres , parce que celles qui font fort preffées fe communiquent aifément leur carie, & fe nettoyent plus difficilement que celles qui font moins ferrées.

On a vû de certains fujets qui n'avoient qu'un os continu à chaque mâchoire , qui leur tenoit lieu de Dents. *Euftachius* dit avoir vû dans un particulier quatre Dents Molaires fi étroitement unies, qu'elles ne faifoient qu'une feule piece d'os.

Les Dents qui pouffent dans un âge avancé , & qu'on appelle Dents de Sageffe , caufent le plus fouvent de grandes douleurs , pour lefquelles beaucoup de Médecins & de Chirurgiens ordonnent plufieurs remèdes inutiles ; mais le moyen le plus sûr pour avancer leur fortie , c'eft de faire une incifion fur le corps de la Dent avec la lancette ; & on ne doit point appréhender qu'il en arrive auçun accident, comme il en peut arriver aux enfans à leurs premieres dents , fuivant ce que nous avons dit ailleurs.

On remarque affez fouvent qu'il fort

quelques Dents furnuméraires à l'une ou à l'autre mâchoire, foit en-dedans, foit en-dehors, qui fe trouvent très-mal placées, & qui font fi incommodes, que l'on eft obligé de fe les faire arracher.

Les Dents ont trois ufages. 1°. Elles fervent à la maftication. 2°. Pour l'articulation des mots. 3°. Pour l'ornement de la bouche, fur-tout aux femmes, dont les traits gracieux du vifage font beaucoup relevez par une rangée de belles dents, dont l'émail éblouït par fa blancheur; c'eft même un defagrémens dans les deux fexes, de voir au-devant de la bouche des dents noires, gâtées, & mal rangées, ou lorfqu'il en manque quelqu'une.

Quant à la gomphofe par laquelle les Dents font articulées avec les os des mâchoires, il faut remarquer qu'elle eft différente felon l'ufage auquel les dents font deftinées, & la maniere dont les corps fur lefquels elles s'exercent, ont coûtume de leur réfifter. Les racines des dents incifives & des dents canines font plattes, & pofées les unes auprès des autres par leur plus large côté; leur partie la plus étroite regarde par fes deux faces le dedans & le dehors de la bouche : en s'appuyant les unes fur les autres, elles fe foû-

tiennent aifément contre les efforts qu'elles font quand on s'en fert pour arracher
quelque chofe fortement, en fecoüant les
mâchoires de côté & d'autre ; & la grande épaiffeur qu'elles ont de-dedans en-
dehors, fait que leur rupture eft moins
à craindre quand on arrache en portant
la tête de-devant en-arriere. Les racines
des Dents Molaires font chacunes triples,
& quelquefois quadruples ; & chaque croc
s'écartant des autres, eft planté dans un
trou creufé au-bas & au-côté de l'alvéole ; y ayant entre ces crocs une fubftance fpongieufe qui les tient plus fortement enchaffez, & qui empêche le rude
ébranlement de la membrane nerveufe
dont l'alvéole eft garni.

L'Alvéole peut s'élargir, & fe rétrécir
en differentes occafions ; parce qu'il eft
formé non-feulement d'un os affez fpongieux, lequel peut fe refferrer ou fe
gonfler par l'abondance ou par l'écoulement de quelque liqueur ; mais encore
d'une expanfion de la gencive & du périofte, qui couvrent les os des mâchoires,
& qui peuvent s'enfler ou diminuer de
volume par une nourriture plus ou moins
copieufe qu'à l'ordinaire ; d'où il arrive
que les Dents qui ont été chancellantes
en un tems, fe raffermiffent dans un au-

tre. Une dent remise dans son même alvéole, s'y raffermit par le ressort & la fléxibilité de l'alvéole même & des gencives, ou, pour mieux dire, par l'impulsion ou compression occasionnée par l'in-
sinuation du suc nourricier, qui étendant
en épaisseur l'alvéole & la gencive, les
rétrécit, & rend l'un & l'autre plus propres à mieux affermir & à mieux em-
brasser la racine de la dent.

La racine de la Dent est environ deux
fois plus longue que la partie qui passe
au-dessus de l'alvéole, lequel embrassant cette racine un peu plus étroitement à son
entrée, que dans le reste de sa longueur,
donne à toute la dent l'office d'un levier,
duquel l'appuy se trouve au commencement de l'alvéole, lorsque la mâchoire
tire ou pousse la dent à côté & de-devant en-arriere; où au contraire la partie
extérieure de la dent, tient lieu de la courte queüe de ce levier, dont la plus longue est représentée par la partie enfoncée,
qui, comme une lame de couteau dont la
queüe seroit engagée fort avant dans le
manche, donne d'autant plus d'avantage
au levier, pour lui faire couper ou vain-
cre d'une autre façon ce qui s'applique à
sa plus courte branche, que cette partie
qui fait la longue branche, a plus d'éten-

duë pour l'application d'une plus grande puissance à une plus grande distance de l'appuy.

Bourdon, Médecin de Cambray, dit avoir connu un jeune homme à Mons en Hainault, qui avoit eu une Dent dans laquelle il s'étoit trouvé deux petites veines d'un métail particulier, de la grosseur d'une épingle, que les Orfèvres avoient jugé être de véritable or ; & il ajoute que le Prince d'*Aremberg*, qui la gardoit parmi les curiositez de son Cabinet, la lui avoit montrée.

Les Dents gâtées en la mâchoire inférieure, communiquent quelquefois leur altération à l'os même de cette mâchoire, comme nous l'avons déja remarqué ci-dessus ; ce qui donne lieu à un abscès, lequel après avoir percé extérieurement, laisse un ulcère fistuleux, que l'on tente inutilement de guérir jusqu'à ce que la dent ait été arrachée. J'ai vû une fille qui avoit une tumeur dure au-dessous de la mâchoire inférieure ; on y avoit appliqué sans succès les topiques les plus efficaces ; mais cette fille fut guérie dès qu'on lui eût arraché une dent cariée, qui étoit la source du mal & qui l'entretenoit.

CHAPITRE XI.

Description éxacte de tous les Trous de la Tête.

FAISONS préfentement une récapi-
tulation de tous les trous de la Tête, pour en faciliter l'intelligence & le
fouvenir aux Etudians. Ces trous font de
deux fortes, intérieurs, & extérieurs. Nous
appellons trous intérieurs, ceux qui fe laiffent mieux voir au-dedans du crâne ; &
nous nommons extérieurs, ceux qui fe
voient mieux au-dehors.

Le premier des trous intérieurs eft le
trou aveugle, qui eft au-deffus du *crifta
galli* ; ce trou eft impair.

La premiére paire des trous intérieurs,
ou, pour mieux dire, tout l'affemblage
des petits trous de l'os cribleux, donne
paffage aux filets des nerfs de la premiere paire, qui eft celle des olfactifs. Les feconds trous laiffent paffer les nerfs opti-
ques. Les troifiémes, qui font les trous dé-
chirez, donnent iffuë à la troifiéme &
quatriéme paire de nerfs, à la premiere
branche de la cinquiéme, & à une portion de la fixiéme paire. Les quatriémes,

qui font à l'os fphénoïde , laiffent paffer
la feconde branche de la cinquiéme paire , qui fe diftribuë à la mâchoire fupérieure. Les cinquiémes , aufquels on donne le nom de trous ovales , donnent paffage à la troifiéme branche de la cinquiéme paire. Les fixiémes trous, qui font petits & prefque ronds , reçoivent l'artère
qui fe d ftribuë à la dure-mere, & donnent iffuë à une petite branche de veine de
cette membrane. Les feptiémes, qui font
entre la felle du fphénoïde & l'apophyfe pierreufe , ne donnent aucun paffage ,
ces trous étant fermez par la dure - mere. Les huitiémes laiffent paffer les artères carotides ; ce qui pourroit leur faire
donner le nom de trous carotiques. Les
nerfs auditifs fortent par les neuviémes
trous, qui font aux os pétreux. Les dixié-
mes , fituez entre les os pétreux & l'occipital , donnent paffage à la paire va-
gue , au nerf fpinal , & aux finus latéraux. Les onziémes trous , qui font auprès du grand trou occipital, donnent iffuë à la neuviéme paire, qui fe diftribuë
à la langue. Et le grand trou occipital ,
qui eft impair , laiffe paffer la moëlle
de l'épine , le nerf fpinal , & les artères
vertèbrales.

Pour ce qui eft des trous extérieurs,

1°. Il y en a deux appellez fourcilliers, qui font à l'os du front au-deſſus de l'orbite ; ils donnent paſſage à une veine, à une artère, & à un nerf de la branche ophthalmique de la cinquiéme paire, pour les paupieres & les muſcles du front : quelquefois au lieu de trous, il n'y a qu'une échancrure. 2°. Dans l'orbite, il y a deux trous qui donnent iſſuë à de petits nerfs, & à des vaiſſeaux très-déliez qui vont à la membrane intérieure du nez. 3°. Il y en a un à l'os pariétal, pour le paſſage d'une veine qui va des tégumens du crâne au ſinus ſagittal de la dure-mere. 4°. Il y a quatre trous extérieurs à l'os temporal. Le premier eſt l'auditif externe ou le conduit de l'oreille, par où l'air entre pour former les ſons ſur la membrane du tambour. Le ſecond eſt la trompe d'Euſtache, qui a communication de la bouche dans l'oreille intérieure ; c'eſt par ce conduit que l'air entre de la bouche dans la caiſſe du tambour. Le troiſiéme eſt l'aqueduc de Fallope ; il ſe trouve entre les apophyſes maſtoïde & ſtyloïde, & il donne paſſage à la portion dure du nerf auditif. Le quatriéme trou eſt le maſtoïdien, ſitué derriére l'apophyſe maſtoïde, il donne paſſage à une veine qui va au ſinus latéral. 5°. Il y a deux trous à

l'os

l'os occipital , situez derriere les apophyses
condyloïdes de cet os , pour le passage
des veines vertèbrales dans les sinus latéraux de la dure-mere : ces derniers trous
manquent souvent dans plusieurs cránes.

Il y a dans les narines. 1°. Les ouvertures des sinuositez qui communiquent
avec les os du palais ; ce sont des fentes qui
s'étendent du nez au gosier. 2°. Les ouvertures des cellules des os spongieux supérieurs,
qui communiquent avec la cavité du
nez.

Les trous qui se trouvent à l'os de la
mâchoire supérieure, nommé l'os maxillaire sont 1°. Les incisifs , situez derriere les
premieres dents incisives. 2°. Le trou orbitaire extérieur , situé sous l'orbite ; il y
passe une branche de nerf de la cinquiéme paire , & quelques vaisseaux sanguins
pour les dents. 3°. Quelques trous qui sont
derriere les dents molaires postérieures ;
ils donnent entrée aux vaisseaux & aux
nerfs qui vont au sinus maxillaire. 4°. Le
conduit nazal, qui est entre l'os *unguis* &
le maxillaire, dans le grand angle ; il va
se rendre dans la cavité du nez. 5°. Le
trou palatin , ou postérieur du palais , qui
donne passage à une branche de nerf de la
cinquiéme paire.

On voit à l'Os de la Pommette le trou

commun , qu'on appelle jugal ou zygomatique , par où passe le muscle crotaphite ; & dans le corps de cet os on voit un
trou , qui est quelquefois simple & quelquefois double , & qui donne passage à
un nerf.

On observe deux trous à la face intérieure de la mâchoire inférieure ; ils
donnent entrée à une branche d'artère ,
de veine, & de nerf , dans la substance
de cet os, tant pour sa nourriture , que
pour celle des dents : Et l'on voit deux
autres trous à la face extérieure de cette mâchoire , pour la sortie de ces mêmes
vaisseaux qui vont aux parties voisines.

CHAPITRE XII.

De l'Os Hyoïde.

ON met encore au nombre des Os
de la Tête , un petit os qui est attaché à la Langue , & qui lui sert de
base. Cet os est situé au-dessus du *larynx* ,
& il tire son nom de la lettre grecque υ , qu'il représente assez bien ; c'est
pour cela que quelques-uns l'ont appellé
Ypsiloïde.

Dans les jeunes sujets , il est composé

de trois os qui se joignent par l'entremise d'un cartilage. L'un de ces trois os forme la base de l'Os Hyoïde, qui est sa partie antérieure ; & les deux autres font de chaque côté ce qu'on appelle ses cornes. Sa base se fait sentir au bout du doigt au-devant de la gorge, immédiatement au-dessus du *larynx* ; & ses cornes s'étendent vers le fond de la bouche. Aux adultes, à l'endroit où les cornes se joignent à la base , on trouve deux autres os fort petits, assez semblables en figure aux grains de froment.

La base de l'Os Hyoïde est un os assez large, voûté en-dehors, & cave en-dedans. Il est à-peu-près de la longueur d'un travers de pouce, & large environ de la moitié ; mais il est beaucoup moins épais : & sa partie cave est remplie de graisse.

Les cornes de l'Os Hyoïde sont deux os longs, & plats , situez à chaque côté de sa base, qui sont de la longueur d'un travers de doigt & demi, & de la largeur d'une paille ; leurs pointes sont situées à deux travers de doigt & demi l'une de l'autre.

A la pointe des cornes de cet Os, un petit cartilage mobile , en forme de bouton , se trouve attaché par un ligament : Quelquefois ce bouton cartilagineux manque, & pour lors les cornes font plus longues. Ces cornes font attachées par le moyen d'un ligament, de chaque côté, à la corne ou production du Cartilage Thyroïde. L'Os Hyoïde est encore attaché & fufpendu aux extrémitez des apophyfes ftyloïdes par deux ligamens longs & grêles, un de chaque côté, qui viennent des extrémitez des petits os dont nous avons parlé ci-deffus. Dans ces ligamens on trouve quelquefois d'autres petits os ; & *Véfale*, qui en a trouvé fix, a compté onze pieces dans l'Os Hyoïde : j'en garde un pareil, où l'on voit à-peu-près la même chofe.

CHAPITRE XIII.

Des ufages des Cavitez ou Sinus de l'Os Frontal, du Sphénoïde, & des Os Maxillaires.

NOUS avons promis au Chapitre IX. de cette II. Partie, en décrivant les Os Maxillaires, de nous expliquer fur les ufages des finus qui fe trouvent dans l'Os Frontal, dans le Sphénoïde, & dans ces mêmes Os Maxil-

laires : c'eſt pourquoi, afin de nous ac-
quitter de notre promeſſe, nous diſons
ici que toutes ces cavitez ſont tapiſſées de
la même membrane ; mais qu'elle eſt
moins épaiſſe que celle qui revêt les cavitez du nez : L'humeur dont elle eſt enduite dans ces ſinus, eſt moins abondante, parce qu'elle a moins de glandes,
& moins de vaiſſeaux ſanguins, qu'elle
n'en a dans les cavitez du nez.

Pour ce qui eſt des uſages des ſinus
qui ſe trouvent dans tous ces Os, les
ſentimens des Anatomiſtes ſont fort partagez là-deſſus. L'opinion la plus plau-
ſible eſt celle de ceux qui croyent qu'ils
ſervent à augmenter le ſon de la voix.
D'autres diſent que la membrane qui tapiſſe ces ſinus, étant une production de
celle qui révêt les cavitez du nez, elle
n'eſt pas moins dans ces ſinus diſpoſée
à recevoir les impreſſions de l'air chargé
des corps odorans, que celle qui tapiſſe
ces autres cavitez ; & qu'elle eſt par
conſéquent conjointement avec la tunique
naſale, l'organe de l'odorat : ainſi l'on
peut conjecturer que ces ſinus ſervent à
donner plus d'étenduë à la membrane
pituïtaire, afin de rendre le ſens de l'o-
dorat plus parfait ; & que l'humeur dont
cette membrane eſt enduite, ſert à arrêter

dans l'inspiration les matieres groslieres
dont l'air est chargé, qui pourroient incommoder les poûmons, & à humecter
cette membrane par-tout où elle se trouve ; ce qui empêche que l'air qui passe
& repasse sans cesse dans ces sinus, &
dans les cavitez du nez, ne la dessèche
absolument ; car quand elle est trop sè-
che, ou trop humide, on perd l'odorat.
Et l'humeur qui l'enduit, étant filtrée
trop abondamment, ou renduë trop épaisse par son séjour, & partant moins propre
à l'usage susdit, elle est ensuite expulsée
au-dehors ; & c'est ce qu'on appelle la
morve.

Il en est de même du sens de la Vûë :
Car comme l'homme devoit vivre dans
l'air, de même que les poissons vivent
dans l'eau, pour que l'air ne desséchât
pas trop la cornée transparente, & qu'elle ne fût pas obscurcie par la poussiere,
ni blessée par les insectes qui pourroient
continuellement s'attacher au globe de
l'œil, il a fallu, pour obvier à ces in-
convéniens, qu'il y eût des glandes sous
les paupieres, avec leurs vaisseaux ex-
crétoires, qui versent sans cesse sur le
globe de l'œil une liqueur claire & lim-
pide, pendant que la paupiere supérieure
se hausse & se baisse sans qu'on y fasse

attention ; au moyen de quoi cette lymphe s'étend sur tout le globe de l'œil, lave & humecte la cornée, & l'entretient claire, nette & transparente.

C'est pour la même raison que la membrane intérieure de la trachée-artère & le poûmon, sont enduits d'une humeur à-peu-près semblable à celle qui se repand sur la membrane intérieure des cavitez du nez, & sur celle des sinus dont je viens de parler; humeur qui sert comme de vernis à cette membrane, & qui la met en état de mieux résister aux impressions nuisibles de l'air.

Personne ne disconvient que cette humeur épaisse & gluante qu'on appelle la morve, ne sorte des cavitez du nez par les narines, & du fond de la bouche par les fentes nazales ; mais le sentiment des Anatomistes est partagé sur les routes qui la conduisent dans les cavitez du nez.

Quelques-uns s'imaginent que cette humeur est portée des ventricules du cerveau par les apophyses mammillaires, ou avec les nerfs olfactifs, à travers les trous de l'os cribleux, aux glandes de la membrane pituïtaire : car ils prétendent que ces nerfs étant creux, communiquent avec ces ventricules, & qu'ils peuvent se décharger dans ces glandes de cette pituïte superfluë du cerveau.

Willis rapporte une Observation qui semble favoriser cette conjecture : il dit qu'une fille étant accablée d'une grande douleur de tête, elle rendoit journellement par le nez une humeur jaunâtre, qu'elle avoit des convulsions, & qu'enfin elle mourut d'apoplexie ; qu'après son decès sa tête ayant été ouverte, l'on trouva les ventricules du cerveau remplis d'une humeur semblable à celle que cette fille avoit jettée par le nez pendant sa maladie.

On ne trouve cependant dans l'homme aucune cavité qui communique des ventricules du cerveau dans ces nerfs, pareille à celle que l'on apperçoit dans les veaux & dans les moutons, où ces nerfs sont creux, & forment une espece de cul-de-sac du côté de l'os cribleux, & en les soufflant on fait passer l'air jusqu'aux ventricules du cerveau ; mais dans l'homme ces cavitez ne sont pas sensibles, quoique *Riolan* assûre les avoir toûjours trouvées dans les cerveaux fermes & secs des vieillards : aussi ne peut-on pas dans les cadavres transmettre la moindre goutte de liqueur, si subtile qu'elle soit, par l'os cribleux jusqu'aux cavitez du nez ; de sorte que dans la fille dont on vient de parler, il a pû arriver que pendant que

cette

cette humeur se séparoit dans les ventricules du cerveau, il se filtroit en même tems une humeur toute semblable dans les glandes de la membrane intérieure du nez.

On ne trouve pas non-plus dans les ventricules du cerveau de ceux qui meurent de mort violente, ou de maladie, aucune humeur semblable à celle de la mucosité du nez.

Riolan, qui avoit disséqué un grand nombre de cadavres humains, n'a jamais, dit-il, remarqué (même dans ceux qui étoient d'un tempérament pituïteux) que les apophyses mammillaires fussent plus grosses dans les uns que dans les autres ; ce qui auroit dû être suivant son opinion, si cette humeur fût passée avec ces nerfs à travers les trous de l'os cribleux jusqu'aux cavitez du nez.

Aussi les nerfs ne sont-ils pas destinez à charrier une humeur si grossiére ; car elle occasionneroit nécessairement des obstructions dans ces conduits, qui doivent donner passage à une liqueur aussi subtile que celle des esprits animaux, qui ne tombent point sous les sens.

Galien, dans son Livre de l'usage des Parties, dit que l'os sphénoïde est percé de plusieurs petits trous, au-travers des

T

quels la pituïte qui vient du cerveau, se décharge dans les cavitez de cet os, d'où elle tombe dans le nez, dans le palais & dans toute la bouche. Mais il est constant que ces trous servent au passage de quelques vaisseaux sanguins, comme nous l'avons dit au Chapitre VIII. dans la description de l'os sphénoïde : Outre qu'il est rare de trouver ces trous dans les adultes ; aussi ne trouve-t-on pas toûjours ces cavitez dans l'os sphénoïde, comme nous l'avons déja fait observer.

C'est une erreur des anciens Médecins, qui croïoient que toutes ces humeurs qui se déchargent en abondance par le nez & par la bouche, étoient un excrément du cerveau, & qu'elles s'échappoient par l'os sphénoïde & l'os cribleux dans le nez & le palais. Car cela répugne à l'Anatomie, qui nous apprend que toutes ces humeurs sont filtrées par un grand nombre de glandes, qu'on trouve dans les membranes qui tapissent intérieurement les cavitez du nez, les porositez de la bouche, &c.

Puis donc que la morve n'est pas portée dans les cavitez du nez par ces prétenduës routes des Anciens, elle y doit être portée par les artères ; parce qu'outre les nerfs & les artères, il n'y a pas d'au-

tres conduits qui puiſſent charrier quelque humeur vers ces parties , & que les
nerfs ne tranſmettent aucune humeur ſemblable , comme nous l'avons montré ci-
deſſus.

Ces artères ſont des branches des carotides externes & internes , qui ſe diſtribuent dans la membrane qui revêt intérieurement les cavitez du nez & les ſinus
des os ſuſdits. Cette humeur muqueuſe
eſt ſéparée du ſang par les glandes de cette
membrane , pour l'uſage dont on a parlé ;
& lorſqu'elle devient moins propre à cet
uſage , elle eſt chaſſée dehors comme inutile ; ce que nous allons voir dans la
ſuite.

C'eſt là le ſentiment des Modernes ,
touchant la production de la mucoſité du
nez; excepté de *Slevogtius*, qui prétend que
les branches des apophyſes mammillaires ou des nerfs olfactifs, ſont les conduits
excréteurs de la pituïte ſuperfluë du cerveau : Mais cette derniere opinion eſt mal
fondée ; car cette humeur gluante étant
ſéparée dans toutes les ſinuoſitez des os
en queſtion , il faut néceſſairement qu'elle y ſoit retenuë pendant quelque tems,
(afin qu'on ne ſoit pas obligé de ſe moucher à tout moment , ce qui ſeroit fort
incommode) cette humeur ne pouvant

pas s'écouler si vîte, pour les raisons suivantes:

1°. A cause qu'étant épaisse & gluante, elle doit rester en quelque maniere adhé-rente à la surface intérieure de la mem-brane qui sert à sa filtration ; de-sorte qu'elle ne peut s'écouler que fort len-tement.

2°. La structure de ces sinus, & les ouvertures par lesquelles ils communi-quent avec les cavitez du nez, & par où cette humeur doit nécessairement s'échap-per, sont disposées de maniere qu'elle ne peut avoir son issuë, à moins que l'on ne donne à la tête une situation qui favorise son écoulement.

3°. Comme l'humeur muqueuse n'est point âcre naturellement, & qu'elle n'est pas par conséquent capable d'irriter la membrane destinée à sa filtration, nous ne sommes pas souvent avertis à tems de faire, en nous mouchant, l'effort nécess-saire à l'expulsion de cette humeur.

Pour sçavoir quelle situation doit avoir la tête, afin que l'humeur muqueuse puisse s'écouler des sinus des os dans les cavitez du nez, il suffit d'avoir une con-noissance exacte de la disposition natu-relle de ces sinus, & de leurs orifices de communication avec les cavitez du nez.

Les ouvertures des sinus de l'os du front sont situées à côté de la racine du nez, & pénétrent dans chacune de ses cavitez immédiatement derriere la partie supérieure des longues apophyses maxillaires, où elles s'unissent avec les apophyses de l'os frontal ; de-sorte que ces ouvertures se trouvent à la partie inférieure de ces sinus : Et par conséquent l'homme ayant la tête droite, les mucositez peuvent couler aisément dans les cavitez du nez. Quelques Auteurs disent qu'il n'y a quelquefois qu'un de ces sinus qui soit percé, & qu'alors les mucositez qui sont séparées dans le sinus fermé, passent dans l'autre sinus par un trou qui est à la cloison, & se déchargent dans le nez avec celles de ce dernier.

Les ouvertures des sinus de l'os sphénoïde se trouvent à leur partie antérieure, immédiatement au-dessous de la partie postérieure des os spongieux supérieurs ; de-sorte que l'orsqu'on a la tête baissée, la morve peut aisément couler dans les cavitez du nez. Voy. *Planche* I. Q, & *Pl.* I I I. *Fig.* 1. H H. *Fig.* 2. M M.

Les trous de communication des os maxillaires, sont à la partie latérale intérieure, immédiatement au-dessus des os spongieux inférieurs, c'est-à-dire, entre

les os spongieux inférieurs & les supérieurs : Il y en a même quelquefois plus
d'un ; de-sorte que la morve peut couler de ces sinus dans les cavitez du nez,
principalement quand on est couché, &
que l'on se met tantôt d'un côté , &
tantôt de l'autre. Voy. *Planche* I. T.

De tout ce que nous venons de dire
il est aisé d'inférer, que selon la situation
qu'on donne à la tête, & suivant qu'il
y a plus ou moins d'humeur muqueuse séparée du sang par les glandes de la membrane pituïtaire , il doit couler une plus
grande , ou une moindre quantité de cette humeur dans les cavitez du nez.

Mais comme cette humeur épaisse &
gluante s'arrête quelque-tems dans ces
sinus, dans les cellules des os spongieux,
& dans les cavitez du nez , ce qui empêche en partie le libre passage de l'air par
cet organe ; sans compter que le nez &
toutes ces cavitez sont d'une construction qui ne leur permet pas de se con-
tracter , ni de recevoir de compression
des parties voisines, pour pouvoir se décharger de la morve , (comme cela se
fait, par exemple, dans le poûmon &
la trachée-artère , où il se sépare du
sang une humeur visqueuse , pour le même usage que celle qui enduit la mem-

branc intérieure des cavitez du nez, &c.)
& qu'un trop long séjour de cette humeur pourroit quelquefois être nuisible :
pour obvier à cet inconvénient, l'Auteur
.de la nature y a pourvû par le moyen
de l'air, lequel étant toûjours en réser-
ve dans ces sinuositez, & ayant communication avec celui qui se rencontre dans
le poûmon, dans la trachée-artère, & dans
les cavitez du nez, au moyen des ouvertures de ces sinus ; cet air, dis-je,
violemment agité par une forte expiration, enfile les routes de ces sinuositez
& des cavitez du nez, & sortant de-
là avec effort, entraîne avec lui l'humeur superfluë, & l'expulse au-dehors;
principalement si l'on a soin de compri-
mer tant-soit-peu les narines extérieurement, pour diminuer la trop grande liberté
du passage de l'air pendant la forte expiration ; à quoi contribuë encore l'application
que l'on fait alors des dents inférieures
contre les supérieures, afin que l'air ne s'é-
chappe pas par la bouche.

J'ajoûterai ici un fait que j'ai vû dans
les cadavres : Au moyen d'un certain mouvement qu'on donne à la tête, il en sort souvent
vent une humeur corrompuë & puante,
qui s'écoule par le nez. On croit ordinairement qu'elle vient du cerveau ; mais

T iiij

c’eſt une erreur où les Anciens ſont tom-
bez, faute d’être ſuffiſamment inſtruits de
l’Anatomie ; car tous ceux qui connoiſ-
ſent la vraye ſtructure des parties, ſça-
vent qu’il n’y a point de paſſage ouvert
du cerveau au nez , pour l’évacuation
d’aucune ſuperfluïté , & que tout ce qui
s’évacuë par le nez, n’a point d’autre route à prendre que celle des ſinus dont nous
avons parlé. Ce qui fait voir encore combien eſt mal fondée l’opinion des perſonnes qui prétendent que le Tabac en
poudre ſubtile pris par le nez , peut paſſer au-delà du crâne ; ce ſentiment étant
entiérement oppoſé à ce que nous enſei-
gne l’Anatomie.

Au reſte, l’expoſition que je viens de
faire de la filtration de l’humeur muqueuſe
dans les ſinus des os coronal , ſphénoïde ,
& maxillaires, de ſon paſſage dans les cavitez du nez , & de ſon iſſuë tant par le nez
que par la bouche ; cette expoſition, dis-je ,
paroît très-plauſible , étant fondée ſur l’e-
xacte ſtructure des organes, qui eſt la plus
ſolide baſe des explications anatomiques,

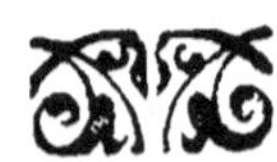

INTRODUCTION
à la Troisiéme Partie.

NOus avons donné dans la Seconde Partie de cet Ouvrage, une exacte description de la structure du Crâne, de celle des deux Mâchoires, & de l'Os Hyoïde; ce qui constituë ensemble la Tête ou la premiere partie du Squelète, suivant la division que nous en avons faite ci-dessus dans notre Introduction à la seconde Partie de ce Traité. Nous avons remarqué, entr'autres choses, la solidité admirable avec laquelle les Os du Crâne sont assemblez, & forment cette cavité où sont renfermez le grand & le petit cerveau avec leurs membranes, parties si nécessaires à la conservation de la vie, & où se trouve le siége de l'ame. C'est pourquoi l'Auteur de la nature a formé avec tant d'art l'assemblage des Os de cette boëtte osseuse, afin que toutes les parties qu'elle contient y fussent conservées soigneusement, & défenduës contre les injures extérieures.

Et comme on trouve d'ordinaire dans une Ville considerable différentes portes, au moyen desquelles les habitans de la Campagne peuvent avoir communica-

tion avec ceux de la Ville, commerce
fort utile pour les commoditez de la vie;
nous voyons à-peu-près la même chose au
Crâne; c’est-à-dire, qu’il s’y rencontre différens trous, au moyen defquels il y entre par
de certains canaux la nourriture pour le
Cerveau, & il en fort par d’autres un liqui-
de qui eft préparé dans cet organe, ,
& qui eft abfolument néceffaire, non-feulement pour éxécuter tous les mouvemens
du Corps; mais encore afin que par fon
moyen, & par l’entremife des organes des
fens, l’Ame foit avertie de ce qui fe paffe hors de fon Palais, dans le petit & dans
le grand Monde, d’utile ou de nuifible à
ce fuperbe Edifice, avec lequel elle eft in-
timement unie.

Ayant donc fini la defcription du Crâne, & de tous les Os qui le compofent, il
nous faur paffer maintenant à la Troifiéme
Partie de cet Ouvrage, fçavoir au *Tronc*,
qui fait la feconde partie du Squelète; partie où l’on ne voit pas moins reluire les
rayons de la fageffe Divine, que dans la
ftructure précédente. On y remarque premiérement une colonne offeufe, fçavoir
l’Epine du Dos, qui eft le principal appuy
de la Tête. Cette Epine eft percée en forme
de canal, pour contenir la moëlle fpinale, &
la défendre, comme le crâne fait le cerveau,

contre les injures extérieures. Les Côtes y
font jointes ; celles-ci le font au *Sternum*, &
le tout enfemble forme une grande cavité
qui eft toûjours en mouvement durant la
vie , de même que le Cœur & le Poûmon
qui y font renfermez ; lefquels avec le Cerveau & quelques autres vifcères confiderables , font attachez au Tronc , & deftinez
tant pour éxécuter la formation & la dif-
tribution du chyle, que pour la génération
de l'homme; agiffant ainfi de concert, non-
feulement pour continuer la vie préfente ,
mais encore pour , en quelque façon, per-
pétuer l'homme dans fon efpèce.

NOUVELLE OSTÉOLOGIE.

TROISIEME PARTIE.

DU TRONC,

SECONDE PARTIE DU SQUELETE.

CHAPITRE PREMIER.

De l'Epine en général.

Es Os qui forment le Tronc font 1°. Les Vertèbres, qui compofent l'Epine. 2°. Les Côtes tant vrayes, que fauffes. 3°. Les piéces qui entrent dans la compofition du *Sternum.* 4°. Les Clavicules. 5°. Les Omoplates. 6°. Les Os Innominez.

Cette ample cavité qui eft fituée immediatement au-deffous du Cou, s'appelle la Poitrine ; elle eft bornée à fa partie poftérieure, par une partie de l'épine; en ſes parties latérales, par les côtes ; à ſa partie antérieure, par le *ſternum* ; & à ſa partie ſupérieure, par les clavicules. Dans l'homme les os de la Poitrine ſont tellement diſpoſez, que ſa capacité eſt plus applatie qu'aux autres animaux ; ce qui lui donne une taille plus ſéante, plus dégagée & plus avantageuſe.

L'Epine, qui eſt articulée avec la tête, & qui s'étend depuis les condyles de l'os occipital juſqu'à l'extrémité du *coccyx*, eſt ainſi appellée à cauſe qu'elle a à ſa partie poſtérieure pluſieurs apophyſes pointuës en forme d'épine.

Comme le Crâne eſt compoſé de différentes pieces oſſeuſes qui contiennent & défendent le cerveau & ſes membranes, de même l'Epine, qui forme un canal tout oſſeux, contient, conſerve, & défend des injures extérieures la moëlle ſpinale, qui eſt une continuité du cerveau, dans toute la longue route qu'elle parcourt.

Cette colonne oſſeuſe eſt le principal appuy de la tête, des bras, & de la poitrine : Elle eſt compoſée de pluſieurs piéces oſſeuſes ; ce qui lui donne la facilité d'obéïr aux mouvemens du corps.

Ces piéces s'appellent Vertèbres, du

verbe latin *vertere*, qui signifie tourner ;
parce que le corps se tourne diversement par leur moyen. Les plus grandes
& les plus massives de ces vertèbres font
la base de cette colonne ; ce qui fait
qu'elle en est plus solidement appuyée &
mieux soûtenuë.

Ces os en montant perdent insensible-
ment quelque chose de leur volume ; de-
sorte que l'Epine considérée dans sa totalité de-bas en-haut, finit en maniere de
pyramide.

A l'égard de cette figure pyramidale,
M^r. *Winslow*, célèbre Anatomiste de l'A-
cadémie Royale des Sciences, a observé
que toute l'Epine du Dos étant vûë de
front & par-devant, la largeur de ce
corps n'augmente d'abord que depuis la
seconde vertèbre du cou jusqu'à la septiéme ; ensuite elle diminuë de-plus-en-
plus jusqu'à la quatriéme ou cinquiéme
vertèbre du dos ; delà elle recommence
son augmentation de suite jusqu'à l'os *sacrum*. Cette disposition est ordinairement
constante par rapport aux viscères du bas-
ventre.

Toute cette suite de piéces osseuses posées les unes sur les autres, est divisée en cinq
parties, qui font aux vertèbres du cou,
à celles du dos, à celles des lombes, à

l'os *sacrum*, & au *coccyx*.

Les vertèbres qui composent l'os *sacrum*, sont nommées fausses, parce qu'elles ne répondent pas en plusieurs choses à celles qu'on appelle vrayes, & particulierement parce qu'aux adultes elles sont tout-à-fait immobiles. Ces vertèbres appellées vrayes, sont ordinairement 24. sçavoir 7. au cou, 12. au dos, & 5. aux lombes.

On remarque en général à chaque vertèbre son corps, & ses apophyses.

Le corps d'une vertèbre est une masse osseuse, large & platte en ses extrémitez, qui affermit les vertèbres les unes sur les autres, & qui est située à la partie intérieure de l'épine. La surface supérieure & inférieure de ce corps, est une lame déliée & dure : Il est poreux, ce qui le rend plus leger ; & on y remarque beaucoup de trous, par où passent des vaisseaux sanguins qui portent la nourriture à l'os.

Les apophyses des vertèbres forment la partie postérieure & latérale de l'épine. Il y en a sept à chaque vertèbre ; horsmis à la premiere qui n'en a que six, parce que celle du milieu lui manque ; & la seconde en a huit. De ces sept apophyses, il y en a quatre obliques,

sçavoir deux afcendantes & deux defcendantes ; les autres trois font deux tranfverfales , & une droite, qu'on appelle épineufe.

On appelle apophyfes afcendantes &
defcendantes, celles qui vont d'un fens
contraire ; les deux apophyfes tranfverfales s'allongent horifontalement de chaque côté ; & l'apophyfe droite, qu'on
appelle épineufe , eft fituée à la partie
poftérieure directement au milieu. Les
apophyfes afcendantes & defcendantes
font fort courtes ; les tranfverfales & les
épineufes font beaucoup plus longues.

Chaque vertèbre eft percée d'un grand
trou dans fon milieu, c'eft-à-dire , entre fon corps & fes apophyfes ; de maniere que toutes les vertèbres étant pofées les unes fur les autres , tous ces trous
percez vis-à-vis les uns des autres, forment un long canal , qui contient &
donne paffage à la moëlle de l'épine. Ce
canal ne perd point de fon volume , étant
auffi large en fa partie fupérieure où les
vertèbres font plus petites , que vers fa
fin où elles font beaucoup plus groffes.

Il y a encore d'autres trous à chaque
côté des vertèbres , qui font formez de
la rencontre de deux de ces os , à l'endroit précifément où chacun d'eux four-

nit

nit une échancrure ; de maniere que l'é-
chancrure de la vertèbre supérieure se
joignant à celle de la vertèbre inférieure, leur jonction forme un trou qui répond au canal qui contient la moëlle de
l'épine. Ces trous se continuent entre
deux vertèbres depuis le commencement
de l'épine jusqu'à sa fin. Ils donnent passage aux nerfs qui partent de la moëlle
spinale, & aux vaisseaux sanguins qui
lui portent sa nourriture & qui en rapportent le superflu.

Les trous qui sont formez par la rencontre des échancrures qui sont aux vertèbres du cou, sont autant à la partie inférieure du corps de ces vertèbres, qu'à
sa partie supérieure ; & il n'y a point de
ces trous entre la premiere & la seconde vertèbre, parce qu'il ne sort point de
nerfs de cet intervalle : mais aux vertèbres
du dos & des lombes, l'échancrure est
plus grande, & se trouve presque toute à la partie inférieure du corps de la vertèbre.

Les vertèbres ont entr'elles une double articulation, l'une par leurs apophyses obliques, & l'autre par leur corps.

L'articulation qui se fait par le moyen
du corps des vertèbres, est synchon-
drosiale ; c'est-à-dire, qu'elle se fait par
V

le moyen d'un cartilage assez épais, qui
en occupe l'intervalle, & qui lie les vertèbres & les unit ensemble, de maniere
qu'elles cèdent assez pour les mouvemens
nécessaires de l'épine. Ce cartilage rend
les mouvemens plus aisez & plus prompts,
& empêche que les vertèbres ne s'écor-
nent en se frottant sans cesse l'une contre
l'autre.

Ces cartilages n'occupent point toute
l'étenduë de la surface, par laquelle le
corps des vertèbres les joint ; ils laissent
environ une ligne & demie ou deux lignes dans la circonference, qui n'étant
point occupée par le cartilage, sert d'attache aux ligamens.

Il faut remarquer que l'endroit du corps
de la vertebre où s'attache le cartilage, est
plus enfoncé & plus poreux que celui où
s'attachent les ligamens ; & ce rebord, qui
n'a qu'une ligne de largeur dans les vertèbres du cou, une & demie dans celles
du dos, & deux dans celles des lombes,
est une épiphyse plus élevée & moins po-
reuse que ce qui sert d'attache au cartilage.
Ce cartilage qui a sept lignes d'épaisseur
aux vertèbres des lombes, en a moins à
celles du dos & à celles du cou.

Les ligamens des vertèbres sont en grand
nombre ; les plus considerables sont ceux

qui s'attachent du corps d'une vertèbre à l'autre, & occupent par ces attaches tout le rebord ou l'épiphyse dont on a parlé. Leurs fibres ont differentes directions; il y en a d'obliques à differens sens, qui se croisent en forme de la lettre X à l'extérieur; il y en a de circulaires, qui semblent n'avoir d'autre usage que celui de lier & maintenir les autres; on remarque même que dans leurs plans obliques, il y en a d'autres qui sont perpendiculaires. Ces ligamens paroissent ne point se terminer au bord de la surface platte, il semble qu'ils passent par-dessus la partie ronde du corps des vertèbres de dessous; de-sorte qu'on regarde ces fibres ligamenteuses extérieures, comme un seul ligament qui attacheroit toutes les vertèbres par l'extérieur de leur corps, depuis la tête de l'os *sacrum* jusqu'à la seconde vertèbre du cou.

Un autre ligament bien considerable, est celui qui se trouve à la partie postérieure du corps des vertebres, à l'endroit où elles forment la partie antérieure du canal de la moëlle de l'épine, & qui s'étend tout le long.

Il n'y a qu'un cartilage à chaque entre-deux des vertèbres, à la difference des autres articulations, où la cavité de l'os qui

V ij

reçoit, & la tête qui eſt reçûë dans la cavité ſont chacunes revêtuës d'un cartilage particulier, qui rend l'articulation encore plus mobile ; mais l'articulation des vertèbres n'ayant pas eu beſoin d'une grande mobilité, l'interpoſition d'un ſeul cartilage entre les vertèbres donne à l'épine plus de fermeté.

L'articulation qui ſe fait entre les vertèbres par leurs apophyſes obliques, eſt une eſpece de ginglyme, en prenant trois vertèbres enſemble. Les apophyſes obliques aſcendantes de la vertebre du milieu, reçoivent les apophyſes obliques deſcendantes dans les cavitez ſuperficielles de celle qui eſt au-deſſus; & les apophyſes obliques deſcendantes de celle du milieu, ſont reçûës dans les cavitez ſuperficielles des apophyſes aſcendantes de la vertèbre inférieure.

L'articulation qui ſe fait par le moyen des apophyſes obliques des vertèbres, eſt auſſi une double arthrodie, qu'on doit rapporter à une des eſpeces de ginglyme; & quoique les principaux mouvemens du ginglyme ſoient la flexion & l'extenſion, l'épine cependant ne laiſſe pas de tourner un peu à droite & à gauche ſur les côtez : ce qui vient de ce que les têtes & les cavitez des apophyſes ſont plattes

& superficielles , & que l'articulation est lâche , comme aux vertèbres qui ont du mouvement en tout sens , quoiqu'articulées par ginglyme ; car en ce cas il en résulte un mouvement composé qui se fait en tout sens.

Ces apophyses obliques sont recouvertes au-dehors de leur articulation , par un ligament ou une tunique ligamenteuse qui retient la synovie : Elles sont assujetties , aussi-bien que le corps de la vertèbre , par plusieurs ligamens très-forts.

Il y en a qui attachent les apophyses transverses les unes aux autres ; d'autres les assujettissent par leurs apophyses épineuses ; & outre cela il y en a dans l'intérieur du canal de la moëlle de l'épine , sçavoir , un particulier qui va de la racine d'une apophyse épineuse à la racine de l'autre , & un commun à toutes les vertèbres qui vient immédiatement de la tête de l'os *sacrum*, à l'endroit de la racine de sa premiere apophyse épineuse , & qui passant par-dessus tous les ligamens particuliers , s'attache fortement à la partie intérieure de la racine des apophyses épineuses dans toute l'étenduë du canal.

Il faut maintenant observer la figure

de l'Epine. Si on la regarde par sa partie antérieure, ou postérieure, elle paroît droite; mais si on la considere par une de ses parties latérales, on reconnoît bientôt qu'elle se jette tantôt en-dedans, tantôt en-dehors : mais il est impossible d'imiter cette figure en montant un squélète; c'est pourquoi il la faut observer dans un cadavre, après avoir emporté les parties qui empêchent de s'en bien éclaircir.

La pointe de l'Epine à l'endroit du cou, rentre en-dedans pour mieux porter la tête qui est placée au-dessus. Les vertèbres du dos au contraire se portent un peu en-dehors, & amplifient par ce moyen la cavité de la poitrine, donnant en même tems plus d'espace au cœur & au poûmon, lesquels étant dans un continuel mouvement, ne doivent pas être pressez. Les vertèbres des lombes se portant un peu en-dedans, tiennent le corps dans l'équilibre.

L'os *sacrum* s'avance en-dehors, & rend par-là le bassin de l'hypogastre plus étendu; ce qui est cause que le gros intestin, la vessie, & la matrice dans les femmes, y sont plus à leur aise, principalement au tems de la grossesse.

Enfin le *coccyx*, qui se porte en-dedans, n'est point offensé & ne blesse point d'autres parties lorsque nous nous asseions.

M^r. *Morand*, de l'Académie Royale des Sciences, Chirurgien-Juré, & Démonstrateur Royal, me fit voir étant à Paris dans son Cabinet, une partie de l'Epine courbée en-dedans, où l'on voit le corps de deux vertèbres, & les apophyses obliques & transversales de quatre autres entiérement consumées par la carie, à la suite d'un abscès formé dans le passage de la moëlle de l'épine. La personne attaquée de cette maladie, avoit (à ce que me dit M^r. *Morand*) vêcu dix ans entiers paralytique des extremitez inférieures, avec cette courbure de l'épine.

J'ai vû chez M^r. *Ruysch*, à Amsterdam, sept ou huit vertèbres du dos attachées ensemble, qui étoient tellement courbées en-dedans, que la supérieure touchoit à l'inférieure.

CHAPITRE II.

Des Vertèbres du Cou, du Dos, & des Lombes, qu'on nomme vrayes Vertèbres.

LE Cou est ordinairement composé de sept vertèbres, dont la premiere est nommée *Atlas*, parce qu'elle porte la Tête ; elle differe en figure de toutes les autres, en ce que son corps est plus délié, & qu'elle ne paroît être qu'un cercle osseux.

Il y a rarement huit vertèbres au Cou ; & quand cela se rencontre, il n'y en a qu'onze au dos, & autant de côtes de chaque côté ; ce qui fait que la poitrine étant moins étenduë, ces personnes-là n'ont pas la respiration si libre, & sont sujettes à l'asthme. Ceux qui n'ont au Cou que six vertèbres, l'ont fort court, & on prétend qu'ils sont sujets à l'apoplexie ; ce que l'experience pourtant ne confirme pas.

A côté du grand trou de la premiere vertèbre, par où passe la moëlle de l'épine, on observe à ses apophyses obliques

ques

ques afcendantes deux foffes peu profondes, de figure ovale, & recouvertes d'un
cartilage liffe & poli. C'eft dans chacune de ces foffes que s'articulent les deux
apophyfes condyloïdes de l'os occipital,
qui font auffi recouvertes d'un cartilage ;
la tête fait fes mouvemens de flexion &
d'extenfion fur ces apophyfes.

La diflocation de ces condyles d'avec
la premiere vertèbre, eft fort dangereufe,
à caufe que la moëlle de l'épine eft fort
comprimée ; le menton du malade fe trouve alors fur la poitrine, il ne peut ni parler,
ni avaler, & il meurt en peu de tems.

Immédiatement au-deffous des apophyfes afcendantes, il y en a deux autres qui
ont deux foffes fuperficielles, de figure
prefque ronde ; on les appelle apophyfes
obliques defcendantes. C'eft dans ces deux
foffes que s'articulent les deux apophyfes
obliques afcendantes de la feconde vertèbre. Ainfi la premiere vertèbre a cela de
particulier, qu'elle reçoit par en-haut
l'occipital, & par en-bas la feconde vertèbre, & qu'elle n'eft point reçûë ; au
lieu que chaque autre vertèbre reçoit la
vertèbre qui lui eft fupérieure, & eft reçûë dans la vertèbre inférieure.

La premiere vertèbre du Cou n'a point
d'apophyfe épineufe ; parce qu'étant obli-

X

gée de se tourner tout autant de fois que
la tête fait son mouvement demi-circulaire, si elle avoit eu une apophyse épineuse,
cela auroit empêché dans l'extension de
la tête le mouvement des muscles, c'est-
à-dire, des grands droits, qui ont d'une
part leur attache à l'apophyse épineuse de
la seconde vertèbre, & de l'autre à l'oc-
ciput. La premiere vertèbre a seulement
en cet endroit une petite éminence, quelquefois fourchuë, qui lui tient lieu d'a-
pophyse épineuse, & à laquelle s'attachent
les petits muscles droits, qui servent à
l'extension de la tête. Au milieu de la premiere vertèbre, en-devant, il y a un petit
tubercule auquel s'attache le tendon du
muscle appellé le *long*, situé sous l'œso-
phage.

Dans la partie intérieure, moyenne &
toute antérieure du cercle osseux qui fait
le corps de la premiere vertèbre, il y a
une fossette superficielle, de figure ronde,
dans laquelle est reçûë la dent de la seconde vertèbre, par sa partie antérieure,

Dans le grand trou par où passe la moëlle, il y a, à chaque côté des apophyses
obliques ascendantes, un petit tubercule
rond, auquel s'attache de chaque côté un
ligament rond, qui tient en sujettion la
dent de la seconde vertèbre dans la pe-

tite fosse de la premiere ; ce qui empêche que cette dent ne comprime la moëlle
dans les mouvemens de la tête.

A chaque côté des apophyses obliques
ascendantes, partie extérieure, il y a une
petite coulisse qui a deux ou trois lignes
de long, tout auprès de laquelle il se
rencontre quelquefois un trou. Cette coulisse commence sur le bord du trou dont
chaque apophyse transversale est percée,
& elle va en arriere. C'est par cette coulisse,
ou petite gouttiere, que passent la veine &
l'artère vertèbrale, & la dixiéme paire de
nerfs.

Les extrémitez postérieures des apophyses obliques ascendantes, se terminent directement au-dessus de cette petite gouttiere par deux petites éminences, qui empêchent que les vaisseaux
dont je viens de parler ne soient com-
primés lorsqu'on meut la tête en-arriere.

On appelle la seconde vertèbre du Cou
la *tournoyante*, à cause que du milieu de
son corps il s'éleve une apophyse, qui
représente en quelque maniere une dent
canine (ce qui lui a fait donner le nom
d'*odontoïde*) sur laquelle la tête & la premiere vertèbre font leur mouvement demi-circulaire.

La surface de l'extrémité de cette apophyse est un peu inégale ; d'où il arrive que le ligament qui la lie à l'occipital, y a son attache plus ferme. La dislocation de cette vertèbre en-devant, cause une esquinancie mortelle.

Riolan dit avoir vû un Soldat, qui avoit les deux premieres vertèbres du cou attaquées d'anchylose, & qui pourtant n'avoit pas laissé pendant sa vie de mouvoir sa tête aussi librement qu'aucune autre personne. Mais quand la premiere vertèbre est anchylosée avec le crâne, on ne peut fléchir ni étendre la tête.

M^r. *Petit*, célèbre Chirurgien de Paris, dit, dans son Traité des maladies des Os, qu'il a observé que dans presque tous les pendus la premiere vertèbre du cou est entiérement séparée de la seconde, & que c'est peut-être même la cause la plus propre & la plus puissante leur mort : & il croit que la tête & la premiere vertèbre du cou se séparent très-difficilement, & que presque toutes les fois que l'on croit la tête luxée, ce n'est qu'une luxation de la premiere vertèbre avec la seconde.

Au reste, les vertèbres du cou sont plus petites, & d'une substance plus solide que celles du dos & des lombes :

Le corps de ces six vertèbres n'est pas si arrondi que celui des vertèbres du dos & des lombes, & il est même un peu quarré.

Toutes les apophyses obliques ascendantes des vertèbres du cou sont creusées, excepté celles de la seconde vertèbre.

Toutes les apophyses transversales des mêmes vertèbres sont trouées, & ces trous donnent passage aux veines & aux artères vertébrales. Celles de la premiere vertèbre avancent plus en-dehors que les autres. Elles sont toutes fourchuës à leur extrémité, excepté quelquefois une des premieres; & ces sortes de fourches servent à l'attache de différens muscles. Elles sont creusées en gouttiere à leur partie supérieure, excepté les deux premieres, & s'inclinent un peu vers le bas, pour recevoir les nerfs qui sortent de la moëlle de l'épine.

Les apophyses épineuses des six vertèbres inférieures, ont une coulisse ou gouttiere creusée le long & au-dessous de leurs épines, qui reçoit le dos de la vertèbre inférieure; & les fourches qu'elles ont à leur extrémité, servent d'attache aux muscles, excepté la derniere qui est la plus longue. Celle de la seconde

vertèbre a une plus grande fourche &
une plus grande gouttiere que les autres;
& les deux dernieres s'allongent plus en-dehors, & font plus droites.

Il y a ordinairement douze vertèbres
au Dos; il eſt rare qu'il n'y en ait qu'onze, & l'on en a quelquefois trouvé treize dans les plus grands ſujets, avec autant
de côtes de chaque côté. Elles ont leur
corps plus gros que ne l'ont celles du Cou;
mais moindre que celui des vertèbres des
Lombes.

Leurs apophyſes tranſverſales ſont plus
grandes que ne ſont celles du Cou, arrondies en leurs extrémitez, ſituées plus
en-arriere, & elles vont plus en montant. Elles ne ſont point troüées, ni fourchuës, &
n'ont point de gouttiere.

A l'extrémité de chaque apophyſe tranſ-
verſale, il y a une cavité ſuperficielle,
excepté aux deux dernieres qui ſont
moins groſſes & plus courtes que toutes les autres; il n'y en a pas non-plus
quelquefois à celles de la premiere vertèbre, parce que les côtes ne s'articulent point avec les cavitez de ces apophyſes par le moyen d'une éminence, comme elles font avec toutes les autres apophyſes tranſverſales.

Leurs apophyſes épineuſes ſont plus

groſſes & plus longues que celles du Cou ; elles ne ſont point fourchuës à leur extrémité , & ſont plus inclinées les unes ſur les autres au milieu du dos, que vers le cou, ou les lombes. La premiere des 12. vertèbres du Dos, a ſon apophyſe épineuſe plus droite que les autres, & elle eſt arrondie par le bout ; au lieu que les autres ſont pointuës , ou plattes.

Tulpius rapporte avoir vû dans un ſujet les apophyſes épineuſes des vertèbres du Dos toutes fourchuës.

Les petites cavitez avec leſquelles les éminences des Côtes s'articulent au corps des vertèbres du Dos , ne ſe trouvent pas toutes aux mêmes endroits. Celles de la premiere , & les trois dernieres , quelquefois ſeulement les deux , ſont ſituées au corps de la vertèbre, pendant que les autres cavitez ſont en partie au bord inférieur du corps de la vertèbre , & en partie au bord ſupérieur de la vertèbre inférieure.

Mr. *Poupart* , de l'Académie Royale des Sciences , rapporte qu'ayant ouvert le cadavre d'un particulier âgé de 100. ans, il trouva que les neuf vertèbres inférieures du dos ne compoſoient qu'un ſeul os ; les cartilages s'étant tous oſſifiez dans les intervalles : mais outre les apophyſes tranſverſales ordinaires , il y en

avoit, dit-il, encore d'autres en-devant à
chaque côté fur l'articulation de chaque
vertèbre. Celles du côté droit étoient plus
groffes, arrondies, & couvertes d'une
matiere offeufe, d'un beau blanc qui s'y
étoit nouvellement attaché ; & il fem-
bloit qu'il avoit coulé de la même matiere, comme du métail fondu, entre chacune des apophyfes, pour les lier enfemble plus fortement. Celles du côté gauche étoient beaucoup moins longues, &
reffembloient à un mammelon, que la
nature commençoit auffi à couvrir de la
même matiere offeufe très-blanche, comme fi elle avoit voulu rajeunir ce vieillard. C'eft ainfi, continuë cet Académi-
cien, qu'un vieil arbre prend quelquefois un nouvel accroiffement, & que
fon bois feché fe couvre d'une nouvelle
écorce, & pouffe de nouvelles branches, qui ne laiffent pas de vivre long-
tems.

Il arrive quelquefois, par une caufe
extérieure, ou intérieure, que l'épine fe
courbe, ou fe jette de côté ou d'autre,
en-dedans ou en-dehors ; c'eft ce qu'on
appelle boffe, à la guérifon de laquelle
on travaille inutilement, foit par des remèdes intérieurs, foit par des topiques.
Quand on ne peut arrêter d'abord le pro-

grès de cette courbure, par les machines les plus simples, & par quelques
bandages que la Chirurgie fournit à cette intention, les tentatives que font les
Charlatans pour réduire ces sortes de
luxations (aussi-bien que les courbures
des os causées par le *rachitis*) en se servant pour cet effet d'instrumens qui font
souffrir aux malades les plus grandes tortu-
res; tout cela ne sert qu'à prouver leur
ignorance & leur témérité, de même que
la crédulité du peuple, plus porté à se
laisser séduire aux promesses de ces af-
fronteurs, qu'à se rendre aux solides raisonnemens des habiles Chirurgiens, qui
connoissent l'impossibilité du succès de ces
sortes d'épreuves.

J'ai remarqué en des squelètes d'enfans, dont les vertèbres étoient courbées pendant leur vie, que les corps de
ces vertèbres à l'endroit de leur courbure étoient fort applatis, & que les cartilages qui font entre-deux étoient très-
minces; ce qui se rencontre de même,
suivant les apparences, dans tous les
bossus.

On a aussi souvent observé dans des
sujets qui avoient long-tems vêcu avec
ces sortes d'incommoditez, que plusieurs
vertèbres s'étoient réünies en une seule

maſſe oſſeuſe, à cauſe que les cartilages s'é-
toient oſſifiez dans les intervalles.

Les vertèbres du Dos ſont ſuivies de
celles des Lombes, qui ſont au nombre
de cinq, pour l'ordinaire : J'en ai pourtant obſervé ſix dans un ſujet , dont la
ſixiéme étoit anchyloſée avec l'os *ſacrum*.

Ces vertèbres ſont les plus amples de
toute l'épine ; & les cartilages qui en
ſont la ſéparation ſont plus épais que
ceux qui ſont entre les vertèbres du cou
& du dos. Les apophyſes tranſverſales de
ces vertèbres ſont plattes , longues , & ſituées ſur une ligne parallèle , comme ſi
c'étoit de petites côtes propres à loger entr'elles pluſieurs muſcles ; mais celles de la
premiere vertèbre ſont moins longues que
les autres. Leurs apophyſes épineuſes ſont
aſſez longues , larges , plattes , toutes droites , & fort éloignées les unes des autres,
au contraire de celles du cou & du dos.
Leurs apophyſes obliques aſcendantes ſont
auſſi plus longues & plus groſſes ; &
les apophyſes obliques deſcendantes de
la derniere vertèbre du dos , ſont diſpo-
ſées de la même maniere que les deſcendantes des lombes. Les apophyſes aſcendantes des vertèbres des lombes ont
des cavitez un peu profondes , & pro-

pres à recevoir latéralement les descendantes, qui font un peu arrondies en forme de têtes, propres à être reçûës &
à fe mouvoir dans les cavitez des afcendantes.

Cette articulation particuliere des apophyfes obliques des vertèbres des lombes,
toute differente des autres articulations de
l'épine, eft fi bien difpofée, qu'elle la
rend capable de toutes fortes de mouvemens : & quoique le mouvemert de
toute l'épine en général foit fort fenfi-
ble, celui de quelque vertèbre en particulier eft trés-petit ; & il eft d'autant plus
grand aux lombes, à caufe que les cartilages d'entre les vertèbres font plus épais,
les apophyfes épineufes plus droites, plus
mouffes, & plus éloignées les unes des autres, que dans toutes les autres parties de
l'épine.

Quant aux perfonnes qui plient· leur
corps en tant de manieres différentes,
comme les Danfeurs de corde & les Vol-
tigeurs, ils y font accoûtumez dès la pius
tendre jeuneffe : car dans le premier âge
l'épine fe plie comme fi elle étoit de ba-
leine ; ce qui vient de ce que les apophyfes & les bords des vertèbres ne font
encore que des cartilages tendres & fléxibles, & les ligamens d'une extrême fou-

plesse. Sur quoi *Riolan* rapporte qu'en deux Danseurs de corde, âgez de plus de vingt ans, dont il disséqua les cadavres, il avoit observé que les épiphyses n'étoient pas encore devenuës apophyses.

La moëlle de l'épine à l'endroit de la premiere vertèbre des lombes, n'est pas si tendre ni si molle que dans les vertèbres du cou & du dos ; & à mesure qu'elle descend vers le *coccyx*, elle dégénère en plusieurs petits filets, comme on le remarque quand on la met un peu tremper dans l'eau chaude, & qu'on la traine ensuite à droite & à gauche, on voit alors qu'elle ressemble assez à la queüe d'un cheval ; cette consistence empêche qu'elle ne soit endommagée dans les grands mouvemens des lombes.

Il est aisé de juger par l'articulation des vertèbres, & même par leur structure, que leur dislocation ne peut pas être complette, à moins que l'os qui se déplace ne touche plus par son extrémité celui avec lequel il étoit articulé : & dans ce qu'on appelle dislocation de vertèbres, elles se touchent encore l'une l'autre par la plus grande partie de leur corps ; de-sorte que la dislocation complette ne se peut faire qu'entre les apophyses obliques d'un côté ou de l'autre.

Dans le Journal des Sçavans de l'année 1693. on lit la description du tronc d'un squelète, auquel on remarquoit que l'os *ilium*, l'os *sacrum*, les cinq vertèbres des lombes, dix de celles du dos, toutes les apophyses obliques, les côtes qui sont articulées avec les vertèbres, & la plûpart des apophyses transversales des vertèbres des lombes; que tous ces os, dis-je, étoient anchylosez entr'eux, de maniere qu'ils ne formoient ensemble qu'un seul os.

CHAPITRE III.

Des fausses Vertèbres, ou de l'Os Sacrum & du Coccyx.

L'Os *Sacrum* est ainsi nommé, selon quelques-uns, parce que c'étoit l'unique que les Anciens offroient à leurs Dieux en sacrifice.

Cet Os est composé de quatre ou cinq vertèbres, de differente grosseur, qu'on appelle fausses vertèbres, à cause qu'elles n'ont que la ressemblance en figure & en articulation avec les vraïes vertèbres.

Ces fausses vertèbres sont jointes ensemble dans les enfans par synchondrose; c'est-à-dire, par des cartilages, lesquels étant ossifiez aux adultes, ne font plus qu'un seul os; mais entre leurs corps il reste toûjours une ligne à l'endroit où étoient les cartilages, & ces lignes ont plus de relief à la partie antérieure qu'à la postérieure.

L'os *sacrum* consideré dans sa totalité, est une masse osseuse, assez grosse, de figure triangulaire, immobile, située immédiatement sous la derniere vertèbre des lombes. Sa base est tournée en-haut, son corps à la partie moyenne, & son extrémité est jointe à l'os nommé *coccyx*. A côté de châque vertèbre de l'os *sacrum*, il y a une longue, large, & grosse apophyse transversale, dont le volume & les dimensions diminuent, en descendant, à chaque vertèbre; ce qui doit s'entendre aussi de leur corps, comptant de-haut enbas. Ainsi la premiere de ces fausses vertèbres est la plus grande, tant par rapport à son corps, qu'à ses apophyses, & la derniere est la plus petite : tout le contraire se remarque aux vraïes vertèbres, lesquelles en descendant augmentent toûjours en toutes leurs dimensions.

Et comme dans les adultes la jonction du corps des fausses vertèbres, se fait sans mouvement, & par concrétion; elles n'ont point aussi pour cette raison d'apophyses obliques afcendantes, ni de defcendantes, pour s'articuler entr'elles par une articulation lâche. Mais comme la derniere vertèbre des lombes eft articulée avec la premiere des fauffes vertèbres par un mouvement manifefte ; auffi eft-ce pour cette raifon que la premiere des fauffes eft pourvûë d'apophyfes obliques afcendantes, par lefquelles elle s'articule avec les apophyfes obliques defcendantes de la derniere vertèbre des lombes. De-plus, les fauffes vertèbres ont auffi des apophyfes épineufes, affez femblables à celles qui font aux vraïes vertèbres ; mais elles font plus petites.

Outre-que l'os *facrum* eft articulé avec la derniere vertèbre des lombes, comme nous l'avons dit ci-deffus, il eft encore articulé par fon extrémité inférieure avec le *coccyx* par fynchondrofe ; & à fes parties fupérieures & laterales, il y a quelques finuofitez & éminences qui reçoivent l'os des Iles, & qui en font reçûës, avec lefquelles cet os s'articule par engrainure.

Les vertèbres inférieures de l'os *facrum* fe courbent infenfiblement en-dedans; ce qui donne la commodité de s'affeoir : & cette courbure eft telle, que la face antérieure de l'os *facrum* eft concave, & la poftérieure convexe.

Au milieu de cet os, & dans toute sa longueur, le canal de la moëlle de l'épine se continuë ; & ce canal en descendant diminuë de volume de plus en plus, à cause que la moëlle de l'épine, en chemin faisant, produit plusieurs nerfs, qui sortent de côté & d'autre par les trous antérieurs de l'os *sacrum* ; ce qui fait qu'elle s'amoindrit peu-à-peu, & qu'elle s'anéantit à la fin absolument.

Ce canal n'est point entier dans son commencement, il y a une petite partie de l'os qui y manque ; & l'on remarque en cet endroit un sinus triangulaire. Il manque aussi à sa partie inférieure une partie de l'os ; ce qui rend le canal défectueux, plus toutefois dans un os *sacrum*, que dans un autre. Quelquefois toute la partie postérieure manque tout le long du canal, ainsi que Mr. *Verheyen* rapporte l'avoir observé.

La surface de la partie antérieure de l'os *sacrum* est assez unie ; mais celle de la partie postérieure est fort inégale, & il s'y rencontre plusieurs petites fosses & éminences.

La premiere fosse ou cavité se trouve sous les apophyses obliques ascendantes de la premiere des fausses vertèbres. La seconde est plus grande, & située tant-soit-peu

peu plus bas ; elle est plus profonde que la précédente, & l'on voit dans sa profondeur plusieurs petits trous, qui donnent passage aux vaisseaux sanguins. La troisiéme fosse est située à l'endroit des apophyses transversales de la seconde & troisiéme des fausses vertèbres, presque immédiatement sous la seconde : elle est quelquefois partagée en deux parties par une petite éminence qui est en son milieu ; la partie supérieure reçoit un petit tubercule de l'os des Iles, & la petite éminence est reçüe dans une petite fosse du même os.

Les trous qui sont à l'os *sacrum* pour la sortie des nerfs, ne sont pas situez lateralement comme aux vraïes vertèbres ; ils s'ouvrent en-devant, parce que cet os étant articulé par ses parties latérales aux os des Iles, ces trous ne pouvoient être placez en cet endroit : & comme la moële de l'épine passe par l'épaisseur de l'os, il falloit pourtant qu'il y eût des conduits dans cet os pour les nerfs qui vont aux parties extérieures ; & c'est pour cela qu'il est percé en ces deux endroits par de grands trous.

Cet os a ordinairement de chaque côté quatre grands trous, qui sont situez entre les corps des vertèbres & leurs apo-

Y

physes tranfverfales, tant en-devant, qu'en-
arriere. J'ai chez moi un os *facrum* compofé de fix vertèbres, où l'on voit cinq
trous par-devant, & cinq par-derriere :
ceux de devant font plus grands que ceux
de derriere ; & il femble que chacun de
ces trous foient triples ; car le premier
fe trouve dans la paroi du canal par où
paffe la moëlle, & fe divife enfuite en
trou antérieur & en poftérieur : De-là il
femble que les nerfs en cet endroit, après
qu'ils ont quitté la moëlle, fe divifent en
branches antérieures ou intérieures, & en
branches poftérieures ou extérieures, &
par conféquent qu'il en devroit fortir des
nerfs par tous ces trous ; mais il ne fort
point de nerfs confiderables par les trous
qui fe voyent à la partie poftérieure de l'os
facrum.

Cet Os a plufieurs ufages. Le premier eft
de fervir de bafe & de fondement à l'é-
pine & aux vrayes vertèbres. Le fecond
eft de fervir à l'articulation des os des
iles, & de concourir avec les os innominez à former le baffin de l'hypogaftre. Enfin fon troifiéme ufage eft de fervir à l'attache de plufieurs mufcles.

Si les fractures des os du crâne font dangereufes, par rapport au cerveau & aux
membranes qu'ils renferment, les fractu-

res des vrayes vertèbres & de l'os *sa-crum* ne le font pas moins, de même que leurs diflocations, fçavoir des vrayes vertèbres, par rapport à la moëlle de l'épine, & à fes membranes qui y font renfermées.

A l'occafion de la moëlle de l'épine, nous rapporterons ici ce que dit HIP-POCRATE, fur l'importance des blef-fures de cette moëlle, dans fon fecond Livre des *Prorrhétiques* ; voici la traduc-tion du paffage : » Si la moëlle de l'épi- «
ne devient malade en quelque forte «
que ce foit, par chûte, par fluxion, «
d'elle-même, ou autrement, l'homme «
perd en même tems l'action des cuif- «
fes & des jambes, que l'on touche «
même fans qu'il le fente : la veffie & «
le ventre ne font plus leurs fonctions «
en lui ; de-forte qu'au commencement «
il ne peut ni uriner, ni décharger fon «
ventre, qu'en un extrême befoin : & «
lorfque la maladie eft longue, les ex- «
crémens du ventre & de la veffie fe «
déchargent d'eux-mêmes ; ce qui eft «
une marque infaillible que le malade «
mourra dans peu de tems.   «

Sur la fin du mois de Février 17 4. je fus appellé pour voir un Meunier, qui étoit tombé de fon moulin fur le dos

fur un terrain pierreux & fort inégal ;
fans qu'il y eût fracture ni diflocation
aux vertèbres, non-plus qu'aux os des
hanches ; mais par la feule contufion & la
violente fecouffe que fouffrit la moëlle
de l'épine dans cette chûte, ce bleffé fut
attaqué de tous les fymptômes ci-deffus
énoncez, & enfuite de mortification des
chairs mêmes, qui fe trouvoient comprimées par les os ; & cet homme mourut un mois ou environ après fa chûte.

L'Os qu'on appelle *Coccyx* eft fufpendu à l'extrémité de l'os *facrum* ; & on
lui a donné ce nom, parce qu'il reffem-
ble au bec d'un Coucou, ou parce qu'il
eft comme la queüe de l'épine.

Le *coccyx* eft compofé de trois ou quatre petits os, dont le plus grand eft attaché à l'os *facrum*, le fecond eft plus petit, & ainfi des autres : ils font tous joints
par une articulation lâche, c'eft-à-dire,
par cartilage ; ce qui fait qu'ils obéiffent,
& qu'ils fe retirent aifément en-arriere.

Ces os foûtiennent le *rectum*, & fe portent
plus en-dehors aux femmes qu'aux hommes ; donnant par-là plus d'étenduë au
baffin de l'hypogaftre, pour le tems de
la groffeffe : la pointe de ces os regarde
toûjours en-dedans; ce qui empêche qu'on
ne foit incommodé en s'affeïant ; & com-

me ils se portent un peu en-dehors aux femmes, cela rend plus ample le passage de l'enfant dans l'accouchement.

Cheselden & *Morgagni* ont observé que le *coccyx* a une paire de muscles propres, qui ont de chaque côté leur attache fixe à l'apophyse épineuse & postérieure de l'os *ischion*, & vont s'inserer au *coccyx*. Ces muscles tirent ce dernier os en-devant, aident par-là aux releveurs de l'*anus*, & remettent le *coccyx* dans sa situation naturelle.

Diemerbroeck rapporte avoir vû un enfant nouveau-né, qui avoit une queuë d'une demi-aulne de longueur, laquelle étoit apparemment soûtenuë par plusieurs os: & *Harvée* raconte qu'il a ouï dire à un de ses amis revenu des Indes Orientales, qu'il y a des hommes en ce pays-là qui ont des queuës de la longueur d'un pied *; chose qui mérite confirmation pour être cruë.

Bourdon dit qu'il y a des Sage-femmes qui ont coûtume de pousser le *coccyx* en-arriere dans l'accouchement avec tant de violence, qu'il s'en ensuit de très-fâcheux

---

* Ce sont des Satyres, ou des espèces de gros Singes; on en trouve particuliérement de tels dans l'Isle de *Borneo*, & dans celle de *Formosa*.

accidens. Cependant ce n'est jamais cet os qui met obstacle au passage de l'enfant ; mais bien l'étroitesse du bassin de l'hypogastre, qui fait que la tête de l'enfant s'y étant engagée, elle ne peut avancer ni rétrograder. A l'égard du *coccyx*, il obéit aisément aux efforts que fait le fœtus pour s'ouvrir un passage, & à ceux que fait la mere pour accoucher. C'est le sentiment de M*r*. *de la Motte*, Chirurgien-Accoucheur de Valognes, dans son Traité des Accouchemens, imprimé à Paris en 1721.

Quand le *coccyx* est fracturé, ou disloqué, il faut le relever avec le doigt indice de la main droite, oint d'huile & introduit dans l'*anus* ; & l'on s'en sert de cette maniere pour agencer & reduire les petites piéces d'os avec les doigts appuïez de l'autre main.

A l'égard de la dislocation du *coccyx*, M*r*. *Petit*, dans son Traité des maladies des Os, remarque que ce n'est pas une véritable dislocation, parce que la jonction de cet os, n'est pas une articulation formée par des têtes & des cavitez ; mais une union par cartilage que les Anciens ont nommée synchondrose ; de-sorte qu'il est rare que ces petits os se déjoignent entiérement : c'est pourquoi l'on doit appeller la luxation du *coccyx* en-dehors, renversement , & sa luxation en-dedans, enfoncement.

CHAPITRE IV.

Des Côtes.

APRE's avoir fait la description des Os qui entrent en la composition de l'Epine, qui est le principal appui de la Tête, passons à présent à l'examen des Côtes. Il y en a ordinairement douze de chaque côté, & rarement plus ou moins. Elles sont articulées par-derriere avec les corps des douze des vertèbres du Dos , & par-devant elles se joignent la plûpart avec le *sternum* par des cartilages , tant immédiatement , que médiatement.

Comme par extraordinaire il se rencontre en certains sujets onze ou treize vertèbres au dos , il y a aussi dans ce cas onze ou treize côtes ; & quelquefois on en trouve onze d'un côté , & douze de l'autre. On peut nommer ces gens-là des Adamites , parce qu'ils se trouvent au même état ou étoit Adam , quand Dieu eût tiré une de ses côtes pour en former la Femme.

Riolan dit avoir rencontré treize côtes d'un côté, & autant de l'autre, en montant le squelète d'une femme nommée *Généviève Supplice*, qui fut penduë étant grosse, malgré ce qu'elle pût dire pour persuader qu'elle l'étoit ; & cela sur le rapport indiscret des Chirurgiens & des Matrones, qui trompez par son embonpoint excessif, assûrerent qu'elle ne l'étoit pas. Cette femme avoit huit vertèbres au cou, dont la seconde étoit ossifiée avec la troisiéme, & elle avoit seulement quatre vertèbres aux lombes. Au reste, ce n'est pas la seule fois que les Chirurgiens & les Sage-femmes se sont trompez en jugeant de la grossesse des Criminelles. M^r. *Felix* premier Chirurgien du feu Roi Louis XIV. disséqua publiquement une femme qui avoit été penduë quoique grosse, sur le rapport des Chirurgiens & des Sage-femmes du Châtelet de Paris, qui avoient assûré qu'elle ne l'étoit pas ; ce qui doit apprendre aux jeunes Chirurgiens à ne décider sur ces sortes de faits, qu'avec beaucoup de retenuë & de circonspection ; car comme il n'y a point de signes absolument certains de la grossesse, il n'y en a point aussi du contraire qui soient infaillibles ; puisque l'on voit très-souvent les Sage-femmes les plus expérimentées,

&

& même les Accoucheurs les plus renom-
mez, faire à cet égard de faux jugemens.
Il n'y a pas un si grand inconvénient à
differer sa décision sur la grossesse d'une
femme, quoiqu'on ait des raisons de présumer qu'elle n'est pas enceinte, parce
qu'un certain tems leve le doute : mais
on l'expose à de grands dangers, en assûrant qu'elle n'est pas grosse, quand elle
l'est effectivement; car on donne lieu par-là
à toutes les femmes qui comptent sur un
tel jugement, de se livrer à des exerci-
ces qui mettent leur vie & celle de leur
fruit en compromis ; & si ce sont des
Criminelles, on engage les Juges à com-
mettre indirectement un homicide des
plus crians, en privant un enfant de la
vie tant corporelle que spirituelle.

Les côtes sont en partie osseuses, & en
partie cartilagineuses ; ces cartilages sont
presque de la même figure que les côtes
mêmes ; mais ils ne sont pas tous de la
même grandeur. Celui de la premiere
côte a environ la longueur d'un travers
de pouce ; celui de la seconde a un
peu plus de longueur, & ils sont ainsi
longs successivement de plus en plus ;
jusques-là que celui de la septiéme côte a
bien la longueur de quatre pouces ; & les
suivans deviennent successivement plus

Z

courts. Ces cartilages deviennent quelquefois fi durs en vieilliffant, qu'on ne peut plus les féparer avec le fcalpel.

Les côtes fe divifent en vraïes, & en fauffes. Les vraïes font les fept fupérieures; on leur donne le nom de vraïes, parce qu'elles décrivent un demi-cercle plus parfait que les autres, & que fe joignant poftérieurement aux corps des vertèbres, elles s'uniffent par-devant, par le moyen de leurs cartilages, immédiatement au *fternum*, avec lequel elles ont une ferme articulation. Les cinq côtes inférieures s'appellent fauffes, parce qu'elles n'atteignent pas le *fternum* par leurs cartilages; mais la premiere s'attache feulement par fon cartilage à celui de la feptiéme des vraïes, fans laiffer aucun efpace entre-deux, & quelquefois auffi par des efpaces; & les côtes qui fuivent s'attachent les unes aux autres, à l'exception de la derniere qui eft libre.

La figure des côtes eft demi-circulaire, & les fupérieures font plus courbées que les inférieures; auffi ne font-elles pas de la même longueur, ni de la même largeur. La premiere eft plus courte, plus applatie, & plus large que les autres; & les moyennes ont plus de longueur que les fupérieures & les inférieures; mais la derniere eſt la plus courte de toutes.

C'eſt à quoi les Chirurgiens doivent avoir égard en comptant les côtes, quand ils ont à faire l'opération de l'empyême entre la ſeconde & la troiſiéme, comptant de-bas en-haut, afin de ne ſe pas tromper en prenant l'une pour l'autre : mais quand il faut operer ſur des ſujets qui ſont fort gras, & dont on ne peut pas bien compter les côtes, on doit obſerver de faire l'ouverture des tégumens à quatre travers de doigt au - deſſous de l'angle inférieur de l'omoplate.

Plus les côtes s'éloignent du *ſternum*, plus elles ſont étroites, rondes, & ſerrées ; mais elles s'applatiſſent, & deviennent plus larges à meſure qu'elles en approchent.

Près de l'apophyſe des côtes qui s'inſère dans une cavité des apophyſes tranſverſales des vertèbres, la côte eſt poſtérieurement raboteuſe dans l'étenduë d'un pouce ; c'eſt à ces inégalitez que s'attache le ligament qui attache la côte à la vertèbre : mais les côtes ſont aſſez polies à d'autres endroits.

On conſidere aux côtes deux ſortes de parties, leur corps, & leurs extrémitez. Le corps de la côte eſt ce qui en fait la partie moyenne & la principale ; 'on y remarque encore sa partie supérieure & sa partie inférieure. La partie supérieure a deux lévres, l'une intérieure & l'autre extérieure, auxquelles s'attachent les muscles intercostaux. Les côtes sont plus grosses à leur partie supérieure, qu'à l'inférieure, excepté la premiere qui est fort platte ; & c'est par-là que l'on peut d'abord connoître parmi un grand nombre de côtes, quelles sont les droites ou les gauches.

La partie inférieure des côtes est plus mince ; elle a pareillement deux lévres, qui sont séparées par une sinuosité qui est le long de la côte, & qui disparoît à mesure qu'elle s'éloigne de la vertèbre : cette sinuosité sert à loger un nerf, l'artère & la veine intercostale. Cette rainure ne se remarque pourtant pas aux deux ou trois côtes inférieures, parce que les vaisseaux s'en éloignent.

Les Chirurgiens en faisant l'opération de l'empyême, doivent éviter d'ouvrir les vaisseaux intercostaux ; ce qui causeroit une hémorrhagie difficile à réprimer, & le sang pourroit même réfluer dans la cavité du *thorax*, & fourniroit alors la matiere d'un nouvel abscès. Pour éviter cet accident, quelques-uns proposent d'inciser avec un bistouri les muscles intercostaux de-haut en-bas, le dos de

l'inſtrument tourné vers la partie inférieure de la côte ſupérieure ; mais on ne
peut pas en agiſſant de cette maniere faire une aſſez grande ouverture , il vaut
mieux faire l'inciſion ſelon le progrès des
côtes.

Les côtes ont leurs extrémitez doubles
antérieurement & poſtérieurement : leurs
extrémitez antérieures ſont la plûpart articulées avec le *ſternum* par le moyen des
cartilages ; & les autres s'articulent avec
les vertèbres. Pour former cette articulation poſtérieure , il y a à l'extrémité de
chaque côte deux petites apophyſes rondes , couvertes de cartilages ; excepté aux
deux dernieres qui n'ont qu'une apophyſe , parce qu'elles s'articulent ſeulement
avec la partie poſtérieure du corps des
vertèbres , & non avec leurs apophyſes
tranſverſales , qui pour cela n'ont point
de cavitez à leurs extrémitez , comme les
autres avec leſquelles toutes les autres
côtes ſont articulées par une ſeconde apophyse : Quelquefois auſſi la premiere côte n'a qu'une apophyſe , & pour lors il
n'y a point de cavité à l'apophyſe tranſ-
verſale de la premiere vertèbre.

La premiere vertèbre du dos , & les
deux ou trois dernieres ont chacune une
cavité particuliere à la partie poſtérieure

de leur corps, avec laquelle la premiere apophyse de chaque côte s'articule : mais la seconde vertèbre, & les sept, ou quelquefois les huit suivantes n'ont point de cavité particuliere à leur corps ; mais bien à l'entre-deux, c'est-à-dire, en partie au bord inférieur, & en partie au bord supérieure du corps des vertèbres.

L'articulation des côtes avec le *sternum* est plus serrée que celle qui se fait avec les vertèbres du dos, à cause que le *sternum* se meut avec les côtes, au lieu que les vertèbres n'obéissent pas à leur mouvement.

Les côtes sont articulées avec les vertèbres, de telle maniere qu'elles vont en descendant obliquement de-derriere en-devant, (ce qui ne s'observe pas tant à quelques-unes des supérieures) de-sorte qu'elles font des angles aigus avec les vertèbres ; ensuite elles montent obliquement de-bas en-haut, & se joignant par le moyen de leurs cartilages au *sternum*, elles forment des arcs. Il faut ajoûter que les cartilages des fausses côtes s'attachent les uns aux autres, & que montant obliquement de-bas en-haut, ils vont s'atta-cher par le moyen du cartilage de la premiere des fausses côtes à celui de la septiéme des vrayes. D'où il s'enfuit que l côtes dans l'inspiration ne peuvent pas se mouvoir de-bas en-haut, & en rond, sans dilater considerablement la capacité de la poitrine, & sans l'étrécir dans l'expiration lorsqu'elles tendent par leur vertu élastique à se remettre dans leur premier état.

Dans le tems de l'inspiration, principalement quand elle est forte, les cartilages des fausses côtes sont tirez en-dedans, à cause que le diaphragme est attaché aux susdits cartilages, & ce muscle étant alors en action les tire en-dedans ; & lorsque dans l'expiration le diaphragme cesse d'agir, ils se remettent dans leur situation naturelle.

Les côtes servent, 1°. A la fermeté de la poitrine, & à former sa cavité ; en-sorte que la dilatation de cette partie contribuë à fournir aux parties supérieures du bas-ventre un espace commode pour se placer. 2°. Elles servent d'appui à quelques parties voisines, & aux muscles de la respiration. 3°. Elles servent de défense aux viscères contenus dans la cavité de la poitrine, & à quelques-unes des parties supérieures comprises dans l'*abdomen.*

A l'occasion d'une côte fracturée, il peut survenir un emphysême ; car lors-

que la côte est cassée de telle maniere que les parties molles, tant intérieures qu'extérieures, qui la couvrent font
bleſſées, l'air extérieur ne manque pas
de s'introduire dans la capacité de la
poitrine : mais parce qu'il n'en peut pas
ſortir dans l'expiration avec autant de facilité qu'il y eſt entré, ſoit à cauſe que
l'orifice extérieur de la playe eſt trop
étroit, ou que la playe de la pleure n'eſt
point parallèle avec la playe de la peau
& des chairs, ſoit enfin par la réſiſtance que fait l'air extérieur ; cet air s'introduit par-tout ſous la peau, entre les
muſcles, dans les cellules de la membrane adipeuſe, & y cauſe un emphyſême
ou bourſoufflure, qui s'étend quelquefois
ſur toute la poitrine, le bas-ventre, &
juſques ſur le *ſcrotum* ; de maniere que
ces parties ſont gonflées comme les moutons qui ſont ſoufflez par les Bouchers.
Ce qui arrive encore quelquefois non-
ſeulement à l'occaſion des playes qui pénétrent dans la poitrine ; mais auſſi aux
playes de la trachée-artère, & même
par un ulcère au poûmon, produit de
cauſe intérieure, lorſque l'éroſion s'eſt
communiquée à la pleure & aux muſ-
cles intercoſtaux, ſans qu'il y ait de léſion à
la peau.

L'empyême survient aussi quelquefois à la fracture des côtes, lorsque les
esquilles compriment & déchirent la
pleure ; en-sorte que l'inflammation cause un phlegmon, qui venant à suppuration, perce & ulcère cette membrane,
& le pus s'épanche dans la cavité de la
poitrine, (à moins que la pleure ne soit
en cet endroit attachée au poûmon) &
pour lors c'est au Chirurgien à prendre de
justes mesures pour évacuer le pus par l'o-
pération.

Il est encore à remarquer que certains
Charlatans , connus sous le nom de Re-
noüeurs ou de Bailleuls , ont lieu d'en
imposer beaucoup aux gens crédules , au
sujet de la fracture des côtes : En effet
ces Charlatans , ausquels on s'adresse volontiers quand on a fait quelque chûte
où les côtes ont porté , ou lorsque l'on a
été frappé sur ces parties , ces Charlatans,
dis-je , ne manquent pas de dire aux
malades qu'ils ont des côtes fracturées ,
fêlées , ou enfoncées , quoiqu'il n'y ait aux
endroits douloureux que de simples con-
tusions ; ainsi donc après avoir bien ma-
nié & tourmenté inutilement ces personnes crédules , pour réduire leurs prétenduës fractures , fêlures , ou enfonceures ,
ils leur font payer bien cher l'applica-

tion d'un bandage, & d'un ciroine, leur
faifant croire qu'ils les ont tirez d'un grand
danger par leur feinte opération.

Or la fêlure des côtes, que ces Charlatans fuppofent, eft un terme dont ils
fe fervent pour exprimer la fracture incomplette. Voici ce que dit, à cette occafion, M^r. *Petit*, dans fon Traité des
maladies des Os. Tom. II. pag. 82. » Je
» crois que cette fracture, fêlure, ou fente
» peut arriver, la poffibilité eft démontrée;
» mais quel eft l'impudent qui ofera af-
» fûrer la chofe? En peut-il donner des
» fignes? Par quel fens le pourra-t-il con-
» noître? Eft-ce par la vûë? Eft-ce par
» le toucher? Eft-ce par l'ouïe? La cô-
» te eft couverte; il n'y a point d'inéga-
» lité; la crépitation eft impoffible. Quels
» feront donc les fignes par lefquels il
» en aura la connoiffance? En cette oc-
» cafion un honnête homme eft fort em-
» barraffé, s'il fe trouve avec un Bailleul
» qui foûtient que la côte eft fêlée; par-
» ce que s'il n'y a point de fignes pour
» connoître que la côte eft fêlée, il n'y
» en a point qui faffe connoître qu'elle
» ne l'eft pas.

L'enfonceure prétenduë des côtes fans
fracture, eft une pure illufion, parce
que la fubftance offeufe des côtes, n'a

pas affez de fléxibilité pour obéïr à
l'impulfion d'une caufe extérieure , &
reprendre enfuite fon reffort ; il faut
donc pour que la côte refte enfoncée,
qu'elle ait été fracturée , & pour lors
on ne peut réduire la portion enfoncée,
qu'en ouvrant les tégumens , & en retirant enfuite la portion déprimée de
la côte avec un inftrument convenable;
ce qui feroit une opération au-deffus
de la portée des Renouëurs. Et lorfque
la côte eft fimplement fracturée , & que
les deux extrémitez de l'os fracturé reftent bout-à-bout l'une de l'autre, comme il arrive le plus fouvent, on peut dire que la fracture eft réduite d'elle-même, & par conféquent qu'il eft inutile de
tourmenter le bleffé pour la réduire; il fuf-
fit, pour que la côte fracturée fe réüniffe ,
que le bleffé garde le repos, & que la partie
foit affermie par un bandage circulaire fuffifamment ferré , obfervant que le malade
fe tienne plûtôt affis que couché.

CHAPITRE V.

Du Sternum.

ON nomme le *Sternum* toute la partie osseuse qui est située au-devant de la Poitrine, entre les sept côtes supérieures de chaque côté, & à laquelle elles vont se joindre par leurs extrémitez cartilagineuses.

Aux enfans, vers la septiéme année, il est composé de huit piéces, qui sont jointes par des cartilages ; & quelques années après il y en a rarement plus de quatre ou cinq : de maniere que les cartilages s'ossifiant peu-à-peu, il ne se forme plus de toutes ces piéces qu'un seul os ; mais il reste ordinairement deux ou trois lignes, par lesquelles on remarque qu'il y a quelquefois quatre os au *sternum*, comme cela se trouve dans un squelète que je garde ; mais pour l'ordinaire il n'y en a que trois. Dans les adultes ces os sont fort poreux & spongieux.

M*r*. *Valsalva* dit qu'il disséqua à Rome le cadavre d'une petite fille, âgée d'environ sept ans, où il trouva que le *sternum* étoit composé de onze piéces differentes.

Le premier des trois Os du *sternum* est le supérieur, qui est plus ample & plus épais que les autres, principalement à sa partie supérieure; il est moins gros & moins large à sa partie inférieure, & semblable à celui qui suit. On voit à chaque côté de sa partie supérieure, un sinus qui reçoit la tête de la Clavicule, & il y en a encore deux autres qui reçoivent le cartilage des deux premieres Côtes, une de chaque côté. Un cinquiéme sinus se trouve au milieu de la partie intérieure & supérieure, qui fait place à la trachée-artère.

Le second Os du *sternum*, situé au-dessous du premier, est plus long, plus étroit, & plus mince. On voit à ses deux côtez plusieurs sinuositez, qui reçoivent les cartilages qui s'y viennent articuler.

Le troisiéme est encore plus petit que le second; mais il est plus large, & reçoit de chaque côté un ou deux cartilages des côtes. Il finit par une appendice, qu'on appelle Cartilage *Xiphoide* ou *Ensiforme*, parce qu'il est aigu & ressemble un peu à la pointe d'une épée.

Quelquefois ce Cartilage est triangulaire, ou oblong, ou partagé en deux, dont la plus grande partie passe par-dessus la plus petite (comme on le voit en

la plante que l'on nomme *hippogloſſum*)
& entre ces deux parties l'artère & la
veine mammaire paſſent de chaque côté. D'autrefois ce Cartilage eſt ſéparé en
deux comme une fourchette. Il eſt ordinairement de la longueur d'un pouce,
quelquefois de deux, trois, & même de
quatre, ainſi que je l'ai remarqué dans un
ſujet vivant.

Bourdon rapporte avoir vû un ſujet où ce
Cartilage manquoit.

Quelques-uns diſent que lorſque ce Cartilage n'eſt point diviſé, il y a un trou par
où paſſent les vaiſſeaux mammaires internes. Quelquefois auſſi il y a un trou au
milieu du *ſternum*, par où paſſent ces vaiſſeaux ; ce qui arrive plus ſouvent aux femmes qu'aux hommes ; mais quand il manque aux femmes, l'on trouve toûjours
un trou dans ce Cartilage : Quelquefois
aux hommes ces vaiſſeaux paſſent aux
côtez.

Riolan rapporte avoir vû une femme
qui avoit ce trou ſi grand dans le *ſternum*, que l'on y pouvoit introduire le petit
doigt.

L'uſage du *ſternum* eſt 1°. De joindre
& d'articuler les côtes & les clavicules,
& de contribuer à former la cavité de la
poitrine. 2°. De ſervir à attacher, le long

de sa partie presque moyenne & intérieure, le médiastin, & par son moyen de suspendre le cœur. 3°. De le défendre contre les injures extérieures.

Veslingius dit avoir observé dans un
vieillard, que le cartilage *xiphoïde* étoit
osseux, & qu'il s'étendoit jusqu'à l'ombilic ; ce qui avoit fort incommodé cet
homme dans la fléxion du corps.

Le Médiastin, qui s'attache le long de
la partie intérieure & presque moyenne
du *sternum* (comme je l'ai dit dans mon
Anatomie) étant une membrane redou-
blée & susceptible, aussi bien que la pleure, d'inflammation, qui peut lui arriver
immédiatement, ou par la communication de celle de la pleure, dont elle est
une continuité, il peut s'y former un abscès, qui se fait connoître (quoique d'une
maniere assez équivoque) par la fiévre,
par un sentiment de pesanteur fort incommode au milieu de la poitrine, par
l'impossibilité au malade d'être couché
que sur le dos, par des palpitations, &
des syncopes, qui font d'ordinaire périr
le malade, avant que l'on puisse avoir des
indications sûres pour apporter à son mal
l'unique remede, qui seroit de faire une
ouverture au *sternum* par l'application du
trépan, après avoir fait une incision cru-

ciale pour découvrir l'os. On trouve quelques exemples du succès de cette opération dans les Auteurs ; ce qui ne m'empêche pas de la croire, quant à sa réüssite, plus spéculative que réelle.

Le *sternum* peut être enfoncé & fracturé par quelque coup violent : il lui survient alors des accidens presque semblables à ceux des côtes ; on voit même arriver quelquefois une hémorrhagie intérieure, à cause des artères & des veines mammaires qui font situées dessous, lesquelles se rompent lorsque les os fracturez sont considerablement enfoncez. Le crachement de fang, la toux violente & fréquente, les étouffemens & la fiévre font des symptômes presque inséparables de la fracture du *sternum*. Après avoir connu la maladie, il faut réduire la fracture en comprimant la poitrine de droite à gauche, & de gauche à droite ; ce qui oblige les côtes à s'avancer en-devant, & à élever le *sternum* en pouffant leurs cartilages. Si ce moyen est insuffisant, & que les accidens soient fâcheux, il ne faut faire aucune difficulté d'incifer fur le lieu fracturé, pour découvrir la fracture, & il faut relever les os avec des instrumens convenables. Si pour n'avoir pas remedié dès le commencement, il s'étoit formé un abscès fous le

sternum,

ſternum, on pourroit appliquer le trépan, comme on l'applique au crâne, pour évacuer le pus, ou même le ſang, & relever les piéces d'os enfoncées.

Il arrive quelquefois, par une cauſe intérieure, que le cartilage *xiphoïde* vient à ſe relâcher, & à s'enfoncer en-dedans : Cet accident eſt ſuivi de grandes douleurs, par la compreſſion que ſouffre alors le ventricule, avec perte d'appétit, & vomiſſement des alimens ; ce qui fait que le malade devient maigre & fort foible. Pour réduire ce cartilage, quelques-uns conſeillent d'appliquer deux ou trois fois une ventouſe qui ait une grande embouchure, & de la tirer ſubitement & avec effort, après l'avoir laiſſée juſqu'à ce qu'on ſoit obligé de la tirer de cette maniere, afin de laiſſer au malade la liberté de reſpirer que cette ventouſe intercepte. Cependant cette ſorte de réduction, propoſée par les Anciens, n'eſt plus en uſage ; on ſe contente dans ce cas de porter le doigt le plus profondement qu'on peut, en l'appuyant ſous la courbure du cartilage, pour le redreſſer autant qu'il eſt poſſible. Le commun peuple apelle cette courbure du *xiphoïde*, la poitrine chûte, ou le bréchet démis.

A a

CHAPITRE VI.

Des Omoplates, & des Clavicules.

LEs Omoplates font des os larges & minces, qui font fituez de chaque cô- té à la partie poftérieure de la poitrine , & qui font couchez fur les vrayes côtes , depuis la feconde jufqu'à la fixiéme.

Les Omoplates dans leur figure repré- fentent un triangle inégal , large par en- haut , étroit par en-bas , ou, pour mieux dire, une pyramide renverfée. Leur furfa- ce intérieure eft cave , & le mufcle Souf- capulaire s'y trouve logé ; ce qui lui per- met de mieux s'appliquer fur les côtes , qui font convexes. Les Omoplates font auffi convexes en-dehors, & plus épaiffes en leurs bords antérieurs & poftérieurs, qu'au milieu , où elles font minces.

Le bord de l'Omoplate qui eft le plus proche des vertèbres, ou fa partie pofté- rieure , fe nomme fa bafe , laquelle fe ter- mine par deux angles, l'un appellé fupé- rieur , & l'autre inférieur. Les parties qui viennent de ces angles vers fon cou , font nommées les côtes de l'Omoplate , que l'on diftingue auffi en fupérieure , & en inférieure ; la fupérieure eft la plus courte & la plus délicate ; l'inférieure eſt la plus longue & la plus épaiſſe, & elle regarde vers le devant. Tous les bords de l'Omoplate ont des lévres extérieures, intérieures, & moyennes.

Cet Os a trois apophyſes. La premiere & la plus longue s'appelle l'épine, à cauſe de ſon éminence conſiderable ; elle traverſe la partie poſtérieure & la plus large de l'Omoplate. L'extrémité de cette épine, qui eſt large & platte, & qui eſt articulée avec la Clavicule, ſe nomme *acromion*, à cauſe qu'elle reſſemble à une ancre ; elle empêche que l'os du bras ne ſe déplace vers le haut. A chaque côté de cette longue apophyſe, il y a deux cavitez ; l'une au-deſſus, qui ſe nomme ſus-épineuſe, & l'autre au-deſſous, que l'on appelle ſous-épineuſe. Ces cavitez contiennent deux muſcles, qui ſervent au mouvement du bras, & qui empruntent chacun leur nom de leur ſituation ; l'un eſt appellé Sus-épineux, & l'autre Sous-épineux.

Il faut encore obſerver à l'Omoplate deux échancrures : L'une ſe trouve entre le cou de l'omoplate & l'*acromion* ; & l'autre entre la côte ſupérieure & l'apophyſe coracoïde. Elles ſervent l'une & l'autre au paſſage des vaiſſeaux.

A a ij

La seconde apophyse de l’Omoplate s’é-
tend depuis la partie supérieure de son
cou , jusqu’à la tête de l’os du bras ; elle s’appelle *coracoïde* , parce qu’elle ressemble par sa courbure au bec d’un corbeau.
Cette apophyse empêche que la dislocation de l’os du bras ne se fasse plus souvent
en-devant.

La troisiéme apophyse de l’Omoplate
est appellée son cou : Elle est plus courte
& plus épaisse que les autres ; sa situation
est à la partie superieure & latérale de
l’Omoplate , du côté du bras , & elle finit
par une cavité platte que l’on nomme *glénoïde*. Cette cavité est recouverte d’un cartilage lisse & poli ; ce qui rend le mouvement du bras plus facile. Immédiatement derriere la cavité , cette apophyse
est plus étroite, & s’appelle le cou.

Cette cavité platte est entourée d’un
cercle cartilagineux , qui la rend plus profonde , & plus en état par conséquent de
recevoir la tête de l’os du bras ; mais comme la tête qui s’y articule est fort grosse , il est à propos d’observer que la plus
grande partie de la cavité est formée par
le ligament qui entoure l’articulation, &
qui la retient dans sa cavité.

Il s’enfuit de-là que la dislocation du
bras (qui se fait presque toûjours vers la

partie inférieure de la jointure de l'épaule)
peut arriver, sans qu'il s'y fasse une grande
violence ; mais aussi cette structure favorise beaucoup le mouvement des bras,
qui n'auroit pas été si libre en tout sens,
si la cavité qui reçoit la tête de l'*humerus*
avoit été aussi profonde que celle qui est
à l'os innominé, destinée à recevoir la tête de l'os de la cuisse. Il faut remarquer
que l'os du bras ne se luxe jamais que
quand il est écarté de la poitrine.

L'Omoplate est seulement articulée
avec les Clavicules par le moyen de l'*a-
cromion* ; de-sorte qu'elle semble comme
nager sur les côtes, sur lesquelles elle est
tenuë comme suspenduë par le moyen
des muscles qui s'y attachent pour la mouvoir. A la surface intérieure de l'Omoplate, il y a un trou plus ou moins évident,
par où passe une grosse veine.

Cet Os a plusieurs usages ; il sert. 1°.
A l'articulation de la clavicule & de l'os
du bras. 2°. A rendre le mouvement du
bras plus dégagé & plus facile. C'est pour
cela, par exemple, que lorsqu'on plie le
bras en-devant, l'Omoplate éloigne sa base des côtes, en se retirant un peu à côté : quand on étend le bras en-arriere,
elle se releve vers l'épine, en s'éloignant
un peu des côtes : quand on leve le bras

en-haut, sa base s'éloigne & s'approche vers le côté : quand on abbaisse le bras, elle se remet en son état naturel. Enfin l'Omoplate sert d'attache à plusieurs muscles, & de défense aux parties intérieures.

Les Clavicules (ainsi nommées à cause de la ressemblance qu'elles ont avec de certaines clefs qui étoient autrefois en usage) sont deux os spongieux intérieurement, situez transversalement un de chaque côté à la partie supérieure de la Poitrine.

Ces Os sont environ de la longueur d'un demi-pied, & d'un travers de doigt d'épaisseur : Leur figure est semblable à celle d'une S Romaine : Ils sont caves vers l'*acromion*, & gibbeux vers le *sternum*.

On remarque que les hommes les ont plus courbés ; c'est pourquoi ils ont le mouvement des bras plus libre: Les femmes au contraire, qui ont ces os plus droits, ont la gorge plus belle, plus élevée, & moins remplie de fosses que celle des hommes.

Les Clavicules ont leur surface inégale en de certains endroits, à cause de l'attache des muscles & des ligamens : Il y a une rainure à leur partie inférieu-

re , qui fert à loger des vaiffeaux. Ces os,
par une de leurs extrémitez qui eft la plus
groffe, entrent dans une cavité platte qui les
joint à la partie fupérieure & latérale du
premier os du *fternum* ; & par leur autre extrémité, qui eft la plus applatie, ils
fe joignent avec l'apophyfe dite *acromion* ,
avec laquelle ils font liez par de forts ligamens.

Les extrémitez de la Clavicule font
diftinguées en intérieure , & extérieure ; on nomme intérieure celle qui eft du
côté du *fternum*, & extérieure celle qui
eft du côté de l'*acromion*. On y confidere auffi quatre parties , ou , fi l'on aime
mieux, quatre faces ; fçavoir une anterieu-
re, une poftérieure, une fupérieure , & une
inférieure.

Dans l'intervalle de l'articulation de
de ces os il y a un cartilage plat, qui
dans fa circonférence eft adhérent au ligament fans être continu avec les extrémitez des clavicules ; au moyen de quoi
les clavicules & les omoplates obéïffent
plus facilement au mouvement des bras :
mais ce cartilage manque quelquefois
entre l'*acromion* & l'extrémité de la clavicule.

Toutes fortes d'Animaux n'ont pas des
Clavicules ; il n'y a que ceux qui fe fer-

vent de leurs pieds de devant comme nous
faisons de nos mains , qui en aient ; tels
que sont les Singes, les Rats, les Ecureiiils,
& autres.

L'usage des Clavicules est d'affermir les
omoplates dans leur situation naturelle ,
& par conséquent de ténir les bras écartez , & d'empêcher que les omoplates ne
tombent trop en-devant avec les bras ; ce
qui fait que la poitrine est plus large en
l'homme qu'aux autres animaux.

Comme les Clavicules ne sont recouvertes que de simples tégumens, elles sont aussi fort sujettes à se fracturer pat la violente
impression des causes extérieures ; & après
la réduction faite, il est très-difficile que les
piéces de l'os réduit restent dans la situation
où on les a mises , le moindre mouvement
du bras étant capable de les déranger : d'où
il arrive qu'après la réünion faite , il reste
toûjours à l'endroit de la fracture un *ca-
lus* plus ou moins difforme ; malgré toutes
les machines qu'ont pû inventer les habiles Chirurgiens , pour tenir ces os fracturez dans un parfait repos après leur réduction. Ainsi quand cette fracture arrive à des Dames curieuses de leur belle gorge , cette reduction ne fait presque jamais
beaucoup d'honneur au Chirurgien : aussi
voit-on de ces clavicules, qui ayant été fracturées,

curées, ont été réduites par ceux qui paſſent pour les mieux verſez dans cette
opération ; on voit, dis-je, de ces clavicules qui ne ſont pas moins diffor-
mes, que ſi la fracture eût été traitée
par le Barbier d'un Village.

CHAPITRE VII.

Des Os Innominez.

LEs Os des Hanches, autrement
dits Innominez, ſont deux os ſituez
à chaque côté de l'os *ſacrum*, qui compoſent la partie inférieure du Tronc. Ce
ſont de grands os ſpongieux intérieurement, & de figure irréguliere : ils ſont
appellez Os Innominez, ou ſans nom, parce que tous enſemble ils n'en ont point
qui convienne à leur totalité ; mais quand
on les a diviſez, chaque piéce a ſon nom
qui la diſtingue des autres.

Ainſi toute la maſſe des Os Innominez eſt viſiblement compoſée de trois os
dans les enfans, qui ſont joints enſemble par des cartilages, leſquels avec
le tems s'oſſifient de maniere qu'ils
ne ſont dans la ſuite qu'un ſeul os. Ces
cartilages ſubſiſtent juſqu'à la dixiéme &

douziéme année ; & jusqu'à ce tems on
en peut faire trois Os differens, qui sont
nommez *Ilium*, *Ischium*, & *Pubis*.

De l'assemblage de ces trois Os il résulte une grande cavité, nommée *cotyloïde*. L'Os *Ilium* en fait presque la moitié,
& les deux autres en font chacun une
partie presque égale. L'inégalité que l'on
remarque au fond de la cavité, sert à l'attache d'un ligament, qui lie & tient
la tête du *femur* attachée à cette cavité.

Les Anciens l'ont comparée à une mesure avec laquelle on mesuroit le vinai-
gre, & on la nommoit en Latin *acetabu-
lum*. Elle est fort profonde, & recouverte d'un cartilage. Tout-au-tour de cette
cavité il y a un cartilage qui ne se remarque point dans les squelètes, & qui en
augmente la profondeur ; au moyen de
quoi la tête du *femur* est mieux reçûë &
mieux retenûë.

Le bord circulaire de ce cartilage est
plus étroit que la cavité, & il embrasse
la partie la plus étroite de la tête vers le
cou.

Vers le grand trou de l'Os *Pubis* il y
a une échancrure, tant dans le cercle cartilagineux, que dans le bord osseux de
cette cavité : Cette échancrure est de la

grandeur d'un travers de doigt, un ligament la ferme, & fous ce ligament paſſent
par une petite rainure les vaiſſeaux ſanguins
qui portent la nourriture au ligament plat
(improprement appellé rond) & aux glandes qui fourniſſent la ſynovie.

L'Os *Ilium*, qui eſt ainſi nommé parce
qu'il contient une partie de l'inteſtin *ileum*,
eſt la partie ſupérieure & la plus grande
de l'Os Innominé. Sa circonférence ſupérieure ſe nomme ſa côte, qui eſt revêtuë d'un cartilage; & ſes deux bords ſont
appellez ſes lèvres, l'une intérieure, &
l'autre extérieure. Les deux extrémitez de
la côte ſe terminent par deux éminences
ou apophyſes, appellées ſes épines; dont
la poſtérieure, qui eſt du côté de l'os *ſacrum*, eſt plus grande que l'antérieure.
C'eſt préciſément entre cette éminence
antérieure & l'ombilic, qu'il faut faire la
ponction au bas-ventre, quand il s'agit
de tirer les eaux que contient ſa cavité dans
l'hydropiſie aſcite.

Immédiatement au-deſſus du bord de
la partie antérieure de la cavité dans laquelle s'articule la tête de l'os de la cuiſſe, il y a une éminence qu'on appelle l'é-
pine antérieure & inférieure; proche de
cette épine & un peu plus bas, intérieurement, l'on apperçoit une échanc

B b ij

donne. paſſage aux tendons des muſ-cles *iliaque* & *pſoas*, à l'artère & à la vei-ne crurale. Cette échancrure ſe trouve dans l'os *ilium*, à l'endroit où il s'unit avec la. partie poſtérieure de l'os *pubis* dans les jeunes ſujets. C'eſt par cet endroit que l'in-teſtin peut s'échapper hors du bas-ventre, & cauſer la hernie qu'on appelle cru-rale.

. La face intérieure de l'*Ilium*, (qui eſt remplie par un des muſcles fléchiſſeurs de la cuiſſe, appellé *iliaque* à cauſe .du lieu qu'il occupe) eſt unie & concave à l'endroit où il s'articule avec l'os *ſacrum*. Les femmes ont cette cavité plus profon-de, plus ample, & l'os y eſt plus min-ce qu'aux hommes ; ce qui met la matri-ce en état de s'étendre plus commodé-ment au tems de la groſſeſſe.

La face extérieure de l'Os *Ilium*, qu'on appelle ſon dos, eſt auſſi concave ; On y remarque quelques légeres impreſ-ſions ou aſpéritez , qui ſervent à l'atta-che des muſcles *feſſiers*, qui ſont le grand, le moyen , & .le petit ; ces aſpéritez ne ſont pas ſi apparentes dans la. femme que dans l'homme.

La ſeconde partie de l'Os Innominé , qui eſt l'inférieure , eſt appellée l'Os *Iſ-chium*. Sa partie ſupérieure fait une portion

de la cavité *cotyloide*, & l’antérieure forme
une partie du *trou ovalaire*. On remarque à l’autre partie deux apophyses, dont
la premiere qui est pointuë est nommée
son épine; elle est située postérieurement
presque vis-à-vis de la partie inférieure
de la cavité *cotyloide :* La seconde est au-
dessous de la premiere, & plus en-devant;
elle est grosse & inégale, & compose la
partie inférieure de cet os, qu’on appelle la
tubérosité de l’*Ischium.*

Entre ces deux apophyses on trouve
une scissure ou sinuosité, qui donne passage au tendon du muscle nommé *obtu-
rateur interne.* C’est sur la partie inférieure de cette tubérosité qu’on s’assied.

Un gros & fort ligament, qui monte
sur le *coccyx* à côté de l’os *sacrum*, & s’attache à l’endroit où se termine postérieurement la circonférence de ces os, est
encore fortement attaché à la tubérosité de
l’*Ischium.*

La troisiéme partie de l’Os Innominé,
qui est sa partie antérieure, se nomme
l’Os *Pubis*, qui est situé à la partie antérieure & inférieure du bas-ventre. Il forme la plus grande partie du *trou ovalaire*,
lequel est bouché par une forte membrane qui sépare les deux muscles obturateurs l’un de l’autre. A la partie supérieu-

re de ce trou, vers le dedans, il y a une longue crête ou épine, à laquelle s'attachent quelques muscles du bas-ventre ; & tout proche de cette crête, il y a une sinuosité superficielle & oblique, par où passent les vaisseaux spermatiques. Sous la partie supérieure de l'os *pubis*, sçavoir à la partie supérieure du trou ovalaire, il y a une gouttiere, par laquelle passent des branches des artères & des veines iliaques internes.

Les deux os *pubis* sont joints ensemble à leur partie latérale antérieure, par le moyen d'un cartilage, immédiatement au-dessus de la partie honteuse. Pour séparer ces deux os l'un de l'autre dans un cadavre avec assez de facilité, il suffit de faire passer un scalpel fort mince entre-deux.

La partie postérieure de l'os *pubis* se joint avec l'os *ilium* & l'os *ischium*, & concourt à former une partie de la cavité cotyloïde, comme nous l'avons dit ci-dessus ; ce qui paroît très-sensiblement dans les jeunes sujets.

La partie inférieure de l'os *pubis* se joint à la tubérosité de l'*ischium* ; & c'est à son bord que s'attachent les trois têtes du muscle appellé *triceps*, qui sert à l'adduction de la cuisse.

Toute la masse des Os Innominez est

articulée par sa partie postérieure à l'os *sacrum*, par engrainure ; c'est-à-dire, que plusieurs petites éminences tant de l'os *sacrum*, que des os innominez , entrent réciproquement dans des cavitez proportionnées à leur grosseur. Outre cela, ces Os sont liez ensemble par de forts ligamens membraneux.

Comme les Os Innominez sont articulez entr'eux par-devant, & par-derriere avec l'os *sacrum*, ils forment au milieu une ample cavité qui se nomme le Bassin , dans laquelle sont contenus l'Intestin appellé *Rectum* , la Vessie, & la Matrice dans les femmes ; & parce qu'au tems de la grossesse la matrice s'étend beaucoup, cette cavité se trouve aussi plus ample dans les femmes que dans les hommes.

La difficulté où l'on étoit autrefois de sçavoir si les os *pubis* se séparoient dans l'accouchement, & donnoient par cette séparation un plus ample passage à l'enfant, est à présent bien éclaircie par les raisonnemens & les expériences des Anatomistes modernes, qui ont fait évidemment connoître l'impossibilité de cette séparation : Il seroit donc fort inutile de renouveller aujourd'huy cette dispute , en alléguant les raisons pour & contre. La

B b iiij

seule expérience des enfans dont la tête se trouve enclavée dans le détroit de ces os, sans pouvoir avancer ni reculer, est une preuve convaincante de cette impossibilité: car les violents efforts que fait une femme pendant trois, quatre, cinq ou six jours d'un rude travail, devroient alors donner lieu à cette séparation, si elle étoit faisable; & pour peu que ces os en se séparant élargissent le passage, on ne seroit pas obligé d'en venir, pour sauver la mere, à la cruëlle opération de tirer son enfant mort par piéces; en lui faisant souffrir des violences qui sont encore moins supportables que les douleurs de l'opération Césarienne, par laquelle en cette occasion on pourroit sauver la mere & l'enfant, pourvû qu'elle fût faite avec les précautions convenables, avant que la mere manquât de forces pour la supporter.

Enfin, si la claudication qui dépend de la jointure de l'os de la cuisse avec les os innominez, arrive souvent par des causes extérieures, elle peut aussi être causée ou par la mauvaise conformation de la cavité cotyloïde des os innominez, ou par le relâchement des ligamens, lors, par exemple, que l'humeur de la sciatique anchylose cette articulation.

INTRODUCTION
à la Quatriéme Partie.

DANS la premiere Partie de ce Traité nous avons parlé des difpofitions naturelles des Os, & de leurs premiers principes, & nous nous fommes en même tems expliquez fur plufieurs chofes qui conviennent aux Os en général. Dans la feconde nous avons donné la defcription de la Tête, qui conftituë la premiere partie du Squelète, & qui renferme dans une boëte offeufe, qu'on nomme le crâne, le grand & le petit cerveau avec leurs membranes. Enfin dans la troifiéme nous avons décrit le Tronc, qui forme la feconde partie du Squelète, & qui dans fa grande capacité, contient le cœur, le poûmon, & quelques autres vifceres, lefquels, conjointement avec le cerveau, agiffent de concert pour la confervation & la continuation de la vie.

Il nous faut donc à préfent paffer à la quatriéme Partie, dans laquelle nous parlerons des Extrémitez, qu'on divife en fupérieures, & en inférieures, & qui compofent la troifiéme partie du Squelète.

NOUVELLE OSTEOLOGIE.

QUATRIEME PARTIE.

DES EXTREMITEZ,

TROISIEME PARTIE DU SQUELETE.

DES EXTREMITEZ SUPERIEURES.

CHAPITRE PREMIER.

Des Os qui composent le Bras, & l'Avant-bras.

PAR les Extrémitez supérieures, nous entendons ce qui est
compris de côté & d'autre,
depuis la cavité glénoïde de
l'Omoplate jusqu'aux bouts des doigts; c'est
ce qui est appellé par quelques-uns la

grande Main. Ces Extrémitez se divisent
en trois parties, qui sont le Bras, l'Avant-
bras, & la Main.

L'Os qui compose le Bras est unique ;
on le nomme l'Os du Bras, ou l'*Humerus*. C'est un grand os long, rond, creux,
& le plus considerable en ses dimensions
de tous ceux qui forment l'Extrémité supérieure : il est situé entre le cou de l'o-
moplate & les os de l'avant-bras. Cet Os
est creux dans son milieu & rempli de
beaucoup de moëlle ; & selon la remarque de M^r. *Ruysch*, il est quelquefois
composé de deux tables, entre lesquelles
il y a un diploé.

Vers la partie extérieure du milieu de
cet Os, il y a une espèce d'inégalité ou
d'enfoncement, où s'attache le tendon
du muscle *deltoide* ; & à son extrémité
supérieure il y a une grosse tête ronde,
revêtuë d'un cartilage poli & glissant,
à la partie antérieure de laquelle commence une scissure, qui donne passage à
un des tendons du muscle *biceps*.

La partie de l'Os du Bras qui est immédiatement au-dessous de sa tête, se
nomme son cou ; auquel endroit il y a
plusieurs petits trous qui donnent passage aux nerfs, & aux vaisseaux sanguins
qui portent la nourriture à la partie inté-

rieure de l'os, & aux membranes de la
moëlle, & qui servent à filtrer la moëlle
de la masse du sang.

La tête de cet Os est articulée dans
une cavité superficielle de l'Omoplate,
qui ne sert ici que d'appui à la tête de
l'os, laquelle est emboîtée seulement dans
une cavité toute membraneuse, en forme
de capsule, composée d'un ligament membraneux, qui commence à la circonférence de la cavité de l'Omoplate, &
qui entoure toute la tête. Cette cavité est
encore fortifiée par une seconde enveloppe tendineuse, que fournissent les muscles
qui servent au mouvement du bras : ce
qui fait que le bras peut se mouvoir en
tout sens, & même avec plus de liberté
& de facilité qu'aucun autre membre, &
par conséquent qu'il fait aisément un plus
grand nombre d'actions ; car si la cavité
de l'omoplate avoit été aussi profonde
que celle qui reçoit la tête de l'os de la
cuisse, le mouvement du bras auroit été
plus gêné, & moins disposé à faire bien des
actions qu'il éxécute avec facilité.

Il arrive rarement que la dislocation du
Bras se fasse directement en-haut, à moins
qu'il n'y ait fracture de l'apophyse *acromion*
& de la clavicule.

La dislocation ne se peut faire droite

en-haut, à cause que le muscle deltoïde, le tendon extérieur du *biceps*, l'acromion, & la clavicule l'empêchent. Elle ne se fait aussi qu'avec peine vers le haut extérieurement, parce que l'*acromion* s'y oppose. Elle n'est pas fort fréquente vers le haut intérieurement, à cause que le muscle coracoïdien, les deux têtes du *biceps*, & l'apophyse coracoïde y forment conjointement un obstacle ; de-sorte que cette dislocation se fait presque toûjours directement en-bas ou vers l'aisselle, ou vers le bas intérieurement ou extérieurement, & qu'elle est presque toûjours complette, à cause du peu de longueur de la tête de l'os, & du peu de profondeur de la cavité de l'omoplate.

L'extrémité inférieure de l'*humerus* est plus platte & plus large que la supérieure, & un peu courbée en-devant.

On apperçoit à sa partie inférieure, une apophyse longue environ d'un travers de pouce, qui se termine en pointe, & qu'on appelle condyle intérieur ; & l'on en voit une plus petite à sa partie extérieure. Ces deux apophyses ne servent point à l'articulation.

Entre ces apophyses, il y a encore à l'extrémité de l'*humerus* trois éminences, séparées par deux sinuositez, dont l'une est intérieure , & l'autre extérieure. La premiere de ces éminences est à la partie intérieure. La seconde , qui est plus petite que les autres, se trouve au milieu en maniere d'épine. La troisiéme , qui a une tête ronde & qui s'articule avec le *radius* , est à la partie extérieure.

Les deux sinuositez forment comme une poulie. La sinuosité intérieure , qui est la plus large , reçoit une apophyse de l'os du coude ; & c'est sur le roulement de cette apophyse de l'os du coude autour de la poulie de l'os du bras, que se fait le mouvement de fléxion & d'extension de l'avant-bras. La sinuosité extérieure , qui est beaucoup moins large, reçoit le bord de la tête du rayon.

Justement au-dessus de la sinuosité intérieure & la plus large , tant à la partie antérieure & moyenne , qu'à la postérieure , il y a une cavité ou fosse ; celle de-devant est la plus petite, & celle de derriere est la plus grande. Ces éminences & ces sinuositez servent à l'articulation de la partie inférieure de l'*humerus* avec la partie supérieure de l'os du coude & de l'os du rayon , dont on parlera ensuite.

A l'extrémité inférieure de l'*humerus*, il y a plusieurs petits trous qui donnent paſſage aux vaiſſeaux ſanguins , pour les mêmes uſages que nous avons dit de l'extrémité ſupérieure.

Quand on eſt obligé de faire l'extenſion à l'os du bras luxé , pour en faire la réduction , il faut appliquer le lacs à la partie inférieure de l'os luxé , au-deſſus du coude , & non pas au-deſſus de la main.

Quand la fracture de l'os du bras eſt en-travers , & qu'on a fait la réduction, & panſé le bleſſé , il faut mettre le bras en écharpe , l'avant-bras plié en angle droit : mais ſi la fracture eſt oblique, on fera mieux de laiſſer l'avant-bras un peu moins plié, afin que ſon poids empêche les extrémitez fracturées de remonter l'une ſur l'autre ; ce qui peut facilement arriver.

Au mois de Septembre 1692. * un enfant de dix à onze ans vint à l'Hôtel-Dieu de Paris , ayant une tumeur à la partie ſupérieure du bras gauche, fort extraordinaire , tant par rapport à ſon volume qui égaloit celui de la tête d'un homme , qu'à cauſe des inégalitez qu'on y remarquoit à l'attouchement ; car on ſentoit de la fluctuation en quelques endroits,& beaucoup de ſolidité en d'autres.

Cet enfant étant mort , feu Mr. *Saviard*

* Voy. *Saviard*, Obſervat. LXIX. *pag.* 302.

fit l'ouverture de la tumeur ; il trouva une fracture à l'os du bras, à trois travers de doigt de son cou, & que le gros volume de la tumeur procedoit d'un écartement des fibres de l'os, lesquelles formoient un grand nombre de cellules, toutes remplies d'une matiere gluante & visqueuse, dont on sentoit la fluctuation en differens endroits quand le malade vivoit.

M^r. *Saviard* ayant porté cet os à M^r. *Duverney*, Professeur au Jardin Royal des Plantes, il le montra dans ses Cours publics & particuliers, où je l'ai vû. La tumeur qui étoit une exostose, pésoit dix livres ; elle avoit été occasionnée, selon ce célèbre Professeur, par l'âcreté du suc nourricier qui avoit rongé les fibres osseuses, lequel venant à s'extravaser, avoit produit cette tumeur en forme de rocher.

L'Avant-bras, que d'autres appellent le Coude, est composé de deux os, qui ne sont pas si longs ni si gros que celui du Bras. L'Os du Coude, ou le *Cubitus*, est un peu plus grand que l'autre, que l'on appelle l'Os du Rayon, ou le *Radius*. Ils s'étendent depuis le pli du bras jusqu'à la main.

Le plus grand des Os de l'Avant-bras
est

eſt appellé *Cubitus*, parce que c'eſt lui qui forme le Coude; on lui donne auſſi le nom d'*Ulna*, parce que les Anciens s'en ſervoient pour méſurer : Il eſt ſitué intérieurement ; & l'Os du Rayon ou *Radius*, qui eſt le plus petit, eſt ſitué extérieurement.

L'Os du Coude eſt rond & délié à ſon extrémité inférieure ; mais vers ſon extrémité ſupérieure il eſt un peu plus gros. On remarque à ſon extrémité ſupérieure deux apophyſes, en forme de becs, dont la plus groſſe eſt ſituée à ſa partie poſtérieure, & ſe nomme Olécrâne ; la plus petite eſt ſituée à ſa partie antérieure.

Entre ces deux apophyſes il y a une grande cavité, qu'on appelle *ſigmatoide*, parce qu'elle reſſemble à la lettre grecque *ſigma*. Elle eſt revêtuë d'un cartilage, & ſéparée au milieu par une ligne ou par une petite éminence, qui va d'une apophyſe à l'autre : ce qui fait qu'il y a deux cavitez, dans leſquelles ſont reçûës la premiere & la ſeconde éminence de l'*humerus*, pendant que les deux apophyſes & la petite éminence du *cubitus*, ſont reçûës & roulent durant la fléxion & l'extenſion dans la plus large ſinuoſité, qui eſt à l'extrémité inférieure de l'*humerus* &

C c

pour lors l'apophyſe antérieure du *cubi-*
tus en forme de bec, eſt reçûë dans la cavité antérieure de l'*humerus*, qui éſt ſituée
immédiatement au-deſſus de la plus large
ſinuoſité ; ce qui empêche que l'avant-bras
ne touche au bras. Et quand l'avant-bras
eſt étendu ou droit, alors l'apophyſe poſtérieure du *cubitus* en forme de bec, nommée olécrâne, eſt reçûë dans là cavité poſtérieure de l'*humerus* : & comme elle trouve en cet endroit de la réſiſtance, elle
empêche que l'avant-bras ne s'étende davantage ; ainſi le bras étendu autant
qu'il peut l'être, reſte étendu en droite
ligne.

L'*humerus* & le *cubitus* ſont articulez
par ginglyme, dont le mouvement eſt bor-
né à la fléxion & à l'extenſion, qui ſe font
par le moyen des muſcles.

A la partie extérieure & latérale du
cubitus, juſtement au-deſſous de la grande cavité, il y a encore une petite cavité
ſuperficielle, qui reçoit la partie latérale
ou le bord de la petite tête du rayon

Au bas de cette petite cavité, il y a
une éminence en forme d'épine, où s'attache le tendon du muſcle nommé Bra-
chial interne ; & à la partie toute inférieure de l'os du coude, il y a une tête ronde, qui eſt reçûë dans une petite cavi-

té à la partie inférieure & latérale du rayon, derriere laquelle il y a une apophyse qu'on appelle ftyloïde.

Le corps du *cubitus* eft affez folide, un peu voûté, & il a la figure d'un prifme triangulaire ou à trois faces, au long duquel il y a une longue épine tranchante, qui forme l'angle intérieur ; c'eft à cette épine que s'attache un ligament plat, dont on parlera dans la fuite.

Le Rayon, ou le petit Os de l'Avantbras, eft ainfi appellé à caufe qu'il a la figure du rayon d'une rouë. Il a à fon extrémité fupérieure une tête ronde & polie, qui fait qu'il fe peut mouvoir avec facilité dans la cavité qui eft à la partie fupérieure latérale & extérieure de l'os du coude. Il y a fur cette tête une cavité glénoïde, qui reçoit la troifiéme éminence ronde de l'*humerus*, fituée à fa partie extérieure, & fur laquelle le rayon fait fes mouvemens de pronation & de fupination.

A un travers de doigt de diftance de cette tête du Rayon, il y a une tubérofité, à laquelle s'attache le tendon du *biceps* ; & la partie fituée entre la tête & la tubérofité, s'appelle le cou.

La partie inférieure du Rayon eft large & un peu applatie. On remarque à fa partie extérieure plusieurs sinuositez & inégalitez, lesquelles sont comme autant de petites gouttieres, qui l'empêchent d'incommoder les tendons qui vont à la partie extérieure de la main.

A la partie inférieure & extérieure du Rayon, il y a une apophyse pointuë qu'on appelle styloïde, qui empêche la luxation du poignet en-dehors. Il y a de plus à l'extrémité inférieure de cet os, deux cavitez superficielles qui reçoivent deux os du carpe de la premiere rangée, qui font l'articulation avec le rayon ; & il se trouve encore à la partie latérale intérieure de cette extrémité, une plus petite cavité qui reçoit une tête ronde de la partie inférieure du *cubitus*.

On observe à la partie moyenne du Rayon, un angle tranchant que l'on appelle épine, laquelle va toûjours en grossissant à mesure qu'elle approche du poignet, à la difference du *cubitus* qui diminuë en s'éloignant du coude ; & comme par-là ces deux os sont inégaux dans leurs extrémitez, c'est aussi en conséquence de cette structure que le bras est rendu également fort en sa longueur, en ce que la partie la plus forte d'un de ces os, répond par sa situation à la partie la plus foible de l'autre.

Enfin, le *cubitus* à sa partie supérieure & extérieure, reçoit le rayon dans une petite cavité; de-sorte que dans la pronation & la supination de l'avant-bras, le bord de la tête du rayon roule dans cette cavité. Et à la partie inférieure, tout au-contraire, la tête du *cubitus* est reçûë dans une petite cavité du rayon: de-sorte que ces deux os se touchent l'un l'autre à leurs extrémitez; mais à leur partie moyenne ils sont séparez: d'où il arrive que le rayon se meut plus facilement, & qu'il y a un suffisant espace pour loger les muscles qui ont dû être placez dans l'intervalle des deux os.

Dans l'espace qui est entre ces deux os, il se trouve un ligament large & membraneux, qui s'attache à l'épine tranchante de l'os du coude, & à celle du rayon, qui sont situées vis-à-vis l'une de l'autre. Ce ligament sert à affermir ces os, & à séparer les muscles intérieurs des extérieurs.

L'extrémité inférieure du rayon est fortement attachée à la tête ronde du *cubitus*, par une articulation sans mouvement; ce qui fait que lorsque le rayon se met en mouvement, l'extrémité inférieure de l'os du coude doit suivre le mouvement du rayon: mais cela n'arrive pas de même à la partie supérieure de ces deux os, à cause que l'extrémité de la tête du rayon roule dans la cavité de l'os du coude, & sur la troisiéme éminence ronde & extérieure de *l'humerus*, par le moyen d'une cavité qui est au haut de la tête du rayon ; c'est pour cela que l'os du coude ne doit pas suivre en cet endroit le mouvement du rayon : de-sorte que la pronation & la supination se font uniquement par le mouvement du rayon, & que la fléxion & l'extension se font par un mouvement commun de l'os du coude avec celui du rayon.

A l'extrémité supérieure & inférieure de ces os, il y a plusieurs petits trous. qui donnent passage aux vaisseaux sanguins.

L'Avant-bras étant composé de deux os, il lui arrive deux sortes de fractures, dont l'une est appellée complette, & l'autre incomplette. La premiere est lorsque les deux os sont fracturez ; la seconde, lorsqu'il n'y en a qu'un seul. Celle du *cubitus* tout seul est plus facile à connoître, parce qu'il est moins couvert de muscles que le rayon, & qu'il est le principal soûtien de l'avant-bras : mais ce qu'il y a de particulier à faire pour connoître la fracture du rayon, consiste à prendre d'une main la partie supérieure de l'avant-bras, pendant qu'avec l'autre on tourne & retourne la main du malade en-dedans & en-dehors ; alors si l'on sent que la partie supérieure du rayon résiste à la main qui tient cet os pour se mouvoir de même en-dedans & en-dehors, il est certain qu'il n'est pas fracturé : au contraire s'il est fracturé, on entend un craquement, à cause que la piéce inférieure du rayon qui est mobile, par le mouvement que l'on excite à la main du malade, vient à se frotter contre la piéce supérieure qui est tenuë en repos par la main qui tient la partie supérieure de l'avant-bras.

Quand le Rayon est fracturé à son extrémité inférieure, à l'endroit où est situé le muscle appellé Quarré, qui fait la pronation de l'avant-bras, il faut prendre garde en appliquant l'appareil, 1°. A ne pas commencer le bandage sur la fracture, comme on fait par-tout ailleurs ; parce qu'au lieu de soûtenir les deux bouts de l'os fracturé dans leur égalité, on les abbaïsseroit. 2°. Il ne faut pas appliquer les attelles directement sur la fracture ; mais aux parties latérales, l'une à la partie intérieure, & l'autre à l'extérieure, sur des compresses épaisses, afin qu'elles servent de soûtien aux der-

nieres bandes, que les extrémitez de l'os
reſtent mieux dans leur place, & que le
membre fracturé ne ſoit pas bleſſé par la
dureté des attelles.

Un Porte-faix de Paris, qui eut les deux os
de l'avant-bras fracturez, n'ayant pas voulu ſe faire panſer ſelon les regles de l'art,
mais à ſa fantaiſie, les os ne ſe conſoliderent
pas, & le ſuc nourricier s'étant épanché ſur
l'extrémité des os, s'oſſifia de maniere que
l'avant-bras ſe mouvoit à l'endroit fracturé,
comme il auroit pu faire dans une véritable
articulation. Cet homme étant mort quelque tems après, le Chirurgien, qui avoit été
obligé de faire le bandage ſelon le caprice
du bleſſé, eut la curioſité d'examiner les os
de ſon avant-bras, qu'il trouva badiner
dans un cercle oſſeux, ſans être réünis à
leurs extrémitez. On a conſervé ces os, que
j'ai vû démontrer plus d'une fois à M.
Duverney, au Jardin Royal des Plantes.
* Il arrive quelquefois que les os fracturez, quoique méthodiquement réduits
& bandez très-réguliérement, ne ſe réü-
niſſent pas, à cauſe de la mauvaiſe qualité
du ſuc nourricier, peu propre à produire
une bonne oſſification : On en trouve un
exemple dans les Obſervations *d'Hilda-
nus.* *

* Part. I. Obſervat. XCI.

Les

Les os qui sont articulez par ginglyme, comme sont les os du bras avec ceux de l'avant-bras, ne ne se luxent pas si facilement que ceux qui sont joints par énarthrose; parce que les ligamens des premiers sont serrez plus fortement autour des os, & que ces os sont entourez de plus d'éminences & de cavitez, qui s'opposent à leur déplacement : mais comme leur luxation n'est pas si facile, leur réduction est aussi plus difficile ; & la dislocation de ces os, quand elle est en-dedans ou en-dehors, ne sçauroit être qu'incomplette, parce que la surface de ces os à l'endroit de leur jonction, est d'une si grande étenduë, que la dislocation ne sçauroit se faire que par une extrême violence, qui détruiroit avec grand fracas cette jointure en son entier; de maniere qu'il n'y auroit d'autre remède à y apporter, que l'amputation.

Quand il arrive des playes d'armes à feu aux articulations du coude, de la main, du genou, & du pied, on est obligé d'amputer le membre; & l'on doit faire la même chose à l'occasion des caries qui corrodent ces articulations.

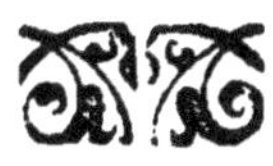

CHAPITRE II.

De la Main proprement dite.

LA Main proprement dite est composée de trois parties differentes, qui sont le Carpe ou le Poignet, le Métacarpe, & les Doigts. Sa partie intérieure se nomme la Paûme, & l'extérieure le Dos de la Main.

Le Carpe est composé de huit os, qui different en grosseur & en figure. Ils sont revêtus d'un cartilage par-tout où ils se joignent entr'eux, & avec les os voisins ; & ils sont affermis par de forts ligamens.

Ils sont disposez en deux rangées. La premiere est composée de trois os, & la seconde de quatre. Le huitiéme os est hors de rang : c'est celui qui est situé sur le premier os de la premiere rangée, sous le petit doigt ; en-sorte qu'il s'éleve par-dessus les autres, & répond à une éminence que forme le premier os de la seconde rangée.

On commence à compter ces os du côté du petit doigt : c'est pourquoi quand on dit, le premier os de la premiere rangée, c'est celui qui est sous le petit doigt, & ainsi des autres.

Deux os de la premiere rangée du Carpe forment ensemble une espèce de tête, qui s'articule avec deux cavitez superficielles qui sont à l'extrémité inférieure du rayon. Le Carpe & le rayon sont affermis par un ligament membraneux, qui entoure l'articulation.

La partie inférieure de l'os du coude n'est pas jointe au Carpe par une véritable articulation; mais elle est seulement affermie avec le premier os de la premiere rangée par un ligament, entre lequel & cet os il y a un cartilage, qui semble servir d'épiphyse qui allonge la partie inférieure de l'os du coude: Ce cartilage est une appendice de celui qui revêt la cavité du rayon qui couvre le bout du *cubitus*, & il est placé entre les os du Carpe & l'extrémité inférieure du *cubitus*, laquelle est concave du côté des os du poignet.

Les huit os du Carpe sont rangez de maniere, qu'ils font ensemble une convexité en-dehors, & une concavité en-dedans. Sur le premier os de la premiere rangée, on remarque, comme on l'a déja dit, un os hors de rang, auquel s'attache un ligament qu'on nomme annulaire, (parce qu'il entoure la jointure du poignet) & qui va enfuite s'attacher à une longue apophyfe qui eft dans la main, fur le troifiéme os de la premiere rangée. Ce ligament forme une voûte, fous laquelle paffent les tendons des mufcles fléchiffeurs des doigts.

Les trois os de la premiere rangée forment par leur jonction une cavité, qui reçoit les deux premiers os de la feconde rangée, lefquels ont un mouvement obfcur : les autres os qui font joints avec les os du Métacarpe, n'ont point ou que très-peu de mouvement.

Le Métacarpe eft compofé de quatre os, qui font les plus grands de tous les os de la Main. Ces quatre os ne font pas tous d'un volume égal ; car celui qui foûtient le doigt indice eft plus gros que les autres, le fecond eft moindre, le troifiéme diminuë encore, enfin le quatriéme eft le plus petit de tous.

Les os du Métacarpe font appuyez les uns fur les autres à leurs extrémitez, tant fupérieures qu'inférieures, & s'écartent en leur milieu ; les mufcles Inter-offeux font logez dans ces intervalles. Ces es ont chacun une cavité qui contient de la moëlle ; ils font convexes & plus larges en-dehors, concaves & plus étroits en-

dedans, & ils ont une figure presque triangulaire.

Ces quatre os par leur extrémité supérieure, qui est leur partie la plus grosse, sont joints avec la derniere rangée des
os du Carpe par une connéxion forte,
qui ne leur permet qu'un foible mouvement ; & leur partie inférieure est articulée avec les premiers os des doigts
par arthrodie, ces os du Métacarpe ayant
chacun une tête ronde, qui est reçûë dans
la cavité glénoïde que l'on remarque à l'extrémité du premier os des doigts. Outre
ces articulations qui les joignent par leurs
extrémitez, ils s'entre-touchent encore par
leur partie latérale, tout auprès de l'endroit où ils se joignent aux os du Carpe ; & ils sont encore affermis par leurs
extrémitez avec les autres os, au moyen de
plusieurs ligamens.

Les Doigts sont au nombre de cinq,
composez de 15. os, qui sont trois à chaque Doigt, dont chaque rangée s'appel-
phalange, premiere, seconde, & troisiéme.
Ils different les uns des autres, tant en
grosseur qu'en longueur.

Le premier Doigt est nommé le Poûce ;
c'est le plus gros & le plus fort de tous :
il est seul opposé à tous les autres Doigts
dans leur action commune, qui est l'ap-

préhenſion. Le ſecond s'appelle le Doigt
Indice , parce que nous nous en ſervons
quand nous voulons montrer quelque choſe à une diſtance un peu éloignée. Le
troiſiéme ſe nomme le Doigt du milieu,
à raiſon de ſa ſituation ; il eſt le plus long
de tous. Le quatriéme eſt appellé l'Annulaire ; parce que c'eſt à ce Doigt que
l'on met les bagues. Le cinquiéme , qui
eſt le plus petit de tous , eſt nommé l'Au-
riculaire , parce qu'étant pointu , on peut
aiſément l'introduire dans l'oreille, pour en
détacher les ordures.

Les os des Doigts ſont diſpoſez en trois
rangées, dont ceux de la premiere ſont
plus gros que ceux de la ſeconde , &
ceux de la ſeconde que ceux de la troiſiéme;
& l'extrémité des os qui compoſent cette derniere rangée , finit en croiſſant. Les
Doigts ainſi compoſez de pluſieurs pieces,
ſont rendus plus plians & plus propres à
faire differens mouvemens,

Ils ſont convexes par-dehors , concaves en-dedans & un peu applatis , pour
loger plus commodément les tendons des
muſcles fléchiſſeurs.

Tout le long des côtez de ces os il
y a une crête , à laquelle eſt attachée une
guaine cartilagineuſe, qui enveloppe les tendons fléchiſſeurs des Doigts.

Ces os font joints enfemble par ginglyme, ayant tous de petites têtes & de
petites cavitez qui fe teçoivent réciproquement ; ce qui fait qu'ils n'ont que le
mouvement de fléxion & d'extenfion ; &
ils font affermis les uns avec les autres par
des ligamens.

Leur articulation avec le Métacarpe
fe fait par arthrodie ; & c'eft cette maniere d'articulation qui les rend capables
de fe mouvoir en tout fens.

Le Poûce a quelque chofe de particulier : car le premier os par fon extrémité inférieure, n'eft point articulé avec
le fecond par ginglyme, comme le font
les os des autres Doigts, mais par arthrodie.

De-plus, ce premier os par fon extrémité fupérieure ou par fa bafe, n'eft point
articulé avec un des os du Métacarpe par
arthrodie ; mais il eft joint avec un des
os du Carpe de la feconde rangée par
ginglyme : & parce que cette articulation eft fort lâche, & que les éminences
& les cavitez font plattes & fuperficielles, le Poûce peut fe mouvoir en tout
fens.

Ce Doigt eft d'un fi grand fecours
pour bien faire l'appréhenfion, que lorfqu'on l'a perdu, on ne peut faire cette

D d iiij

action qu'imparfaitement : car quand les autres Doigts font fermez pour empoigner quelque chofe, le Poûce les preſſe tellement, qu'agiſſant de concert avec eux, il rend leur action plus forte de la moitié ; ce qui empêche de lâcher priſe.

Il y a tant d'induſtrie dans la ſtructure de la Main, que *Galien* prouve l'exiſtence de Dieu par la feule difpoſition du Poûce ; car ſi au-lieu d'être placé comme il fe trouve, il étoit au rang des quatre autres Doigts, l'utilité de la Main ne feroit pas de moitié auſſi grande qu'elle eſt : En effet, les Doigts n'agiroient que foiblement & fans adreſſe, s'ils n'étoient aidez par le Poûce, qui pour cet effet eſt placé de maniere qu'il fe peut appliquer à tous les autres Doigts quand la Main eſt ouverte ; & s'appuyant fur eux, il les fortifie confidérablement lorſque la Main eſt fermée pour empoigner quelque chofe.

A l'extrémité de la derniere phalange de chaque Doigt, il y a une petite tubéroſité qui fert à appuyer l'ongle.

Il eſt à propos que les Chirurgiens faſſent attention aux fâcheux ſymptômes, dont la luxation de la Main eſt fouvent accompagnée, comme font une grande enflûre, une

grande inflammation, & suppuration; outre
cela que cette dislocation est fort dou-
loureuse, & longue à guérir ; que la douleur revient de tems en tems ; qu'il en
reste une difficulté de mouvement de longue durée, & quelquefois une tumeur ,
causée par l'extravasation des humeurs
gluantes qui s'épaississent autour de l'articulation.

Au reste, la construction de la jointure occasionne la plûpart de ces fâcheux accidens , parce que les tendons
qui passent par-dessus les autres conjonctions sont adhérens aux parties voisines :
au-lieu que les tendons qui passent par-
dessus l'articulation de la Main , sont er-
fermez dans une guaine membraneuse, à
laquelle ils ne sont point adhérens , &
qui est enduite intérieurement d'une humeur gluante ; ce qui fait que les tendons
glissent plus aisément lorsqu'ils se meuvent.

Non-seulement les tendons qui servent
au mouvement du Carpe , passent par-
dessus l'articulation de la Main ; mais
ceux aussi qui sont destinez au mouvement des Doigts & du Poûce : & presque dans toutes les autres articulations, il
y a des muscles dont l'usage est de faire
mouvoir l'os qui sert à l'articulation; excep-

té dans celle du Pied, qui est en cela semblable à celle de la Main.

De-plus dans les autres articulations, la partie charnuë des muscles passe par-dessus la plus grande partie de l'articulation ; mais par-dessus celle de la Main & du Pied, il n'y passe que des tendons.

Ces observations doivent empêcher les Chirurgiens judicieux & circonspects, après avoir réduit les dislocations & les fractures qui arrivent aux Mains, à ne pas faire à ces parties des bandages fortement serrez ; de peur d'attirer ou augmenter les accidens dont nous venons de parler, en froissant les tendons qui passent sur les jointures de la Main, & allongeant par cette mauvaise manœuvre la cure de la maladie, au-lieu de l'avancer.

Il est de-plus à remarquer qu'aux dislocations du Poignet, il se fait quelquefois un écartement de l'os du coude & de l'os du rayon, qui est très difficile à réduire ; & supposé que l'écartement soit réduit, le Chirurgien se trouve dans l'impossibilité de faire un bandage assez serré pour tenir ces os rapprochez, à cause des longues & violentes douleurs que souffrent les malades, à l'occasion de la

forte contusion que les tendons & les
ligamens ont soufferte ; ce qui cause une
longue difficulté au mouvement de cette jointure, & une difformité à la partie, que l'on impute au Chirurgien, quoiqu'il en soit innocent : cela doit engager
les Chirurgiens, quand on les appelle
pour traiter cette dislocation, à faire leur
prognostic sur l'événement de ces. accidens.

Hippocrate, au Livre des Articles,
parlant de cette maladie, dit que quand
le Rayon est séparé de l'Os du Coude,
cette séparation est incurable, comme toute
autre distraction des os joints par symphyse, c'est-à-dire, par union ; parce que l'Os ne
peut demeurer en sa place comme il faut, à
cause que les ligamens, qui ont été trop éten-
dus & relâchez, ne peuvent se rétablir dans
leur premier état.

DES EXTREMITEZ INFERIEURES.

CHAPITRE III.

De l'Os de la Cuisse, des Os de la Jambe, de la Rotule.

IL NOUS reste encore, pour finir la description du Squelète, à parler des Os qui composent l'Extrémité inférieure, lesquels ont à l'égard de leur structure quelque ressemblance avec ceux qui composent l'Extrémité supérieure, qu'on appelle la grande Main; aussi a-t-on vû quelquefois des hommes qui exerçoient avec leurs pieds la plûpart des actions que l'on fait avec les mains.

Par l'Extrémité inférieure, on entend tout ce qui est compris depuis la cavité cotyloïde des Os Innominez jusqu'à l'extrémité des doigts des Pieds. Nous la divisons, comme l'Extrémité supérieure, en trois parties, qui sont la Cuisse, la Jambe, & le Pied proprement dit; je dis le Pied proprement dit, parce que toute l'Extrémité inférieure est appellée par quelques-uns le grand Pied.

La Cuisse est composée d'un seul os,

qui eſt le plus grand & le plus fort de tous les os du corps de l'homme. Il eſt creux en-dedans, & contient beaucoup de moëlle.

Il faut obſerver que la partie moyenne de l'os de la Cuiſſe, autrement appellé le *Femur*, eſt preſque ronde, polie & unie à ſa partie antérieure & latérale, & inégale à ſa partie poſtérieure, où l'on remarque une ligne aiguë le long de l'os, qui ſe diviſe en deſcendant vers ſon extrémité inférieure ; & cette double ligne ſert à l'inſertion des muſcles.

Cet os eſt convexe en-dehors, & un peu courbé en-dedans : C'eſt à quoi les Chirurgiens doivent prendre garde dans la réduction des fractures qui arrivent à cet os, afin de ne pas s'efforcer de donner à l'os de la cuiſſe une figure tout-à-fait droite, puiſqu'il ne l'a pas naturellement.

La partie ſupérieure de l'os de la cuiſſe ſe termine par une groſſe tête ronde, revêtuë d'un cartilage qui facilite ſon mouvement.

Au-deſſous de cette tête il y a une apophyſe ronde, longue & oblique, qu'on appelle ſon cou : Son obliquité fait que la tête du *fémur* forme un angle conſidérable avec le corps de l'os, pour aller joindre la cavité de l'os innominé, qui n'eſt point tout-à-fait à côté. Cette méchanique rend l'entre - deux des cuiſſes beaucoup plus large ; en - ſorte que les gros muſcles de cette partie y ſont logez plus commodément, & ne froiſſent point les parties génitales, ne pouvant ſe frotter les uns contre les autres. Outre cela, la diſpoſition de ces os dans la jointure de la hanche, donne au tronc une aſſiette plus ſtable & plus ſolide.

A l'extrémité de la tête du *femur* il y a une échancrure inégale, qui reçoit un ligament plat qui attache l'os de la cuiſſe à une inégalité au fond de la cavité, vers ſa partie antérieure. Dans les diſlocations de l'os de la cuiſſe, ce ligament ſe rompt aſſez ſouvent, ou ſe relâche conſidérablement ; d'où il arrive que la tête de l'os ne reſte pas dans ſa cavité, quoique la réduction ſoit bien faite.

Tout au - tour de la partie inférieure de la groſſe tête du *femur* il y a un cercle inégal, à la circonférence duquel s'attache un autre ligament, qui s'attache auſſi d'ailleurs à la circonférence du bord extérieur de la cavité cotyloïde de l'os innominé, & entoure toute l'articulation.

A la partie ſupérieure de l'os de la

cuisse, il y a encore deux apophyses qu'on appelle *trochanter*, d'un mot grec qui signifie tourner ; ce nom a été donné à ces éminences, à cause que les muscles qui servent aux mouvemens de la cuisse, & particuliérement ceux qui la font tourner, s'attachent à ces apophyses. La premiere, qui est la supérieure & la plus grosse, est située extérieurement à côté du cou, & se nomme le grand *trochanter*. Sa superficie est fort inégale ; & entre le cou & cette apophyse postérieurement il y a une cavité assez profonde. La seconde, qui est l'inférieure, est située à la partie intérieure & latérale, au-dessous du cou, & se nomme le petit *trochanter*.

Dans la cavité qui est à la racine du grand *trochanter*, il y a quelques trous qui donnent passage à des vaisseaux destinez aux mêmes usages que nous avons dit de l'os du bras, au Chapitre I. de cette quatriéme Partie ; sçavoir à porter la nourriture à la partie intérieure de l'os, & aux membranes de la moëlle, & pour séparer la moëlie de la masse du sang.

La partie inférieure de l'os de la cuisse s'élargissant, forme une grosse apophyse, qui se termine par-derriere en deux condyles, dont l’un eſt intérieur, & l’autre extérieur ; ils ſont revêtus de cartilages, & reçûs dans deux cavitez qui ſont au haut du *tibia*.

Entre ces deux condyles il y a une grande cavité, qui reçoit une petite éminence qui eſt au haut & au milieu du *tibia*.

Dans la partie intérieure du condyle extérieur il y a une petite cavité, qui reçoit un ligament nerveux qui va obliquement s’attacher au haut du *tibia*, à la racine d’un tubercule, partie moyenne : & dans la partie intérieure du condyle intérieur il y a une cavité, dans laquelle eſt attaché un autre ligament nerveux qui va par ſon autre extrémité s’attacher à la même racine. Ces ligamens ſe croiſent en ſautoir, & ſervent à lier le *tibia* à l’os de la cuiſſe.

Dans la grande cavité qui eſt entre ces deux condyles, il y paſſe la veine & l’artère crurale, accompagnez d’un gros nerf, qui vont à la jambe : C’eſt à quoi il faut prendre garde quand on fait l’amputation de cette partie, & avoir ſoin d’arrêter le ſang, à l’occaſion d’une groſſe artère que l’on ouvre néceſſairement ; car c’eſt en cet endroit qu’il faut appliquer le tourniquet, qui comprimant fortement cette artère,

empêche

empêche l'hémorrhagie, & donne au Chirurgien le tems d'arrêter le fang, (foit par la ligature, foit par l'application des cauftiques, felon que le vaiffeau fe trouve fitué plus ou moins profondement) fans que le fang l'incommode.

A la partie inférieure & antérieure de l'os de la cuiffe, il y a deux éminences & une cavité : la cavité reçoit l'éminence de la rotule ; & chaque éminence de l'os de la cuiffe, entre dans une des cavitez de la rotule, & forme ainfi une articulation ginglymoïde.

Entre les articulations qui fe font par énarthrofe, ou par arthrodie, l'os de la cuiffe eft le moins fujet à la luxation, à caufe que la tête de l'os eft fort groffe, & que la cavité dans laquelle elle s'emboëtte eft fort profonde ; auffi n'y a-t-il point d'articulation qui ait de fi forts mufcles & fi nombreux que celle-là : & comme les mufcles contribuent beaucoup à contenir les os en leur place, il faut auffi plus de force pour caufer la diflocation de ces os, que pour caufer celle de ceux dont la tête ne s'engage pas fi profondement, qui font maintenus par moins de mufcles, & qui font plus foibles.

E e

Il arrive encore affez fouvent que l'on confond la luxation du *femur* avec la fracture qui arrive à fon cou , lequel eft d'une affez grande délicateffe , n'étant compofé que d'une fubftance fpongieufe , couverte d'une lame offeufe fort mince.

Pour connoître s'il y a luxation du *femur* , ou fracture à fon cou , remarquez que lorfqu'un bleffé fera couché fur le dos , gardant exactement la ligne droite depuis la tête jufqu'aux pieds , lui faifant étendre les cuiffes & les jambes à côté l'une de l'autre , fi la malléole intérieure d'un côté eft plus haute que celle de l'autre de trois travers de doigt , & la rotule à proportion , & que cela foit furvenu après une chûte , il faut qu'il y ait fracture ou diflocation. Or fi remuant le pied on peut tourner la pointe de-dehors en-dedans , & de-dedans en-dehors avec une égale facilité , il n'y a point de luxation ; mais il y a fracture au cou du *femur* , à caufe que dans la fracture de ce cou , la tête de l'os refte dans fa cavité avec une portion du cou ; le *femur* n'ayant plus d'éminence qui le retienne , rien ne peut empêcher de le tourner au gré des mains qui le meuvent ; ce qui ne fe peut pas faire quand

il eſt luxé. Quand la fracture eſt proche de la tête du *femur*, cela fait qu'on
ne peut pas tourner la pointe du pied en-
dedans & en-dehors avec autant de facilité, que quand la fracture eſt à la partie du cou la plus proche des *trochanter*,
parce qu'alors cette facilité eſt entiere.

De-plus, quand on fait l'extenſion pour
réduire le *femur* que l'on croyoit luxé,
& qu'on approche de l'endroit du *femur* fracturé, vers la partie du cou qui
tient à la tête qui eſt dans la cavité,
on entend une crépitation ; ce qui fait connoître qu'il y a fracture au cou du *femur*.

A l'occaſion de cet accident, *Ambroi-
ſe Paré*, au Livre des Fractures, Chap.
21. parle en ces termes. » Quelquefois «
il ſe fait fracture près la jointure de la «
hanche au col de l'os *femoris* ; ce que je «
proteſte avoir vû en une honnête Dame : «
Ayant été appellé pour la panſer, & «
voyant que ſa jambe étoit plus courte «
que l'autre, avec une éminence que le «
trochanter faiſoit extérieurement au-deſ- «
ſus de la jointure de l'*iſchion* ; j'eſtimois «
d'abord que c'étoit la tête de l'os, & «
qu'il y avoit luxation, & non fracture. «
Alors je tirai & pouſſai l'os, ce me «

» sembloit, en sa boëte, attendu que les
» deux jambes étoient égales en longueur
» & figure, & la pansai & accoûtrai com-
» me d'une luxation. Deux jours après je la
» fus revoir, qui se plaignoit d'une extrême
» douleur, & trouvai sa jambe courte & son
» pied tourné en-dedans; alors je défis tou-
» tes les bandes, & trouvai l'éminence
» comme auparavant : Adonc je m'effor-
» çai derechef à réduire l'os en sa boëte;
» cependant j'apperçus que l'os crépitoit,
» & eu égard qu'il n'y avoit nulle ca-
» vité en la jointe, lors je connus qu'il y
» avoit fracture, & non luxation. »

La tête de l'os de la cuisse n'est dans
les enfans qu'une épiphyse ; ce qui fait
qu'elle se sépare aisément de son cou,
par des causes extérieures & violentes,
ou quand on fait marcher les enfans avant
que leurs os soient bien affermis; & on
prend alors cette séparation pour une véritable luxation de l'os : cela est très-difficile à distinguer, & donne lieu de faire des extensions non-seulement inutiles,
mais qui rendent encore la cure plus fâ-
cheuse.

Il en est de même des autres épiphyses,
qui ne sont pas quelquefois devenuës
apophyses, même dans les adultes; de maniere qu'elles peuvent, par une cause as-

fez legere, se séparer du corps de l'os. *Paré* en rapporte un exemple dans un homme de 40. ans, à qui le grand *trochanter* s'étoit séparé du corps de l'os.

Il m'a été dit par d'anciens Chirurgiens, étant à Paris dans ma jeunesse, qu'un Gentilhomme de Province étant venu chez un Chirurgien nommé *Le Large*, pour se faire traiter de la vérole, se promenant avec lui dans sa chambre, se cassa l'os de la cuisse qui étoit carié, & cela sans que les parties molles en fussent endommagées. Et l'on a vû les os en certains sujets se ramollir jusqu'au point de se fracturer par le moindre effort, même dans le lit. J'ai connu un particulier qui se cassa le bras en chassant un chat qui l'incommodoit sur une table où il écrivoit. *Fabrice* de *Hilden* rapporte un cas à-peu-près semblable, d'un homme qui se cassa les os des deux cuisses en faisant une fausse démarche.

J'ai vû un os de la cuisse, que l'on avoit scié selon sa longueur à l'endroit où il avoit été fracturé; le suc nourricier qui s'étoit épanché à l'endroit de la fracture, s'y étoit parfaitement ossifié; & l'on peut croire que la même chose arrive aux autres os qui sont creux, & qui contiennent de la moëlle.

Mr. *Morand* me montra dans son cabinet, où je passai quelque-tems, le bout d'un *femur* qui fut coupé, après avoir été long-tems découvert, à la suite d'une amputation faite très-haut. Cette piece n'avoit point de cavité, l'épanchement des sucs osseux avoit à la longue rempli en rond la cavité de la moëlle.

Mr. *Roonhuysen* rapporte, dans une de ses Observations, qu'une fille de 18. ans ayant l'os de la cuisse carié depuis long-tems, la piece cariée de la longueur de 4. travers de doigt s'étoit séparée, & que l'ayant tirée, cette fille avoit été guérie sans avoir la jambe plus courte, & marchoit avec autant de facilité qu'auparavant; de-sorte que la carie étant arrêtée par la force de la nature, cette piece d'os avoit été expulsée peu-à-peu par le moyen du suc nourricier, qui s'étoit épanché des deux extrémitez de l'os sain.

Outre les luxations de l'os de la cuisse qui arrivent immédiatement après les coups ou les chûtes, Mr. *Petit* rapporte, dans son Traité des maladies des Os, qu'il arrive une luxation de l'os de la cuisse d'une espèce particuliere, que les coups ne produisent point d'abord, mais dont ils sont les causes occasionnelles; & qu'il y a beaucoup de personnes qui n'ont d'autre cause de leur claudication, que cette maladie ignorée dans son commencement.

Cette luxation arrive lorsque dans une chûte le grand *trochanter* est frappé ; alors la tête du *femur* est violemment poussée contre les parois de la cavité de l'*ischion* ; & comme elle remplit éxactement cette cavité, les cartilages qui recouvrent les glandes synoviales, & le ligament plat qui attache la tête à la cavité, doivent souffrir une violente contusion, laquelle ne manque pas d'être suivie d'obstruction, d'inflammation, & d'un dépot. La synovie s'y dépose en plus grande quantité, remplit la capsule ou la tunique ligamenteuse, & toute la cavité de l'articulation ; ce qui est peu-à-peu suivi de luxation. En effet cette synovie, qui s'épanche toûjours, & même alors plus que dans l'état naturel, n'étant plus dissipée par les mouvemens de la partie, elle chasse la tête de l'os hors de sa place avec d'autant plus de facilité, qu'ayant relâché les ligamens, elle les met hors d'état de résister, non-seulement aux efforts qu'elle fait pour chasser l'os de sa boëte; mais même à ceux que font les muscles pour tirer en-haut cette partie. Ainsi l'allongement du ligament plat se fait peu-

à-peu, la doulenr augmente, & ne diminuë que quand ce ligament etant tout-à-
fait relâché & rompu, abandonne la tête de l'os à toute la puiſſance des muſcles
qui la tirent en-haut.

La Jambe, qui eſt la ſeconde partie
de l'Extrémité inférieure, s'étend depuis
le genou juſqu'au pied. Elle eſt compoſée de deux os, dont l'un ſe nomme le
Tibia, & l'autre le *Péroné*.

Le *Tibia*, qui eſt le plus gros de ces
deux os, eſt ſitué antérieurement au-dedans de la Jambe ; & le Péroné, qui eſt
le plus petit, eſt ſitué extérieurement à
côté & vers le derriere. Ils ſont joints enſemble tant par le haut que par le bas ; &
ils ſont place aux muſcles dans le milieu,
où ils ſe trouvent un peu diſtants l'un de
l'autre.

Le corps du *Tibia*, qui eſt cave en-
dedans, contient beaucoup de moëlle. Il
eſt d'une figure preſque triangulaire,
ayant trois angles, dont le plus remarquable, que l'on appelle ſa crête ou ſon
épine, eſt long & aigu par-devant, comme le taillant d'un couteau ; ainſi les coups
que l'on reçoit en cette partie ſont très-
ſenſibles, à cauſe que la peau & le périoſte qui la recouvrent ſont ſouvent contus
ou coupez par ces coups.

M^z·

M^r. *Ruysch* a observé que le corps du' *tibia* est quelquefois composé de deux ta-bles , entre lesquelles il y a un diploé , comme je l'ai vû ; & M^r. *Duverney* m'a dit avoir observé la même chose.

Le long de la partie latérale & exté-rieure de cet os , on trouve un second angle en forme de ligne un peu tran-chante. Il s'attache à cet angle un liga-ment large & membraneux , qui est at-taché par son autre extrémité le long du péroné , & de la partie intérieure & latérale du *tibia*. Il y a encore un troi-siéme angle, qui est plus mousse que les deux autres.

La partie supérieure du *tibia* est la plus grosse de toutes ; elle a tout au haut dans son milieu une petite apophyse raboteu-se , qui est reçûë dans la grande cavité qui est à l'extrémité de l'os de la cuisse, entre les deux condyles.

Il y a aux deux côtez de cette apo-physe deux cavitez superficielles , revê-tuës d'un cartilage , qui reçoivent les deux condyles du *fémur*. Leur profondeur est augmentée par un cartilage sémi-lunai-re , qui ne laisse pas d'être mobile , quoi-qu'il soit attaché par des ligamens ; il est mou , glissant , & abbreuvé d'une humeur gluante ; il est épais au bord ,

F f

& délié vers le centre.

Le *tibia* se meut sous le *fémur* à droite & à gauche, quoiqu'ils soient articulez par un ginglyme presque aussi ferme que les autres articulations : mais la différence est, que dans les autres ginglymes les éminences & les cavitez sont plus considerables, & les rebords plus élevez ; de-sorte qu'ils retiennent les bords dans les bornes d'un mouvement simple ; au lieu qu'ici les éminences sont les plus plattes, & incapables par conséquent de résister au roulement des os, qui se peut toûjours faire en diverses manieres.

Ces os sont liez ensemble par plusieurs ligamens, & entre autres par deux qui sont nerveux, & qui se croisent en sautoir, dont nous avons déja parlé.

Outre ces deux ligamens, il en y a encore un autre qui entoure toute la jointure, horsmis à l'endroit où se trouve la rotule.

Il y a encore deux autres ligamens, qui sont plats & étroits, un de chaque côté de l'articulation. Ils ont d'une part leur attache au bas des condyles de l'os de la cuisse, & de l'autre à la partie supérieure du *tibia.*

A l'égard des personnes qui marchent les genoux en-dedans & les pieds en-dehors, Mr. R u y s c h me fit voir dans le *tibia* d'un Particulier qui avoit eu ce défaut pendant sa vie, que les cavitez supérieures de cet os, situées extérieurement, se trouvoient un travers de doigt plus bas que celles qui étoient intérieurement.

A la partie antérieure & supérieure du *tibia*, trois doigts au-dessous de sa tête, il y a une tubérosité à laquelle s'attachent les muscles extenseurs de la jambe : au côté extérieur & un peu inférieur de la tête du *tibia*, il y a une petite éminence ronde, incrustée d'un cartilage, qui entre dans une petite cavité qui est à la partie supérieure & intérieure du péroné.

A la partie postérieure du *tibia*, tirant en-haut, il y a d'ordinaire un trou assez remarquable, qui pénètre dans l'os, par où passe une veine. A mesure que cet os approche du pied, il diminuë en grosseur.

La partie inférieure du *tibia* se termine en deux légéres cavitez, revêtuës d'un cartilage, qui reçoivent les deux éminences de l'astragale ; & du milieu de ces cavitez il s'élève une petite éminence, qui est reçûë dans la cavité qui se trouve à la partie supérieure & moyenne du

même aſtragale : ce qui compoſe une articulation ginglymoïde , comme la préce-
dente, & permet au pied de ſe mouvoir en
tout ſens.

A la partie inférieure , intérieure & latérale du *tibia* , il y a une groſſe apophyſe qui forme la malléole intérieure.
A la partie inférieure & extérieure du même os il y a une fente, par où paſſent deux
tendons du muſcle nommé jambier poſtérieur , qui vont au tarſe ; & à la partie inférieure & extérieure , il y a un
enfoncement en forme de gouttiere ,
dans laquelle s'enchaſſe le côté intérieur
de la partie inférieure du péroné ; cette ſinuoſité n'eſt point revêtuë de cartilage.

Un Chirurgien de notre Ville, étant
appellé au mois de Mars 1724. pour réduire la fracture du *tibia* à un jeune
homme âgé de 19. ans, il réduiſit la fracture , & fit les panſemens néceſſaires juſqu'à la parfaite guériſon ; quelque - tems
après il ſurvint à ce bleſſé une tumeur à
la partie poſtérieure de la jambe , à l'endroit de la fracture guérie : Le Chirurgien étant demandé , & ne connoiſſant
point la nature de la tumeur , y appliqua
un cauſtique , & enſuite ayant percé l'eſ-
care , croyant apparemment trouver du

pus, il n'en fortit que du fang ; & cela avec tant d'impétuofité, que l'hémorrhagie ne fut arrêtée qu'avec beaucoup
de peine : le malade étant tombé en fyn-
cope mourut deux jours après. Il eft à
préfumer que dans le tems que le *tibia*
fut fracturé, quelque pointe d'os déchi-
ra en même tems la capfule feule, ou la
membrane extérieure de l'artère la plus
proche, laquelle étant affoiblie en cet endroit, a été enfuite moins capable de réfifter aux impulfions réïtérées du cœur ;
de-forte qu'à chaque coup de pifton, la
membrane intérieure de l'artère a été obligée de prêter un peu, & de former premierement un vrai aneurifme, & enfuite
un faux, par la rupture de la membrane intérieure de l'artère ; ce qui a produit la fufdite tumeur, qui eft furvenuë
aprés la guérifon de la fracture du *tibia*,
& a caufé la mort au malade, par l'ignorance du Chirurgien.

La diflocation du *tibia*, quànd elle fe
fait en-dedans ou en-dehors, ne fcauroit
être qu'incomplette ; parce que la grande diftance qu'il y a depuis fa partie latérale extérieure jufqu'à l'intérieure, ne
permet pas aux ligamens qui affermiffent
la jointure, de s'étendre affez pour que
'os forte hors de fon articulation, à moins

d'une violence qui détruiroit l'économie
de cette articulation ; de-sorte qu'il n'y
auroit alors d'autre remède à y apporter
que l'amputation.

La luxation de cet os est sujette à une
espèce d'anchylose, à cause que les ligamens
qui sont dans l'intérieur de cette articulation , venant à se rompre, le suc nourricier s'épanche & s'endurcit, conjointement avec le suc gluant qui se trouve
naturellement dans la jointure : ainsi quand
on a réduit cette luxation , il faut quelques jours après faire mouvoir doucement
la jambe, afin d'empêcher l'épaississement
& l'endurcissement de ces sucs.

On a vû une personne à Paris, dont
le *tibia* entiérement carié jusques vers
ses extrémitez , s'étant ensuite séparé des
parties saines, fut tiré hors de la jambe , après avoir été scié dans son milieu ;
& après un long-tems il se forma au
lieu & place de ce *tibia* , une matiere assez solide pour permettre à cette personne
de s'appuyer sur son pied avec le secours
des béquilles.

Nous avons dit ci-dessus que le *tibia*
est quelquefois composé de deux tables :
s'il arrive alors que par un suc âcre &
corrosif une portion de la table extérieure soit entiérement cariée , aussi-bien

que l'intérieure , M^r. Ruysch, dans son VIII. *Tréſor* , *Pl.* III. nous apprend qu'il n'eſt pas impoſſible au Chirurgien d'enlever la carie de la table intérieure , en traitant la carie extérieure.

Le Péroné , qui eſt le moindre des deux os de la Jambe , eſt ſitué à la partie extérieure. Il eſt immobile par lui - même ; ainſi il ne fait que ſuivre le mouvement du *tibia*.

Il y a une tête ronde à la partie ſupérieure de cet os ; & à ſa partie intérieure il y a une cavité ſuperficielle, recouverte d'un cartilage , laquelle reçoit une petite éminence qui eſt à la partie ſupérieure, poſtérieure & un peu latérale du *tibia*. Ces deux os ſont liez enſemble par un ligament qui eſt attaché à leur articulation.

La partie inférieure du péroné a auſſi une tête en forme de condyle , qui ſe termine en pointe, & fait la malléole externe. Le côté intérieur de cet os , eſt reçû dans une foſſe que l'on remarque à la partie inférieure & extérieure du *tibia*. Il faut obſerver que l'extrémité inférieure du péroné deſcend un peu plus bas que le *tibia*, & que ſon extrémité ſupérieure ne monte pas ſi haut ; ce qui fait que , tout bien confideré , ces deux os font à-peu-près de la même longueur. Les deux malléoles maintiennent l'os que l'on appelle Aftragale dans fa fituation, & empêchent fa luxation, tant en-dedans qu'en-dehors.

Le ligament annulaire du pied a fon attache à la tête inférieure du péroné antérieurement , & fe termine à l'appendice du *tibia*. Sous la tête du péroné qu'on appelle malléole externe, il y a une efpèce de couliffe par où paffe le tendon du péronier antérieur.

Le *tibia* & le péroné font articulez tant par-haut que par-bas, de même que le coude & le rayon, & font auffi féparez par le milieu. Dans cet intervalle il fe trouve un ligament large & membraneux , qui s'attache d'une part le long de la partie intérieure du péroné, & par fon extrémité oppofée il s'attache à une ligne un peu tranchante, qui eft à la partie extérieure du *tibia*. Ce ligament fert à-lier les deux os enfemble , & à féparer les mufcles antérieurs de la jambe, des poftérieurs.

Aux extrémitez des os de la cuiffe & de la jambe, on apperçoit un nombre de petits trous, qui donnent paffage à différens vaiffeaux , & qui ont d'ailleurs les mêmes usages dont nous avons déja parlé dans ce Chapitre.

Il arrive à la jambe, comme à l'avant-bras, (qui sont l'un & l'autre composez de deux os) deux sortes de fractures, dont l'une est appellée complette, & l'autre incomplette. La premiere est lorsque les deux os sont fracturez ; la seconde lorsqu'il n'y en a qu'un seul. Celle du *tibia* tout seul est facile à connoître, parce que le blessé ne peut alors se soûtenir sur sa jambe en aucune maniere ; sans compter que cet os n'étant recouvert en-devant que du périoste & de la peau, il est aisé d'appercevoir les inégalitez de la fracture, & même de reconnoître par le tact & par l'ouïe le craquement des pieces d'os. La fracture du péroné seul est plus difficile à connoître, parce que le blessé peut encore marcher en quelque maniere après sa blessure ; ce qui fait croire d'abord qu'il n'y a point de fracture : mais en lui faisant mouvoir le pied en rond de tous côtez, & en suivant avec le poûce fermement appuyé, le progrès de l'os, on découvre la fracture.

La jointure de l'Os de la Cuisse avec ceux de la Jambe, s'appelle le Genou à sa partie antérieure, & se nomme le Jarret à sa partie postérieure.

A la partie antérieure de cette jointure, on trouve un os convexe en-dehors, d'une figure ronde & irréguliere, qu'on appelle la Rotule. Sa substance est cartilagineuse aux enfans, & elle s'offisie aux adultes. Cet os est situé dans une cavité qui est entre les deux condyles du *femur*. Il est de la largeur de deux travers de doigt, & en a un d'épaisseur en son milieu, où il est assez éminent ; mais il est beaucoup plus mince sur ses bords, & presque rond & applati dans son extrémité inférieure.

Il y a une éminence au milieu de sa partie intérieure, qui va de-haut en-bas, & s'articule dans une cavité qui est à la partie antérieure & moyenne du *femur* ; & à chaque côté de cette éminence il y a une fosse superficielle, qui reçoit une éminence qui se trouve à chaque côté de la cavité, au-bas du *femur*.

A la partie inférieure de la rotule il y a une pointe, sur laquelle s'attache un gros ligament, large & nerveux, qui de son autre bout va s'attacher à une tubérosité qui est sur le *tibia*, trois doigts au-dessous du genou ; ce qui empêche la rotule de monter plus haut qu'elle ne doit dans l'extension de la jambe, quand ses extenseurs agissent, aux tendons desquels cet os est fort adhérent.

Le mouvement de la rotule se fait presque entiérement sur l'extrémité inférieure du *femur* ; & son articulation tient beaucoup du ginglyme : car elle a deux cavitez , & une éminence au milieu revêtuë d'un cartilage qui facilite le mouvement.

La rotule augmente la force des muscles extenseurs de la jambe , en éloignant par son épaisseur les forces de l'appui ; & elle sert à l'aponeurose de ces muscles comme de poulie.

Ambroise Paré prétend que tous ceux qui ont eu la rotule fracturée , restent boiteux après la guérison de cette fracture ; mais cela est contre l'expérience.

J'ai traité une Demoiselle âgée de 24. ans , fort boiteuse du côté gauche , dès sa jeunesse , à l'occasion d'un abscès qui lui étoit survenu à la hanche , par une cause intérieure , & qui avoit occasionné la luxation de l'os de la cuisse. Les muscles de cette extrémité inférieure étant fort foibles & en partie paralytiques , cette Demoiselle tomba avec beaucoup de violence en marchant sur une pierre fort unie , & se cassa en-travers la rotule droite : étant appellé pour la panser, je fis la réduction de la piéce supérieure de

l'os fracturé, & je fis enſuite le bandage
propre à cette fracture, que je renouvellois
de tems en tems. La malade garda le lit l'eſpace de ſept ſemaines, couchée ſur le dos, &
elle a été parfaitement bien guérie, pouvant
plier & étendre la jambe comme avant la
fracture ; mais ce qui eſt aſſez particulier,
c'eſt qu'elle ne boite pas tant à beaucoup
près qu'elle faiſoit auparavant ; de-ſorte que
les muſcles de la cuiſſe où étoit la luxation,
ayant été fortifiez par la chaleur du lit durant tout ce tems-là, (car c'étoit en hyver)
cette Demoiſelle marche aujourd'huy
beaucoup mieux qu'elle ne faiſoit avant ſa
chûte.

L'expérience fait donc voir que la rotule
fracturée ſe guérit en certains ſujets,
ſans qu'ils en ſoient incommodez pour ſe
marcher. Mais il y en a d'autres au contraire auſquels il peut arriver que le ſuc nourricier, qui ſuinte dans la fracture, cou-
lant en trop grande abondance pour la
formation du cal, & venant à s'extra-
vaſer dans l'eſpace de l'articulation, il s'endurcit conjointement avec la ſynovie, qui
s'y trouve naturellement ; ainſi ces deux ſucs
endurcis, après y avoir formé une anchy-
loſe, cauſent au bleſſé une difficulté de marcher, qui n'arrive pas lorſque cette circonſ-
tance n'a pas lieu. De-ſorte que, ſuivant l'ob-

servation ci-dessus rapportée, la fracture de
la rotule non-seulement ne cause pas toûjours la claudication ; mais elle peut même par accident contribuer à la diminuer.
Je connois un Negre dans notre Ville, qui
a eu la rotule fracturée en-travers en deux
endroits differens ; dont cependant il est
bien guéri, & marche aussi librement que
devant la fracture.

Quelquefois la rotule vient à se fracturer en-travers, pour avoir fléchi la jambe
trop vîte en descendant d'un escalier ; c'est
ce que j'ai observé, & qui est arrivé à
un Prêtre de notre Ville, le 16. Février 1723. La piéce supérieure étoit restée
en sa place naturelle; de-sorte qu'il étoit inutile de réduire la fracture.

Mr. *Méry* rapporte dans les Mémoires de
l'Académie des Sciences, l'histoire d'une
éxostose au genou, qui pesoit vingt livres.

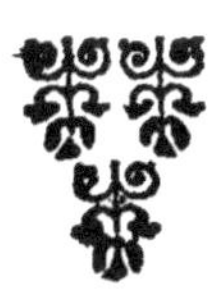

CHAPITRE IV.

Du Pied proprement dit.

LA troisiéme & derniere partie de l'Extrémité inférieure est le Pied, comme la Main l'est de la supérieure. Cette extrémité se divise aussi, comme la supérieure, en trois parties, qu'on nomme le Tarse, le Métatarse, & les Orteils.

Le Tarse, qui est la premiere & la plus grosse partie du Pied, est un assemblage de sept os, qui sont fort différens, tant en grosseur qu'en figure ; il y en a quatre qui ont des noms particuliers, & les trois autres sont appellez *cunéiformes*.

Le premier des os du Tarse, est l'Astragale. C'est l'os du pied le plus élevé. Il est gros & inégal, convexe en certains endroits, & concave en d'autres. On y considere six faces, qui sont revêtuës de cartilages, & qui le joignent à d'autres os.

La premiere face de l'astragale, qui est la supérieure, est lisse, polie, & faite en forme de poulie ; elle s'articule avec une cavité qui est au bas du *tibia*, & qui a une éminence en son milieu qui va de-devant en-arriere. Cette partie a la figure de la noix de l'arc qu'on appelle arbalête.

La seconde face & la troisiéme sont les deux latérales; elles se trouvent entre les extrémitez du *tibia* & du péroné.

La quatriéme, qui est l'antérieure, est une grosse tête qui entre dans la cavité de l'os naviculaire, avec lequel l'astragale est fortement articulé.

La cinquiéme, qui est la postérieure, est concave, & s'unit fortement avec le *calcaneum*, dont elle reçoit une éminence.

La sixiéme, qui est l'inférieure & l'antérieure, est fort inégale, se relevant en des endroits, & s'abbaissant en d'autres ; elle s'articule dans une cavité du *calcaneum*.

Comme l'astragale est articulé avec le *tibia* & le péroné, & que l'extrémité inférieure de cet os, qui fait la malléole externe, descend plus bas que la malléole interne ; il est à remarquer que la luxation du pied se fait presque toûjours en-dedans, & qu'elle ne se peut faire en-dehors, à moins que le péroné ne s'écarte du *tibia*, ou que la malléole externe ne se fracture ; ce qui ne peut arriver que par une extrême violence, qui met le blessé en danger de perdre la jambe, à cause des fâcheux accidens dont une télle bleffûre eft fuivie, tant par la difficulté de la réduction, que par l'énorme dépôt qui fe fait fur la partie bleffée, & qui produit l'inflammation, la fiévre, la fuppuration des ligamens & des tendons, & la mortification, dont on ne peut prévenir le progrès que par l'amputation.

Le fecond os du Tarfe eft le *Calcaneum* ou l'os du Talon. C'eft le plus grand & le plus épais de tous les os du pied ; il eft fitué fous l'aftragale, & il eft d'une figure irréguliere, étant élevé en de certains endroits, & concave en d'autres.

Comme cet os eft fitué à la partie poftérieure du pied, il empêche que le corps ne tombe en-arriere ; & les os qui font à la partie antérieure l'empêchent de tomber en-devant. Quelques-uns ont auffi appellé le *calcaneum* l'os de l'éperon, parce que l'éperon d'un Cavalier porte fur cet os. C'eft à fa partie poftérieure qu'eft attaché le gros & large tendon que forment les mufcles extenfeurs du pied, & que l'on nomme le tendon d'*Achille*, qui eft le plus fort & le plus gros de tous les tendons.

Le *calcaneum* eft articulé avec la cinquiéme & fixiéme face de l'aftragale, auffi bien qu'avec la partie poftérieure du cuboïde ;

de , qu'il reçoit dans une cavité.

Au côté intérieur du *calcaneum* il y a une sinuosité, au-dessous d'un tubercule, par laquelle passent quelques vaisseaux, & le tendon du muscle fléchisseur des orteils, nommé le profond.

A la partie latérale & extérieure du pied, entre le *calcaneum* & l'astragale, on remarque une cavité, qui est formée par la rencontre de deux échancrures dont l'une est à la partie inférieure & extérieure de l'astragale, & l'autre à la partie supérieure & antérieure du *calcaneum* ; cette cavité, dans un sujet vivant, est remplie de graisse & d'une humeur gluante, contenuë dans des cellules membraneuses , qui sert à lubréfier les cartilages & les ligamens, & à leur donner de la souplesse. L'épuisement de ce suc cause le cliquetis des os quand on marche.

Le troisiéme os du Tarse est le Naviculaire ou le Scaphoïde , ainsi dit parce qu'il ressemble à un petit batteau. Il est situé entre l'astragale & les trois cunéïformes. On trouve une grande cavité à sa partie postérieure, qui s'étend d'un bout à l'autre , & qui est recouverte d'un cartilage assez mince, dans laquelle la grosse tête de l'astragale est reçûë ; ce qui

joint fortement ces deux os enſemble.

Sur la face antérieure du ſcaphoïde,
il y a trois petits plans ſuperficiels, auſquels les trois derniers os du tarſe nommez
cunéïformes, s’articulent.

Le quatriéme os du Tarſe eſt appellé
Cuboïde, par rapport à ſa figure qui eſt
celle d’un cube. On lui trouve ſix faces
comme à un Dé ; mais elles ſont fort ir-
régulieres. Il eſt ſitué entre le *calcaneum*,
& l’os du métatarſe qui ſoûtient le petit orteil & ſon voiſin, auſquels il eſt articulé. On apperçoit à ſa partie poſtérieure une face un peu arrondie, qui eſt reçûë dans la cavité antérieure du *calcaneum*.

A la partie antérieure du cuboïde, il
y a deux faces : l’extérieure reçoit l’os du
métatarſe qui ſoûtient le petit orteil ; & l’intérieure reçoit celui qui ſoûtient l’orteil qui
eſt le plus proche du petit.

La face latérale & intérieure du cuboïde
reçoit le côté de l’os cunéïforme, qui ſoûtient l’os du milieu du métatarſe.

Les trois derniers os du Tarſe ſont appellez Cunéïformes, parce qu’on prétend qu’ils ont la figure d’un coin à fen-
dre du bois. Ils ſont differens en grandeur, & ſont articulez par leur partie

postérieure avec la partie antérieure
de l'os naviculaire , & par leur partie
antérieure avec les trois premiers os du métatarse.

Le premier des os cunéïformes , qui est
le plus grand, est situé à la partie intérieure du pied ; il est plus épais à sa partie inférieure, qu'à sa partie supérieure.
Le second, qui est le plus petit , est situé
au milieu ; il est plus épais à sa partie supérieure , qu'à l'inférieure , où il est un
peu aigu. Le troisiéme , qui est d'une
grandeur médiocre, est situé extérieurement , & il a la même figure que le plus
petit.

Aux endroits où les os du tarse sont articulez ensemble, ou avec d'autres os, ils sont
recouverts de cartilages, & affermis par des
ligamens.

Le Métatarse est composé de cinq os,
qui sont situez entre les os du tarse &
ceux des orteils. Ils sont disposez les
uns à côté des autres ; en quoi ils rendent le pied plus ferme en marchant. Ces
os sont serrez par les extrémitez ; mais ils
s'écartent les uns des autres par leur partie moyenne , & les muscles inter - osseux sont logez dans ces intervalles : après
quoi le pied va en s'élargissant jusqu'aux
orteils.

Ces os du Métatarse sont convexes en-dehors, & concaves en-dedans ; ce qui fait qu'ils reçoivent plus commodément les tendons des muscles. Ils sont longs & grêles, & s'unissent par une petite tête recouverte d'un cartilage, qui facilite le mouvement des orteils, & les unit par arthrodie.

L'os du Métatarse qui soûtient le poûce, est le plus gros & le plus court des cinq. Le second a moins de grosseur; mais il est le plus long de tous. Le troisiéme est encore moins gros : ainsi depuis le second ces os vont toûjours en diminuant.

Les trois premiers os du Métatarse sont articulez avec les trois cunéïformes. Le quatriéme & le cinquiéme sont articulez avec le cuboïde ; & le cinquiéme, qui soûtient le petit doigt, a une longue apophyse pointuë, qui porte en l'air, à sa partie postérieure, latérale & extérieure.

Le Pied, aussi-bien que la Main, est composé de cinq Doigts, que l'on appelle Orteils. Le gros Orteil n'a que deux phalanges, & les autres en ont chacun trois ; ainsi le nombre des os des Doigts du pied n'est que de 14. & il y en a 15. à la main. La raison de cette difference est, que le premier os du poûce du pied est mis au nombre de ceux du métatarse ; ce qui fait que le métatarse est composé de cinq os, à la difference du métacarpe qui n'en a que quatre, parce que le mouvement du premier os du poûce de la main se fait sur un des os du carpe, comme nous l'avons dit au Chapitre II. de cette IV. Partie, en parlant de la main.

Les os des Doigts du pied sont distribuez en trois phalanges, comme ceux de la main. Ceux de la premiere phalange sont plus grands que ceux de la seconde ; & ceux de la troisiéme sont plus petits que les autres.

Ils ont la même figure que ceux de la main : car ils sont convexes en-dehors, & concaves en-dedans ; ils ont aussi les mêmes connexions, sçavoir, par arthrodie avec les os du métatarse, & par ginglyme entr'eux.

Au bout de chaque os qui forme l'extrémité des orteils, il y a un petit tubercule qui fait un demi-cercle, sur lequel est appuyé chaque ongle des orteils.

CHAPITRE V.

Des Os Séfamoïdes.

LEs Os Séfamoïdes fe remarquent aux jointures des os des mains, & des pieds; ils font ainfi nommez, à caufe de la reffemblance qu'ils ont avec la graine de féfame, tant en petiteffe qu'en figure.

Ce font de fort petits offelets, qui font adhérents aux tendons, fous lefquels ils font cachez, & qui font enveloppez dans des ligamens.

Ils font cartilagineux aux enfans, & offeux dans les adultes. Leur figure eft prefque ronde, étant un peu applatie, & même concave du côté qu'ils touchent les autres os, où ils font recouverts de cartilages; & ils font convexes du côté qu'ils font attachez aux tendons.

Leur nombre n'eft pas tout-à-fait fixe; mais on en trouve d'ordinaire douze à la main, & autant au pied. Il y en a deux plus grands que les autres, un de chaque côté, fur le bord de l'articulation de l'os du métatarfe avec l'os de la premiere phalange du poûce;

& il y en a un qui est de la grandeur d'un gros pois. Ceux qui sont aux doigts des pieds sont plus petits que ceux qui appartiennent aux doigts de la main.

Vesale fait mention de deux autres Sésamoïdes, situez vers les muscles jumeaux dans le pli du jarret ; mais ils ne se trouvent pas toûjours.

L'usage de ces os est non - seulement d'affermir les articulations des doigts des mains, & des orteils, & d'en empêcher les luxations ; mais aussi de servir de poulie aux tendons fléchisseurs de ces parties, & d'augmenter la force des muscles, en leur rendant le même office, que la rotule à l'aponevrose des muscles extenseurs de la jambe.

CHAPITRE VI.

De la difference qu'il y a entre les Os du squelète de l'Homme, & ceux du squelète de la Femme.

NOus avons dit ailleurs quelque chose de la difference qui se trouve entre les os de l'Homme, & ceux de la Femme ; nous en allons parler ici plus amplement.

Comme l'os du Front dans les enfans nouveaux-nez, est divisé en deux jusqu'à la partie supérieure du nez, quelques Auteurs disent aussi que cet os reste divisé de même dans les femmes pendant toute la vie : mais cela ne leur est pas particulier, puisqu'on trouve quelquefois le Coronal séparé en deux par une suture, aussi-bien à l'homme qu'à la femme ; quoiqu'il y en ait qui prétendent que cela arrive plus souvent à la femme qu'à l'homme.

Le *Sternum* est plus large par en-bas aux femmes qu'aux hommes : il est ordinairement ouvert en cet endroit dans les femmes par un trou manifeste ; & même (ce qui est encore plus) le dernier

des.

des os du *sternum* , celui auquel s'attache l'appendice xiphoïde , est fen-
du en croissant , & fait un trou avec cette appendice , par où la veine mammaire interne sort de la cavité de la poitrine.

Les Clavicules aux femmes sont moins
courbées , & moins éminentes qu'aux
hommes ; ce qui est cause qu'elles ont
une gorge plus belle , plus élevée , &
moins remplie de fosses que celle des hommes.

Les Os du devant de la Poitrine sont
aussi moins élevez aux femmes qu'aux
hommes; d'où il arrive que leurs mam-
melles , qu'elles ont plus grosses que les
hommes , sont plus avantageusement placées.

L'Os *Sacrum* aux femmes est moins
long , plus large, plus droit, & s'étend plus
en-dehors par sa partie inférieure , aussi-
bien que le *Coccyx* , qu'il ne fait aux hommes.

Les Os Innominez sont aussi plus larges, & s'étendent plus en-dehors par en-bas
aux femmes, qu'aux hommes : de-sorte que
le Bassin , qui est composé de l'assemblage
de ces os avec l'os *sacrum*, est beaucoup plus
ample aux femmes; ce qui fait que la matrice & le *fœtus* qu'elle contient pen-

H h

dant la groffeffe , y font placez plus commodément , & font mieux foûtenus fur l'étenduë des os des iles ; & que le *fœtus* peut fortir avec plus de facilité au tems de l'accouchement, le détroit de ces os étant plus large.

Les os des hommes font ordinairement plus durs & plus grands , en toutes leurs dimenfions , que ceux des femmes , toute proportion gardée ; c'eft-à-dire , que les os d'un grand homme font plus grands que ceux d'une grande femme.

Il y a auffi beaucoup de différence entre les os d'un *fœtus* & ceux d'un adulte ; en ce que dans le *fœtus* plufieurs os ne font que des cartilages , qui fe trouvent enfuite offifiez dans les adultes.

CHAPITRE V.II,

Des Ongles.

APRE's avoir donné une exacte defcription de tous les Os du Corps humain , il ne fera pas hors de propos d'y joindre la defcription des Ongles ;

puisqu'*Hippocrate*, au Livre de la nature des Os, les a compris sous ces parties, & qu'ils en sont les extrémitez dans l'ordre naturel.

Les Ongles sont des corps durs, diaphanes, & de figure ovale, qui semblent être de la même substance que les Cornes. Ils sont convexes en-dehors & concaves en-dedans. Au surplus, ils ne semblent être autre chose qu'une cuticule endurcie, composée de petits tuyaux & d'un allongement des mammelons de la peau, lesquels venant à se coller, par un suc salin, doivent, à mesure qu'ils croissent, former l'ongle couche sur couche ; car l'ongle naît de toute la partie qui touche la peau.

Les petits tuyaux ou les petites fibres qui les composent, sont fort remarquables aux griffes des Oiseaux, des Lions, des Ours, &c. & se séparent facilement les unes des autres, quand on les laisse tremper dans l'eau.

Les ongles sont plus durs & plus épais à leurs extrémitez, qu'ailleurs ; à cause qu'ils naissent de toute la partie de la peau qu'ils touchent, & que tous les petits tuyaux ou mammelons vont se réünir à leur extrémité.

Quelquefois on remarque une tache a

la racine de l'ongle , & nous voyons qu'elle s'en éloigne à mesure que l'ongle croît , & qu'on le coupe. Cela arrive ainsi, parce que la couche qui contient la tache , étant poussée vers l'extrémité par le suc nourricier qu'elle reçoit , la tache doit l'être pareillement. La même chose arriveroit, si la tache se rencontroit ailleurs qu'à la racine.

Quand l'ongle est tombé , à l'occasion de quelque accident , on observe que le nouvel ongle se forme de toute la superficie de la peau ; à cause que les petits tuyaux qui viennent des mammelons , & qui se collent ensemble , par le moyen du suc salin , s'accroissent tous en même tems.

La grande douleur, que l'on ressent quand il y a quelque corps solide enfoncé entre l'ongle & la peau , ou quand on arrache les ongles avec violence , arrive , à cause que leur racine est molle & adhérente anx mammellons de la peau , qui sont proprement les organes du toucher & du sentiment ; de-sorte que la séparation des ongles ne peut pas se faire sans les blesser , & sans occasionner de grandes douleurs.

Et comme l'on observe quand les mammelons sont anéantis , que la peau perd son propre sentiment, on peut aussi conjecturer que lorsqu'ils sont anéantis à l'endroit des ongles, de nouveaux ongles ont de la peine à se produire.

Les ongles croissent continuellement ; c'est pourquoi on les coupe à mesure qu'ils surpassent les extrémitez des doigts. Quelquefois ils croissent à un tel excès, qu'ils ressemblent aux griffes & aux cornes des animaux.

L'usage des ongles est de couvrir les mammellons de la peau en cet endroit, comme fait aussi la cuticule en d'autres endroits, & de les préserver des injures extérieures. Les ongles servent encore pour affermir les extrémitez des doigts quand on veut prendre quelque chose, & pour le plaisir en se grattant ; comme il est rapporté de *Socrate*, qui prit plaisir à se gratter avant que d'avaler le suc de ciguë, que les Athéniens l'avoient condamné de prendre, pour le faire mourir.

Bien souvent l'ongle du gros Orteil croît dans la chair, par sa partie latérale ; ce qui cause de fort grandes douleurs, & la chair croît sur l'ongle. C'est en vain que l'on tâche de consumer cette chair par les consomptifs & les cathérétiques, si préalablement on ne coupe l'ongle avec beaucoup de dextérité ; après quoi l'on tire la piéce d'ongle avec une pincette , que l'on enleve ensuite le plus doucement qu'il est possible ; ce qui ne peut pourtant se faire sans causer une grande douleur.

Pour prévenir la récidive , quelques-uns conseillent , le mal étant guéri , de ratisser l'ongle par le milieu avec un morceau de verre , une fois tous les mois , jusqu'à ce que l'ongle soit tellement émincé , qu'il cede sous le doigt. Quoiqu'on ne fasse pas un grand cas de cette blessûre , il y a pourtant des Auteurs qui rapportent qu'elle n'a pas laissé , arrivant sur-tout à des sujets d'une mauvaise constitution , d'occasionner de fâcheux accidens , & même la mort à quelques personnes. A Paris , où la Chirurgie , dans sa totalité & dans ses moindres parties , est mieux cultivée que par-tout ailleurs , il y a depuis quelques années des gens, dont la profession particuliere est de pratiquer l'opération qui convient à cette maladie , se servant de petits instrumens inventez pour cet usage , qui en facilitent l'éxécution & le succès.

Ambroise Paré , (Livre XXVIII. pag. 776.) dit qu'il a apperçû évi-

demment croître les ongles, qu'il avoit par
diverses fois rognez en un corps mort,
qu'il avoit embaumé : Mais M*r*. *Heiſ-*
ter aſſûre au contraire que leur accroiſſement ceſſe après la mort , malgré ce
qu'en diſent bien des gens, ſur une tradition
populaire.

FIN.

H h iiij.

EXPICATION
De la premiere Planche.

CETTE Planche répréfente un Crâne humain , avec la Mâchoire inférieure ; l'on en a emporté quelques parties extérieures , afin qu'on puiffe mieux voir les intérieures , tant celles du Nez , que celles du Crâne , &c.

a a a *La Suture Coronale.*

b *La Suture Sagittale.*

c *L'extrémité de la Suture Sagittale , comme elle fe voit intérieurement au fond du Crâne.*

d d d *La Suture Lambdoïde, comme elle fe voit intérieurement au fond du Crâne.*

e *La Suture Squammeufe.*

A A *La partie fupérieure de l'Os Frontal , fcié en cet endroit , & dont on a emporté la plus grande partie.*

f f f *Le* Diploé.

B B *Les Os Pariétaux.*

g g g *Sillons, qui fe voyent dans la furface intérieure de ces Os.*

C *L'Os Occipital, vû intérieurement au fond du Crâne.*

Planche I.re
B
A
a
a
g
g
K
V
e
F
M
L
T
q
N
t
T
t
G
H
Y
w
w
R
a
4

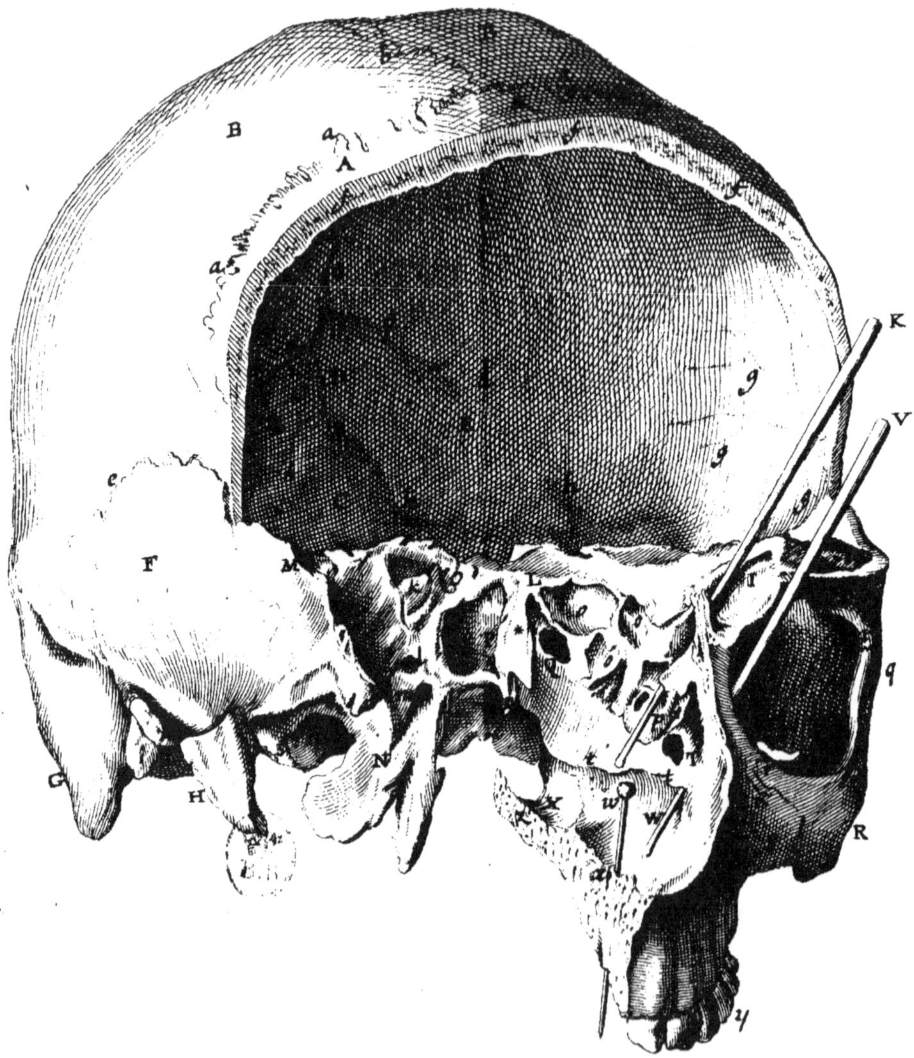

D

E

F
G
H
I

K

L

D *La premiére gouttiére, dans la partie concave de cet Os, laquelle se termine dans
les deux autres ou laterales* h h h.

E E *L'endroit des deux plus petites fosses,
dans la partie concave de cet Os.*

F *L'Os Temporal.*

G *L'Apophyse Mastoide.*

H *L'Apophyse Styloide.*

I *Le* Sinus *ou la cavité gauche de l'Os
Frontal, que l'on a ouverte.*

K *Un stilet que l'on a introduit dans cette
cavité, lequel sort par le trou de communication dans la cavité gauche du Nez.*

i *Une apophyse de l'Os Frontal.*

L *La partie antérieure de l'Os Sphénoïde.*

M *La grande Apophyse Temporale, du côté
droit.*

3 *L'Apophyse postérieure latérale.*

N *L'Apophyse Ptérygoide.*

O *Un trou dans l'Os Sphénoïde, par où
passe le nerf optique, qui va se terminer à
l'œil.*

k *La partie la plus large de la fente, qui se
trouve dans la grande apophyse temporale
de l'Os Sphénoïde.*

l *Un trou dans cet Os, par où passe la seconde branche de la cinquiéme paire de
nerfs du cerveau.*

m *Un trou par où passe la troisiéme branche de la cinquiéme paire.*

P *La grande cavité droite de l'Os Sphé-*
noide., que l'on a ouverte à la partie an-
térieure.

Q *Un trou par lequel la cavité gauche de*
l'Os Sphenoide , a communication avec
la cavité gauche du Nez.

* *L'endroit de la partie antérieure de la*
cloison qui sépare de haut en bas les deux
grands sinus de l'Os Sphénoide.

n *Une apophyse , à la partie inférieure de*
l'Os Sphénoide , qui est reçue dans une
cavité de l'Os Vomer.

o o o *Differentes cellules des Os Spongieux*
supérieurs.

p *Une des cellules encore entiére.*

R *L'Os de la Pommette.*

q *Une apophyse , par laquelle cet Os se joint*
avec une apophyse de l'Os Frontal.

r *Une apophyse qui se joint avec l'Os Maxil-*
laire.

s *Un petit trou à la partie antérieure de*
l'Os de la Pommette.

S *L'Os Maxillaire.*

T *Un trou par lequel la grande cavité de*
cet Os , a communication avec la cavi-
té gauche du Nez.

t t *Une éminence de l'Os Maxillaire, à la-*
quelle s'attache l'Os Spongieux inférieur
dans la cavité gauche du Nez.

V *Un stilet que l'on a introduit au grand*

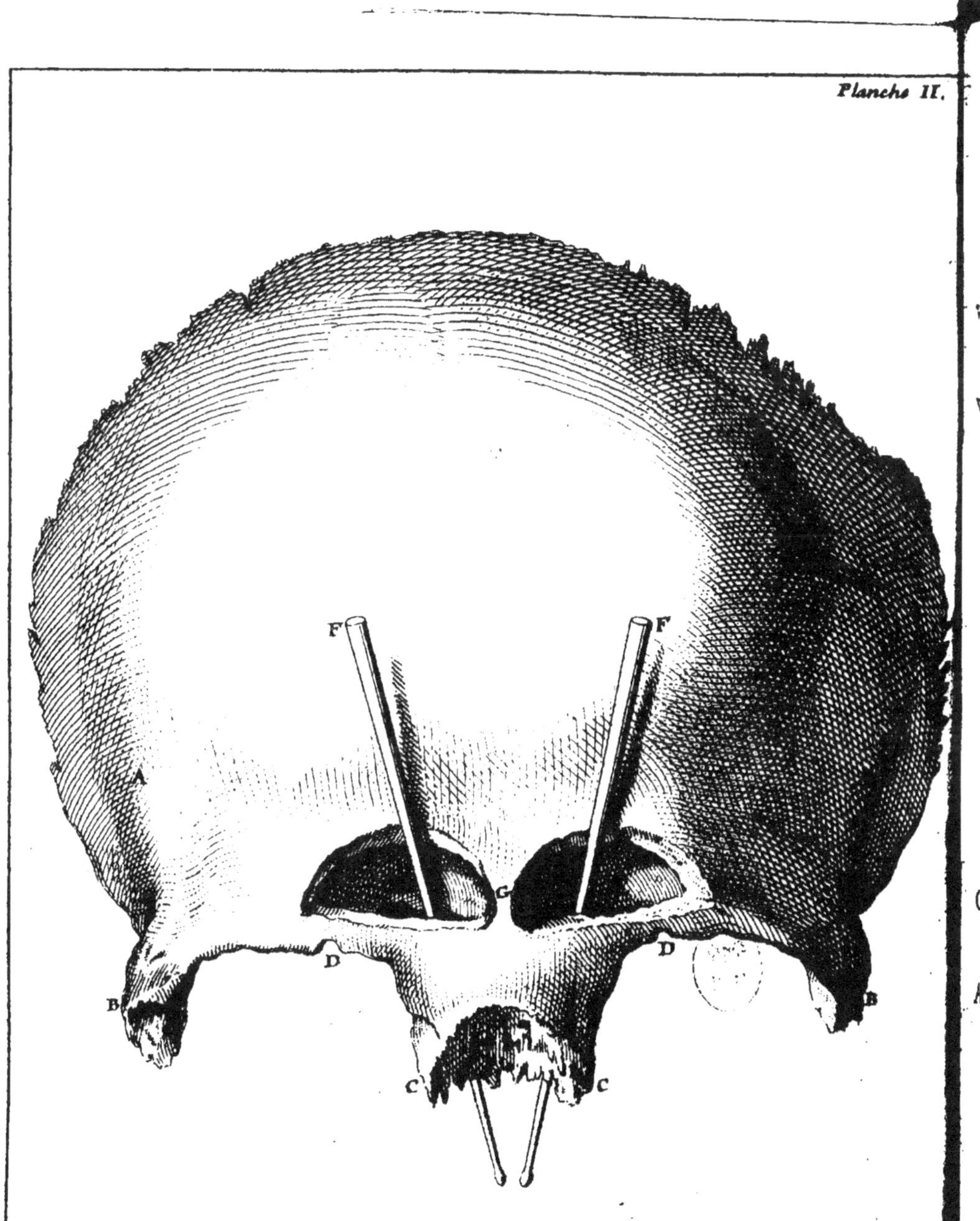

angle de l'œil, dans la cavité où se trouve situé le sac lacrymal, qui passe par le
canal nazal dans la cavité gauche du Nez,
immédiatement sous l'Os Spongieux inférieur, que l'on a emporté ici, afin de
voir l'issue dudit canal.

v Un trou au-dessous de l'orbite, par où sort
une branche de nerf d'un rameau de la
cinquiéme paire du cerveau.

w Un stilet qui passe par le trou incisif dans
la bouche.

W La partie inferieure de l'Os Maxillaire, dans la cavité gauche du Nez, au-
dessus du Palais.

x L'endroit par lequel cet Os s'articule avec
son pareil.

y Quelques Dents.

X L'Os du Palais.

z L'endroit par lequel cet Os s'articule avec
son pareil.

EXPLICATION
De la seconde Planche.

CETTE Planche réprésente l'Os Frontal,
dans lequel on a ouvert les deux grandes cavitez ou *sinus* de cet Os.

A A *Deux bords obtus, qui ne se trouvent
pas toûjours.*

BB *Deux Apophyses, situées aux deux pe-*
tits angles des yeux.

CC *Deux Apophyses, situées aux deux*
grands angles.

DD *Deux échancrures (quelquefois ce*
sont deux trous) par où passe un rameau
de nerf de la premiére branche de la cin-
quiéme paire du cerveau.

EE *Deux grandes Cavitez entre les deux*
tables de l'Os Frontal.

FF *Un stilet que l'on a introduit dans*
chaque cavité, & qui sort par le trou
de communication.

G *L'endroit de la partie antérieure de la*
cloison qui sépare les deux cavitez.

EXPLICATION

Des Figures de la troisiéme Planche.

LA Figure 1. répréfente l'Os Sphénoïde
avec les deux Os Maxillaires, de la
maniére qu'ils font joints enfemble :
On a emporté la partie fupérieure des
Os Maxillaires, afin que l'on puiffe
mieux vóir les grandes cavitez de
ces Os.

A *La partie antérieure de l'Os Sphénoïde.*

BB *Ses grandes Apophyses Temporales.*

CC *Les mêmes, par où elles forment*

Planche III.
fig. 1.re
fig. 2.e

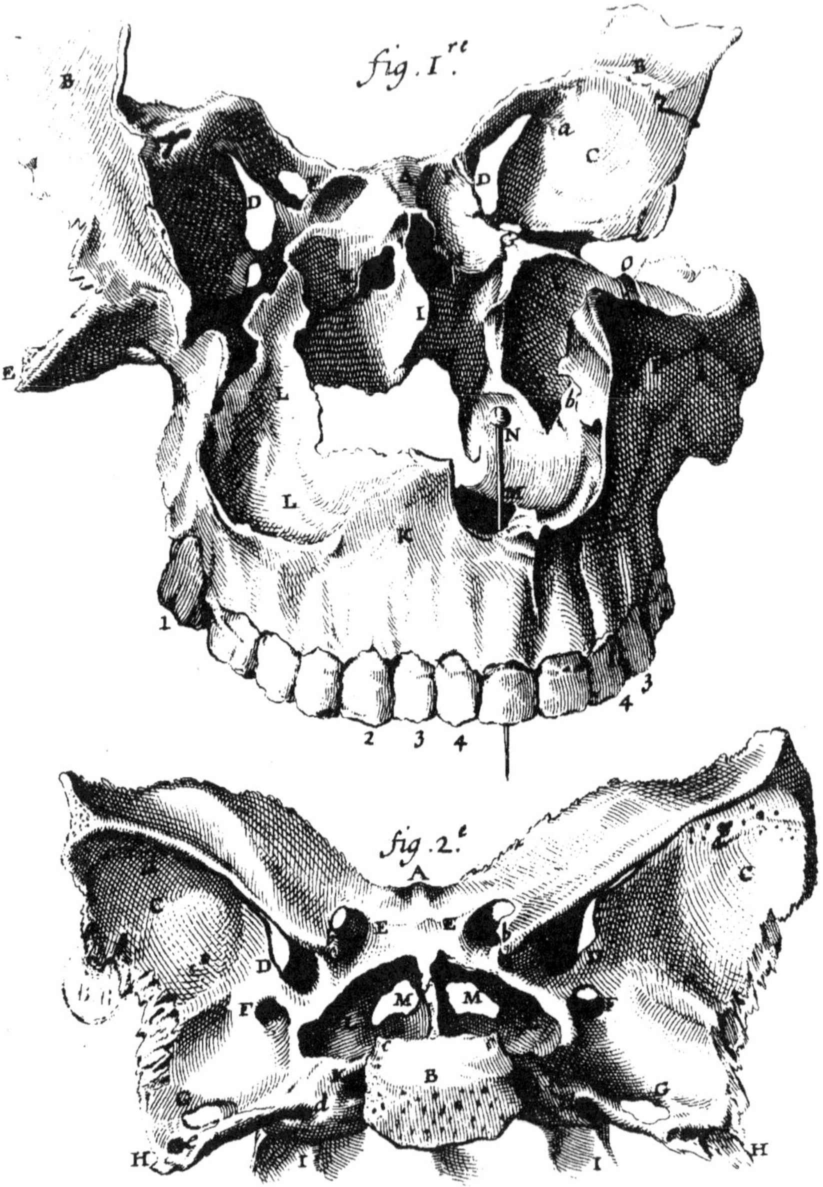

D

E

FF

G

H

I

K

L

M

N

O

intérieurement une partie de l'Orbite.

a a *Deux petits trous par où paßent de petites branches d'artères.*

D D *Une longue fente dans chaque Apophy-ße, par où paßent quelques nerfs.*

E *L'Apophyße poſtérieure & latérale de l'Os Sphénoïde.*

F F *Deux trous par leſquels paßent les Nerfs Optiques.*

G G *Deux trous par leſquels ſort la ſeconde branche de la cinquiéme paire de nerfs du cerveau.*

H H *Les deux ouvertures des grandes cà-vitez ou ſinus des Os Maxillaires, par où coule la morve dans les cavitez du Nez.*

I *Une partie de la cloiſon du Nez.*

K K *Les deux Os Maxillaires.*

L L L L *Les deux grandes cavités ou ſinus de ces Os, que l'on a ouverts.*

M *La partie inférieure de l'Os Maxillaire, vûë dans la cavité du Nez au-deßus du Palais.*

b *L'ouverture du Canal Nazal dans la cavi-té du Nez.*

N *Un ſtilet qui paße par le trou inciſif de l'Os Maxillaire droit.*

O *Un canal que l'on a ouvert, par où paße, à la partie inférieure de l'orbite, un ra-meau de la ſeconde branche de la cinquié-*

me paire de Nerfs du cerveau.

1 2 *Cinq Dents Molaires.*

3 3 *Deux Dents Canines.*

4 4 *Quatre Dents Incifives.*

LA Figure 2. répréfente la partie intérieure de l'Os Sphénoïde, dans lequel
on a ouvert fes deux grandes cavitez,
& dont on a emporté les extrémitez
des grandes Apophyfes Temporales.

A *La partie antérieure de l'Os Sphénoïde.*

B *Sa partie poftérieure.*

C C *Ses deux grandes Apophyfes Temporales.*

D D *Une longue fente dans chaque Apophyfe, par où fortent la troifiéme, la quatriéme, & prefque toute la fixiéme paire
de nerfs du cerveau, & la premiere
branche de la cinquiéme.*

a a *Petits trous par où paffent de petits rameaux d'artères, qui vont à l'œil.*

b b *Les deux Apophyfes Clinoïdes antérieures.*

c c *Les deux plus petites poftérieures.*

E E *Deux trous par où fortent les Nerfs
Optiques.*

F F *Deux trous par où fort la feconde branche de la cinquiéme paire de nerfs du cerveau.*

G G *Trous par où fort la troifiéme branche
de la cinquiéme paire de nerfs.*

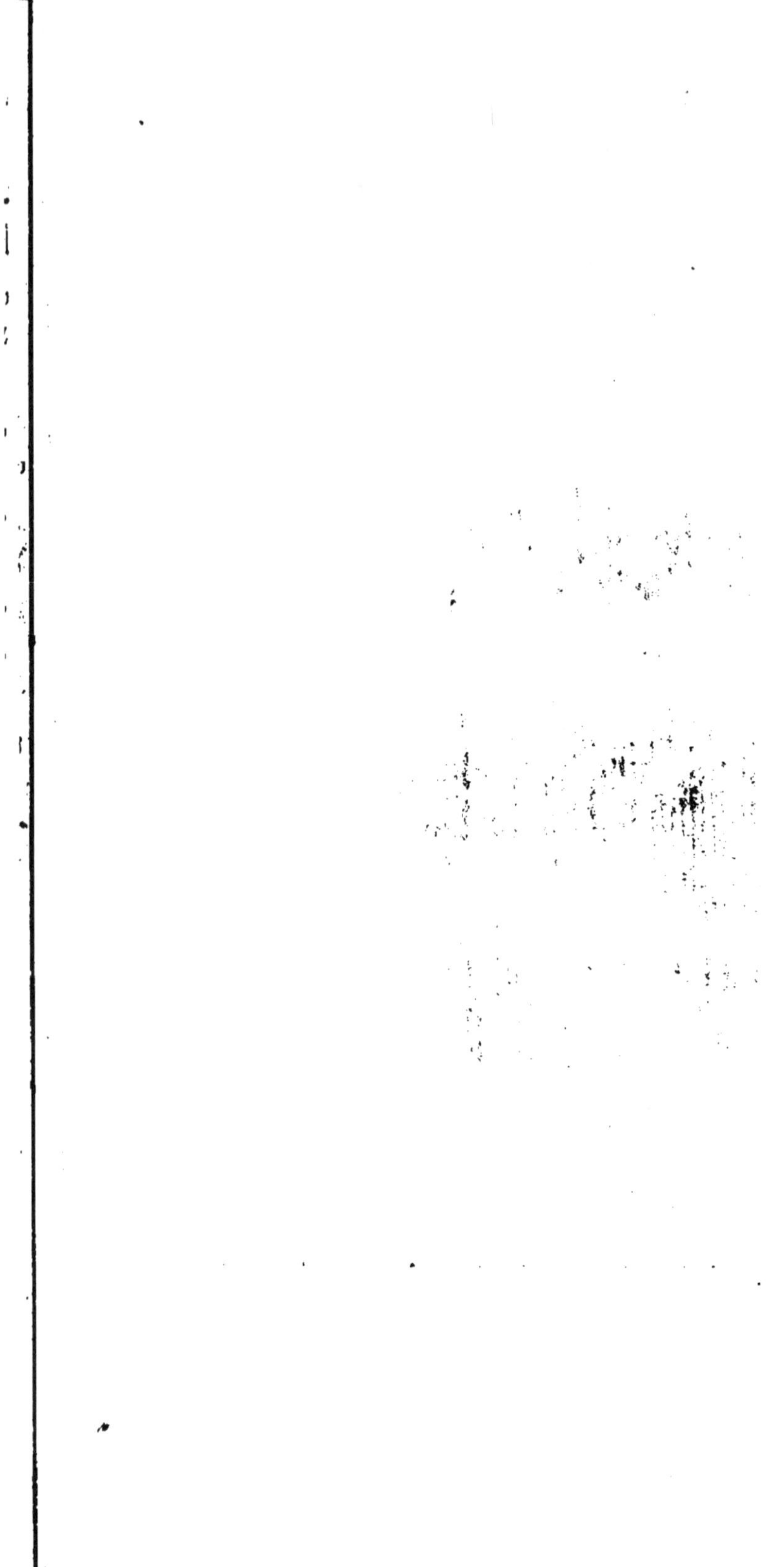

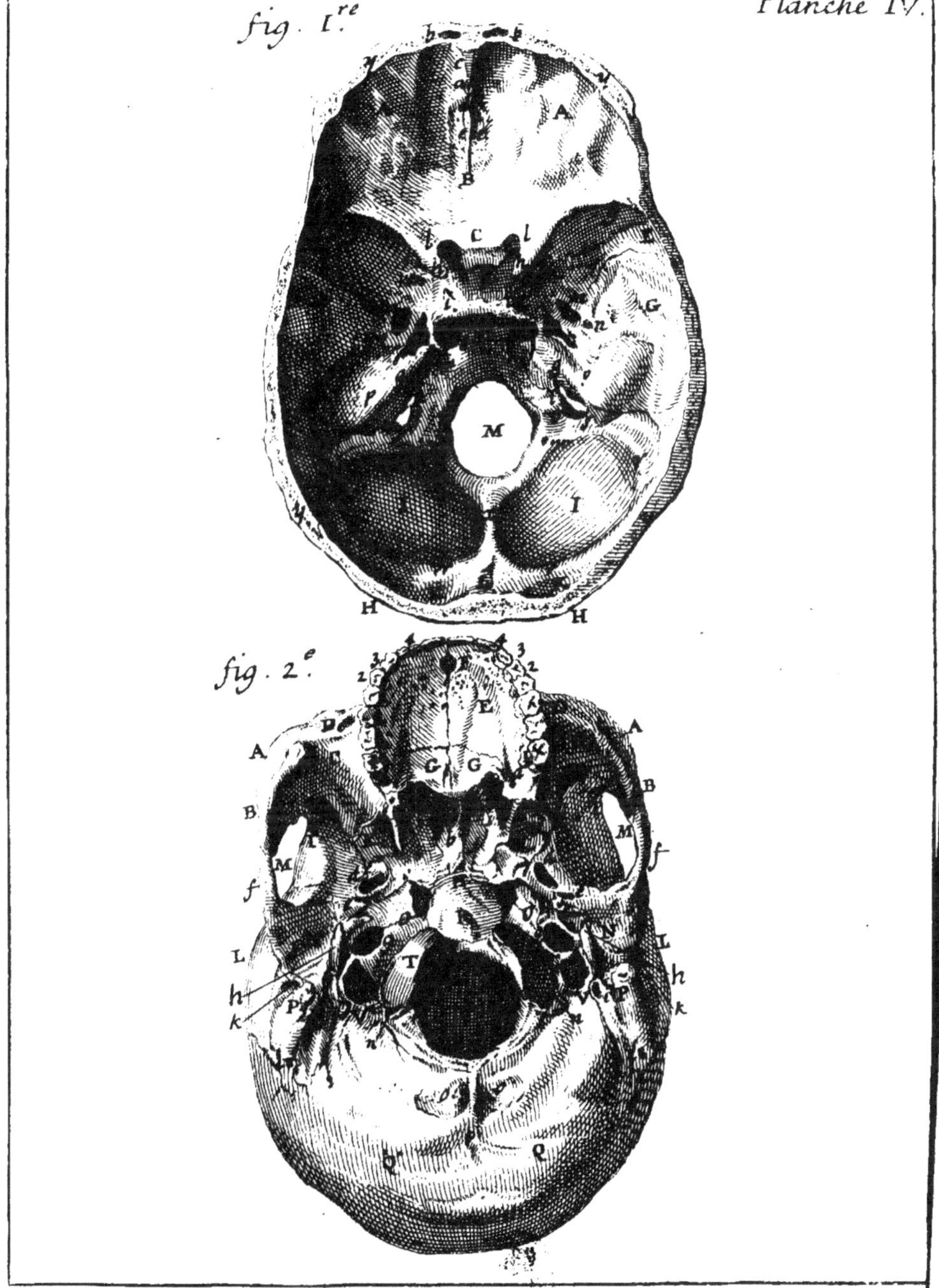

fig. I.re
Planche IV.
A
B
C
l
G
M
I
H
H
fig. 2.e
D
E
A
A
G G
B
B
M
M
f
f
L
L
h
h
k
k
P
T
V
Q
Q

d d *Trous, appellez Ptérygoïdiens, par où passe une branche de la Carotide interne.*

c e *Trous par où passe une branche de la Carotide externe, ou l'artère de la dure-mere.*

H H *Les Apophyses postérieures & latérales de l'Os Sphénoïde.*

I I *Une partie des Apophyses Ptérygoïdes.*

K K *Les ouvertures, à la partie postérieure de la selle du Turc, par où les Carotides internes entrent dans le Crâne.*

L L *Les deux grandes cavitez ou sinus de l'Os Sphénoïde, que l'on a ouverts.*

M M *Les deux ouvertures ou trous qui ont communication avec les cavitez du Nez.*

f *La cloison osseuse qui sépare les deux cavitez.*

EXPLICATION
Des Figures de la quatriéme Planche.

LA Figure 1. répréfente la partie inférieure & intérieure du Crâne.

A A *La partie inférieure de l'Os Frontal.*

a *Un petit trou, situé immédiatement au-dessus de l'Apophyse appellée* crifta galli.

c *Une épine immédiatement au-deſſus de ce trou.*

b b *Les deux grandes cavitez de l'Os Fron-tal, tant-ſoit-peu ouvertes.*

B *L'Os Cribleux ou Ethmoïde.*

d *Une Apophyſe qu'on appelle* criſta galli.

c e *Pluſieurs petits trous dans l'Os Cribleux, par leſquels paſſent les petites branches dë la premiere paire de nerfs du cerveau, (appellez nerfs olfaÉtifs,) leſquelles vont ſe diſtribuer à la membrane intérieure des cavitez du nez.*

C *La partie antérieure de l'Os Sphénoïde.*

D *La partie poſtérieure du même Os.*

E E *Les grandes Apophyſes Temporales.*

f f *Une longue fente dans chacune de ces Apophyſes.*

g g *Petits trous par où ſortent de petites bran-ches d'artères.*

h h *Les deux Apophyſes Clinoïdes anté-rieures.*

i i *Les deux poſtérieures.*

F *La Selle du Turc, ou cavité dans la-quelle eſt ſituée la glande pituitaire.*

k k *Trous par où ſort la ſeconde branche de la cinquiéme paire de nerfs du cer-ve au.*

l l *Trous par où ſortent les Nerfs Opti-ques.*

m m *Trous par où ſort la troiſiéme bran-che*

che de la cinquiéme paire de nerfs.

n n *Trous par où passe une branche de la Carotide externe, qui va à la dure-mere.*

o o *Trous, à la partie postérieure de la selle du Turc, par où les Carotides internes entrent dans le Crâne.*

G G *Les Os Temporaux.*

p p *Les Os Pétreux.*

q q *Un trou dans lequel entre le nerf auditif.*

H H *L'Os Occipital.*

I I *Deux grandes fosses, où est logé le Cervelet.*

K K. *Une partie des fosses supérieures.*

L *Fin de la premiere gouttiére, dans l'Os Occipital, laquelle produit les deux autres
r r qui vont latéralement en descendant,
une de chaque côté, se terminer à un
trou s s.*

t t *La partie antérieure de ce trou, par où
passe la huitiéme paire de nerfs, avec le
nerf spinal.*

M *Le grand trou de l'Os Occipital.*

v v *Trous par où sort la neuviéme paire.*

w w *Trous par où passe un vaisseau des sinus latéraux, lequel se décharge dans les
veines vertèbrales.*

x *Une éminence entre les deux grandes fosses inférieures de l'Os Occipital.*

y y y y *Le Diploé du Crâne.*

LA Figure 2. répréſente la partie inférieure & extérieure du Crâne, avec la Mâchoire ſupérieure.

A A *La ſeconde paire des Os de la Mâchoire ſupérieure, ou les Os de la Pommette.*

B B *Une Apophyſe qui contribuë à former le
Zygoma.*

C C *La partie extérieure des deux Os Maxillaires.*

D D *Un trou, à la partie antérieure, appellé orbitaire externe.*

E *La partie inférieure des deux Os Maxillaires, où ils forment la plus grande partie du Palais.*

F *Une cavité, ſituée immédiatement derriére
les Dents Inciſives ſupérieures, au fond
de laquelle ſe trouvent les trous inciſifs,
qui percent dans les deux cavitez du
nez.*

2 2 *Cinq Dents Molaires, de chaque côté.*

3 3 *Deux Dents Canines.*

4 4 *Quatre Dents Inciſives.*

G G *Les deux Os du Palais.*

a a *Un trou par où ſort un rameau de la
ſeconde branche de la cinquiéme paire de
nerfs du cerveau.*

b *La partie ſupérieure & poſtérieure de l'Os
Vomer.*

H *La partie poſtérieure de l'Os Sphénoïde.*

I I *Les grandes Apophyses Temporales.*

K K *Les Apophyses Ptérygoïdes.*

c *La partie postérieure des Os Spongieux supérieurs.*

d d *Un trou par où sort la troisiéme branche de la cinquiéme paire de nerfs.*

e e *Un trou par où passe une branche de la Carotide externe, qui se distribuë à la dure-mere.*

L L *Les Os Temporaux.*

f f *Une Apophyse de l'Os Temporal, qui contribuë à former le Zygoma.*

M M *Le* Zygoma.

N N *Une cavité dans laquelle s'articule la tête de la Mâchoire inférieure.*

O O *Les Os Pétreux.*

g g *Un trou par lequel la Carotide interne va au Cerveau.*

h h *Les Apophyses Styloïdes.*

i *Un trou par où sort la portion dure du nerf auditif.*

k k *Le trou extérieur de l'Oreille.*

P P *Les Apophyses Mammillaires.*

l l *Un trou derrière chacune de ces Apophyses, par lequel passe une veine qui se décharge dans le* sinus *lateral.*

Q Q *L'Os Occipital.*

R *Sa partie inférieure.*

S *Le grand trou de l'Occipital.*

T T *Deux apophyses, pour l'articulation*

de la tête avec la premiére vertèbre du
cou.

Y V *Les deux trous * qui répondent aux Foffes Jugulaires, par où les finus latéraux
fe déchargent dans les veines jugulaires
internes.*

m m *Deux petites éminences à la partie
intérieure du Crâne.*

n n *Une cavité, fituée immédiatement derriére chacune des deux apophyfes qui s'articulent avec la premiere vertèbre du Cou.*

o o *Deux petites foffes.*

p *Une petite éminence offeufe.*

EXPLICATION

Des Figures de la cinquiéme Planche.

L A Figure 1. réprésente les Organes de
l'Ouïe.

A *L'Os Circulaire, comme il fe trouve
dans les enfans nouveaux-nés.*

a *La partie convexe de cet Os.*

b *La rainure qui fe remarque en-dedans,
à laquelle s'attache la membrane du
tambour.*

B *Le Marteau.*

* Il eft à remarquer que le trou du côté droit,
eft ordinairement plus grand que celui du côté
gauche.

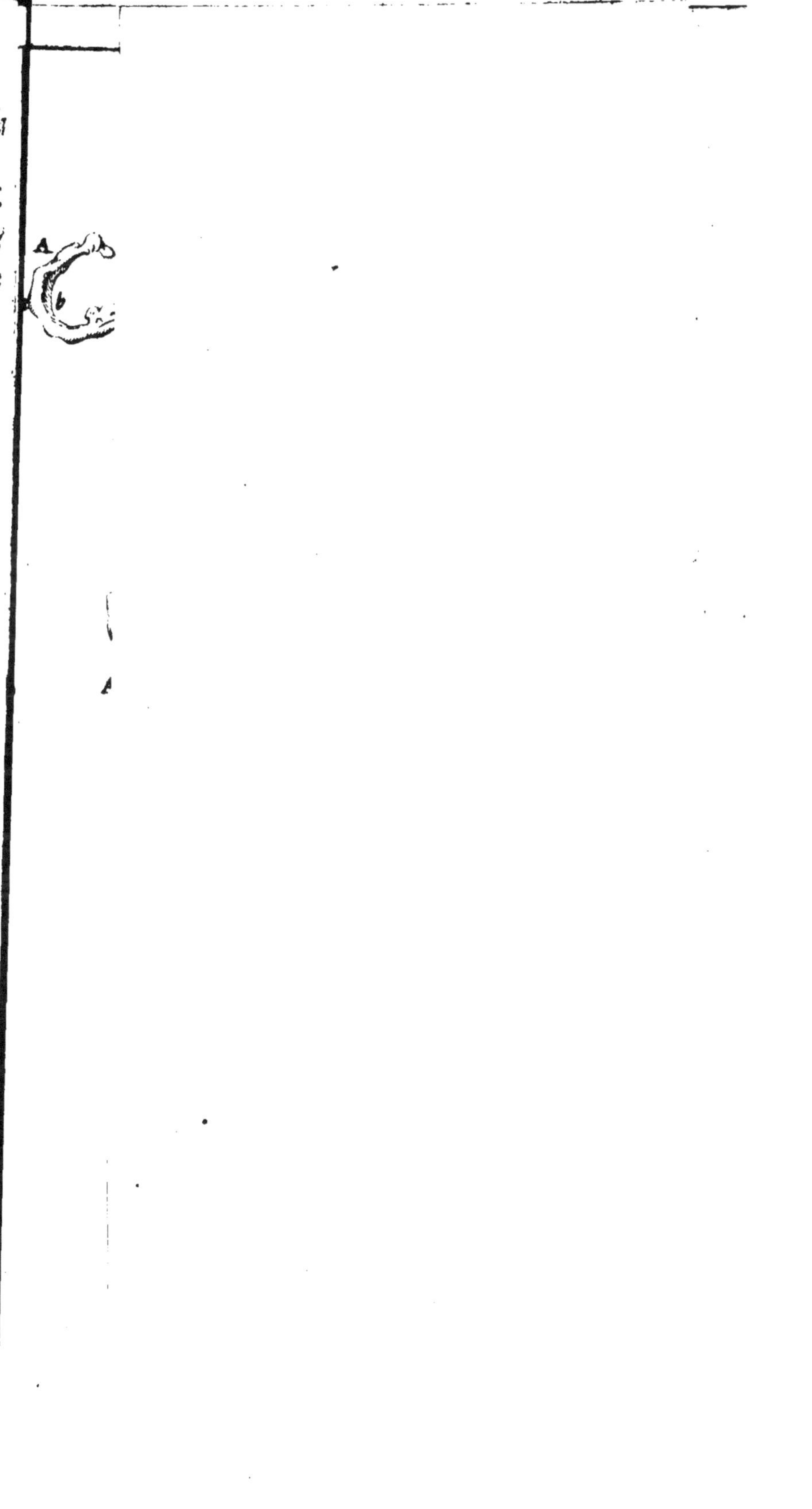
A
b

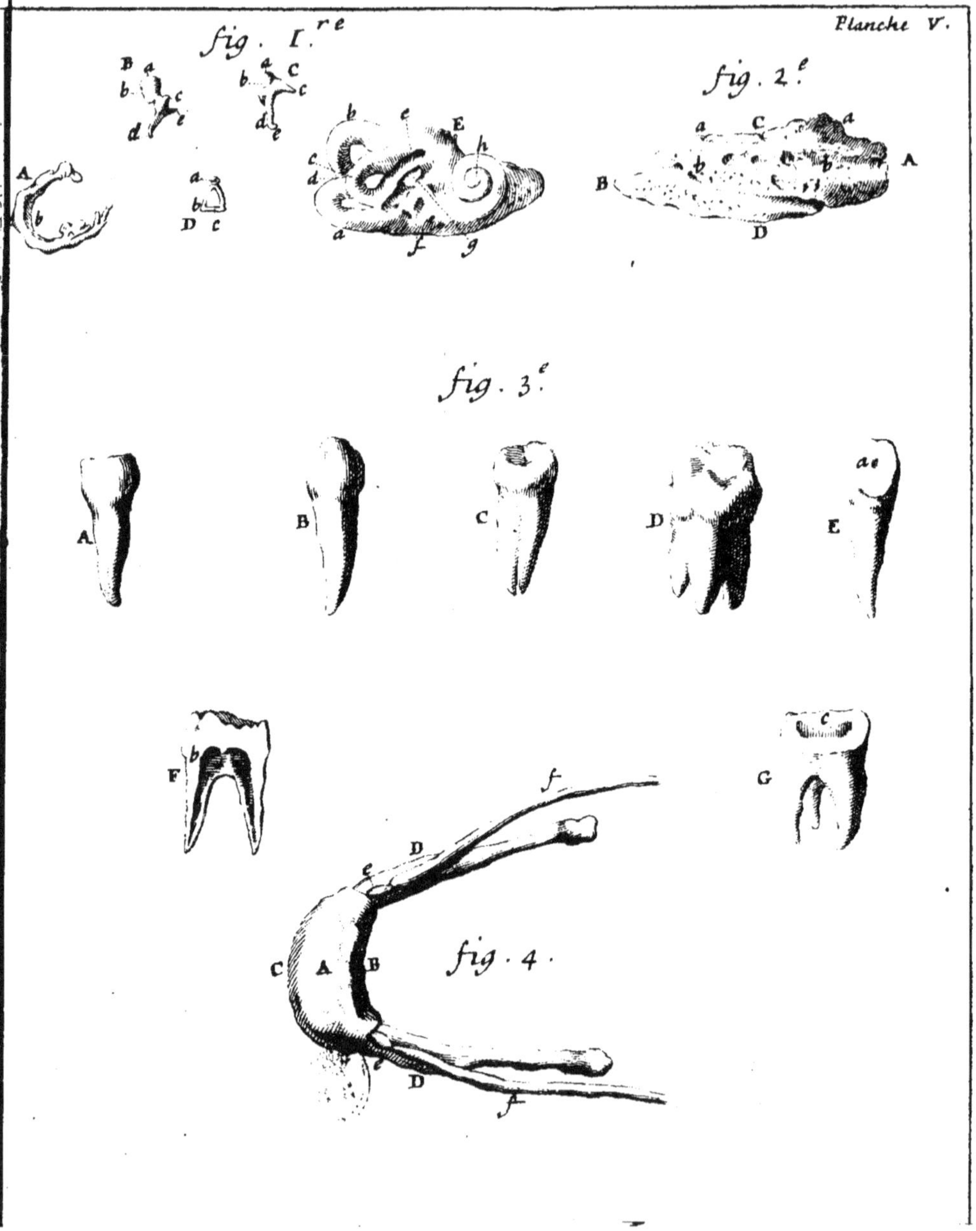

fig. 1.re
fig. 2.e
fig. 3.e
fig. 4.

a *La tête du Marteau.*

b *L'endroit où elle s'articule avec l'Osselet appellé Lenticulaire.*

c *Le manche du Marteau.*

d *La plus longue & la plus menuë Apophyse, qu'on appelle Apophyse de* Rau.

e *La plus courte & la plus grosse Apophyse.*

C *L'Enclume.*

a *Le corps de l'Enclume.*

b *L'endroit où il s'articule avec la tête du Marteau.*

c *La plus courte & la plus grosse Apophyse.*

d *La plus longue & la plus menuë Apophyse.*

e *L'Osselet appellé Lenticulaire.*

D *L'Etrier.*

a *La pointe de l'Etrier.*

b *La base de l'Etrier.*

c *Son ouverture, bouchée par une membrane mince.*

E *Le Labyrinthe.*

a b c *Les trois Canaux demi-circulaires.*

a *L'inférieur.*

b *Le supérieur.*

c *L'antérieur.*

d *L'union de l'inférieur avec le supérieur.*

e *L'Aqueduc de* Fallope, *que l'on a ouvert, par où passe la portion dure du nerf auditif.*

f *La Fenêtre ronde.*

g *La Fenêtre ovale.*

h *La Coquille.*

L**A** Figure 2. répréfente un Os Spongieux inférieur, hors de la cavité du
nez.

A *Sa partie antérieure.*

B *Sa poftérieure.*

C *Sa fupérieure.*

D *Son inférieure.*

a a *Le bord par lequel il s'attache à l'éminence de l'Os Maxillaire, dans la cavité
gauche du nez. Voyez Planche* I. t t.

b b *Sa partie convexe.*

L**A** Figure 3. répréfente toutes fortes de
Dents, avec leurs racines, dont il y en
a quelques-unes entiéres, & d'autres
ouvertes, afin qu'on en puiffe voir les
cavitez.

A *Une Dent Incifive.*

B *Une Dent Canine.*

C *Une Dent Molaire qui fe trouve à côté de
la Dent Canine.*

D *Une des Dents Molaires fupérieures &
poftérieures.*

E *Une Dent Canine, dont on a emporté la
bafe.*

a *La cavité de cette Dent.*

F *Une des Dents Molaires inférieures & poftérieures, ouverte.*

b *Ses cavitez.*

G *Une des Dents Molaires fupérieu-*

fig. 1. 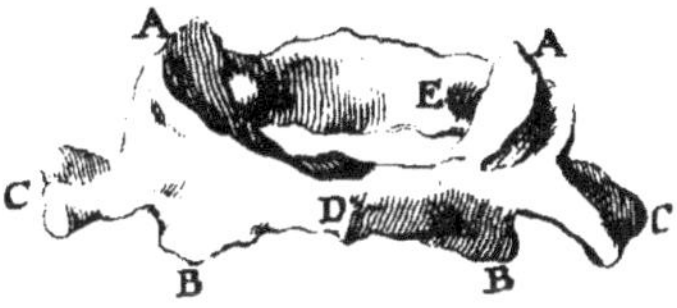
fig. 2. 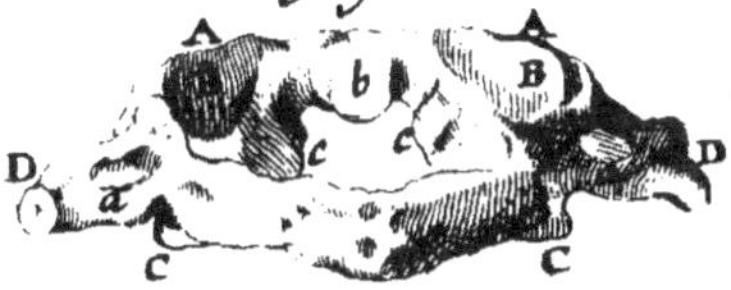
fig. 3. 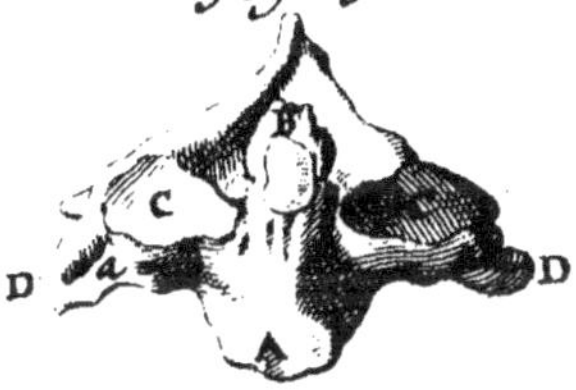
fig. 4. 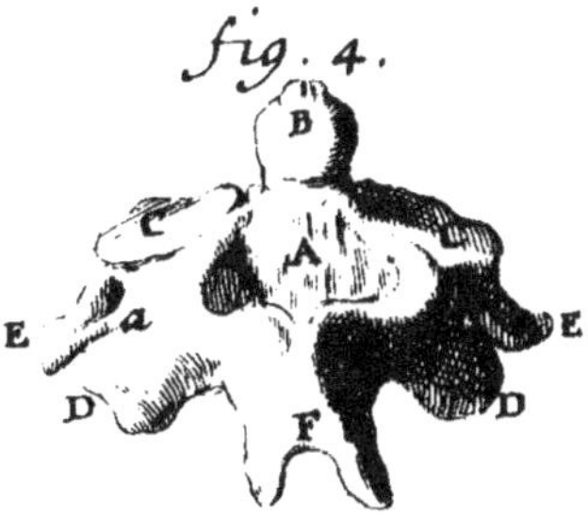
fig. 5. 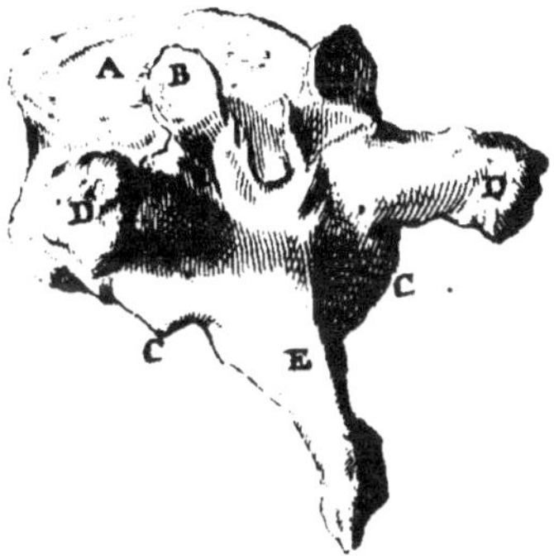
fig. 6.

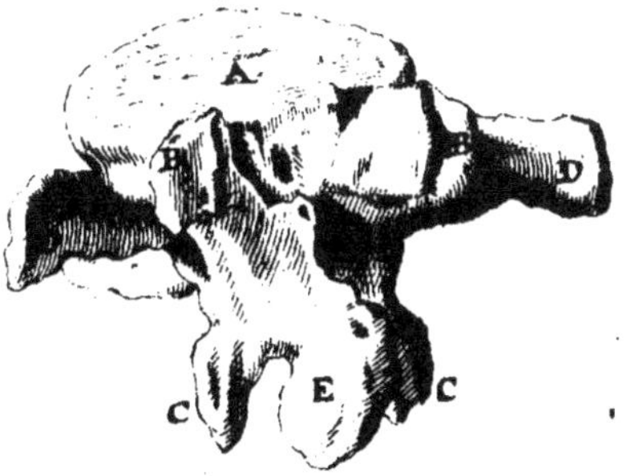

C
L
A
N
C
D

res & postérieures, dont on a emporté
la base.

c La grande cavité, dans laquelle se terminent les trois autres des trois racines.

LA Figure 4. répréfente l'Os Hyoïde.

A La base de l'Os Hyoide.

B Sa partie supérieure.

C Son inférieure.

DD Les cornes de cet Os.

ee Deux autres petits Os.

ff Deux ligamens de l'Os Hyoïde, qui
vont s'attacher aux Apophyses Styloïdes :
Ces ligaments font plus longs qu'ils ne
font ici repréfentez, où on les fuppofe
coupez.

EXPLICATION
Des Figures de la fixiéme Planche.

LA Figure 1. répréfente la premiére Vertèbre du Cou, vûë par-devant.

AA Les Apophyses Obliques afcendantes.

BB Les Obliques defcendantes.

CC Les Apophyses Tranfverfales.

D Une petite éminence.

EE Un trou (quelquefois ce n'eft qu'une
échancrure) par où paffent la veine &
l'artère vertébrale, avec la dixiéme paire
de nerfs.

LA Figure 2. répréfente la même Vertébre, vûë par-derriére.

AA *Les Apophyfes Obliques afcendantes.*
BB *Deux foffes dans ces Apophyfes.*
CC *Les Apophyfes Obliques defcendantes.*
DD *Les Apophyfes Tranfverfales.*

a a *Un trou par où paffent la veine & l'artère vertébrale.*

b *Une foffette dans laquelle eft reçûë la dent
de la feconde Vertebre.*

c c *Une petite éminence.*

LA Figure 3. répréfente la feconde Vertèbre du Cou, vûë par-devant.

A *Le corps de la Vertebre.*

B *L'Apophyfe appellée Odontoïde.*

CC *Les Apophyfes Obliques afcendantes.*
DD *Les Apophyfes Tranfverfales.*

a a *Un trou par où paffent la veine & l'artère vertébrale.*

LA Figure 4. répréfente la même Vertèbre, vûë par-derriére.

A *Le corps de la Vertebre.*

B *L'Apophyfe Odontoïde.*

CC *Les Apophyfes Obliques afcendantes.*
DD *Les Obliques defcendantes.*
EE *Les Apophyfes Tranfverfales.*

a a *Un trou par où paffent la veine & l'artère vertebrale.*

F *L'Apophyfe Epineufe, qui eft fourchuë.*

LA Figure 5. répréfente une Vertèbre
du

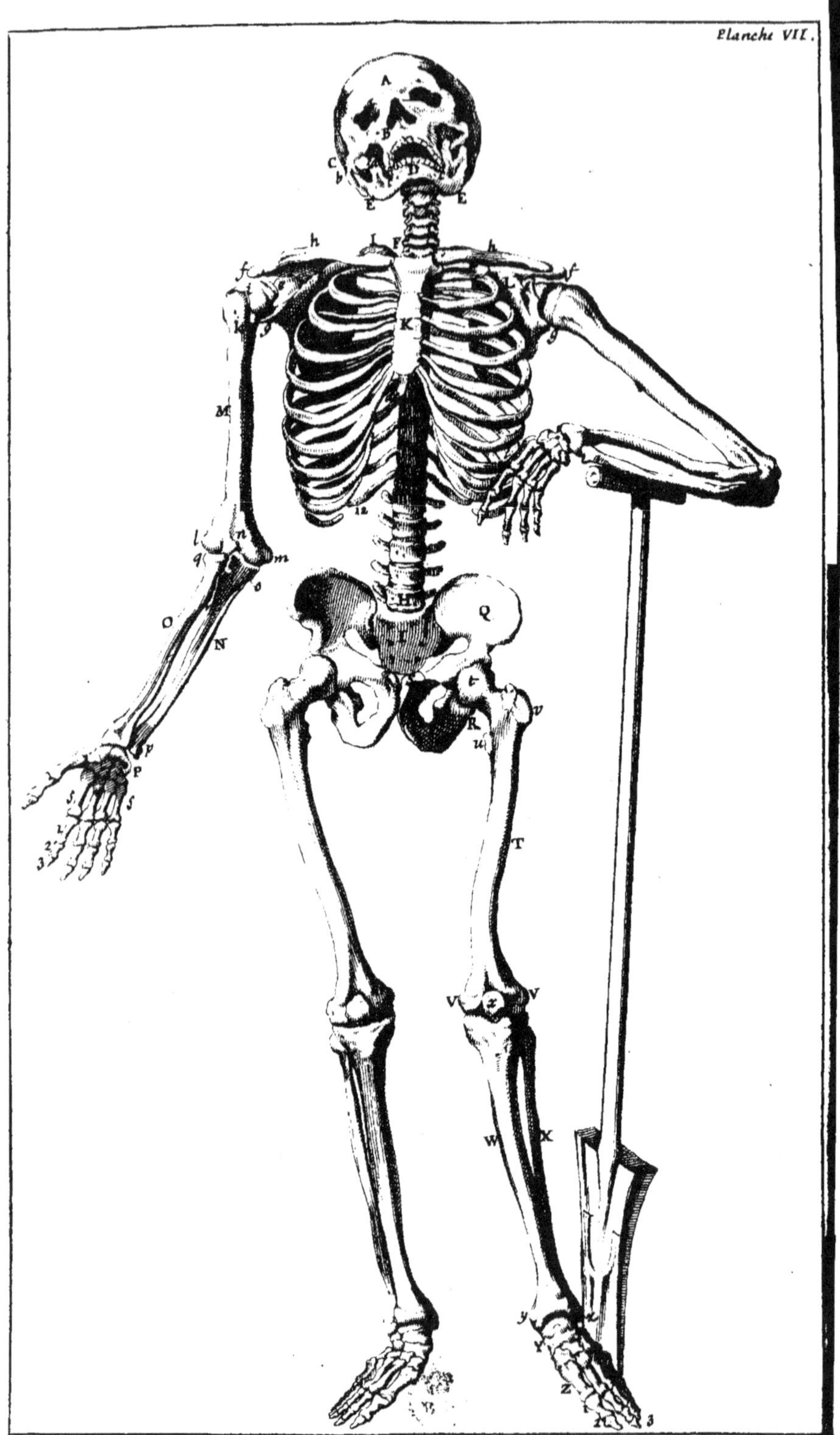

ff EE n cc b a D C B A   C   E   E D C B A

du Dos, vûë par-derriere.

A *Le corps de la Vertèbre.*
BB *Les Apophyses Obliques ascendantes.*
CC *Les Obliques descendantes.*
DD *Les Apophyses Transversales.*
E *L'Apophyse Epineuse.*

L A Figure 6. répréfente une Vertèbre des Lombes, vûë par-derriere.

A *Le corps de la Vertèbre.*
BB *Les Apophyses Obliques ascendantes.*
CC *Les Obliques descendantes.*
DD *Les Apophyses Transversales.*
E *L'Apophyse Epineuse.*

EXPLICATION
De la septiéme Planche.

C E T T E Planche répréfente un Squélète vû par-devant.

A *L'Os Frontal.*
B *La Mâchoire supérieure.*
C *Le Zygoma.*
D *La Mâchoire inférieure.*
a *Son Apophyse antérieure.*
b *Son Apophyse postérieure.*
cc *Un trou, de chaque côté, par où sortent les vaisseaux.*
EE *Les deux angles de la Mâchoire inférieure.*

K k

F G H I *L'Epine du Dos : de F jusqu'à la Tête, sept Vertèbres du Cou : de F jusqu'à G douze du Dos : de G jusqu'à H cinq des Lombes.* I *L'Os Sacrum.*

I 12 *Les douze Côtes du côté droit.*

K *Le Sternum.*

d *Le Cartilage Xiphoïde.*

L L *Les Omoplates.*

e e *L'Apophyse Coracoïde.*

f f *L'Acromion.*

g g *La troisième Apophyse de l'Omoplate.*

h h *Les Clavicules.*

M *L'Os du Bras, ou l'Humerus.*

i *La tête de l'Os du Bras.*

k *Une scissure.*

l *L'Apophyse externe, à son extrémité inférieure.*

m *L'Apophyse interne.*

n *La cavité antérieure & la plus petite.*

N *L'Os du Coude, ou le Cubitus.*

o *L'Apophyse antérieure & la plus petite de cet Os.*

p *Une tête ronde, à son extrémité inférieure.*

O *Le Rayon. ou le Radius.*

q *Une tête ronde, à son extrémité supérieure.*

r *Une petite éminence inégale, dans laquelle s'insere le tendon du Biceps.*

P *Les Os du Carpe.*

s s *Les Os du Métacarpe.*

1 2 3 *Les trois Phalanges des Os des Doigts.*

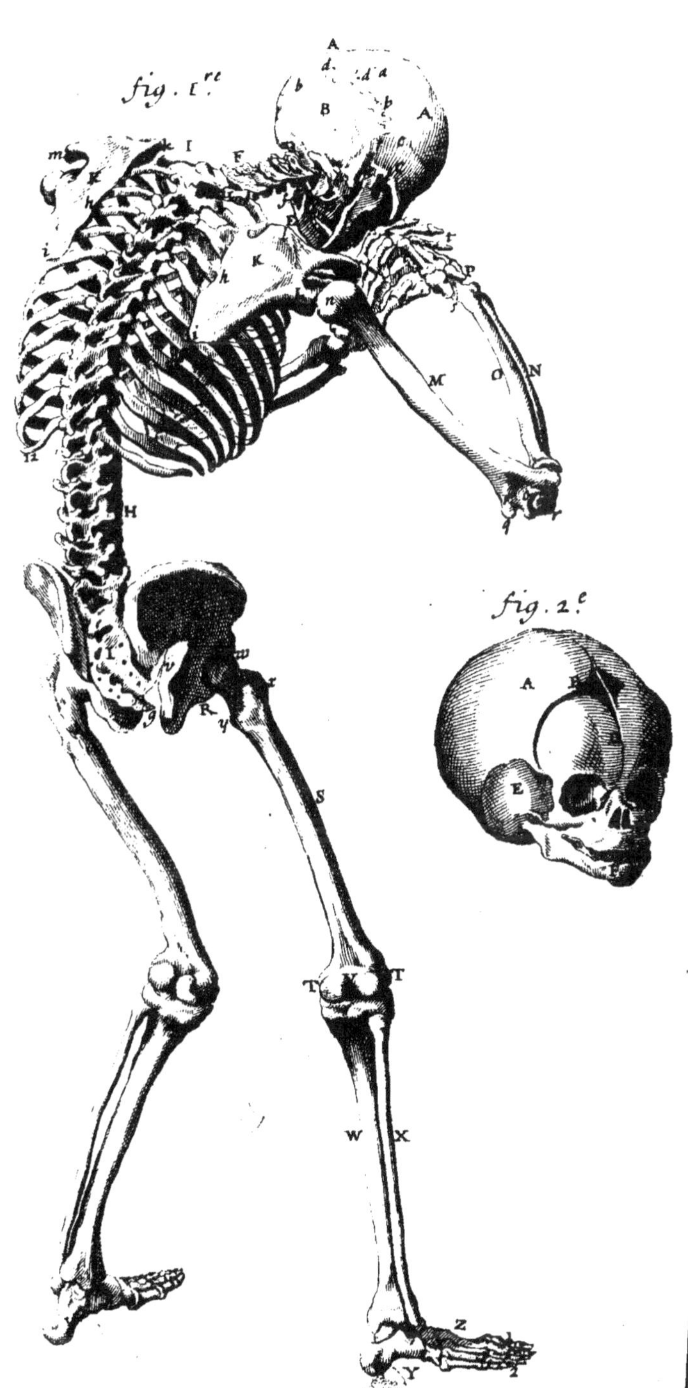
fig. 1.re
fig. 2.e

Q *L'Os* Ilion.
R *L'Os* Ischion.
S *L'Os* Pubis.
T *L'Os de la Cuisse*, *ou le* Femur.
t *La tête du* Femur.
v *Le grand* Trochanter.
u *Le petit* Trochanter.
V V *Les deux Condyles, à l'extrémité infé-*
rieure du Femur.
x *La Rotule.*
W *Le* Tibia.
y *La Malléole interne.*
X *Le Péroné.*
z *La Malléole externe.*
Y *Les Os du Tarse.*
Z *Les Os du Métatarse.*
1 2 *Les deux Os du gros Orteil.*
3 *Les quatre autres Orteils.*

EXPLICATION

Des Figures de la huitiéme Planche.

LA Figure 1. répréfente un Squélète vû
par-derriere.
a *La Suture Sagittale.*
b b *La Suture Lambdoïde.*
c *La Suture Squammeuse.*
A A *Les Os Pariétaux.*

d d *Un trou, de chaque côté, par où passe une veine qui va se décharger dans le* sinus *longitudinal de la dure-mere.*

B *L'Os Occipital.*

C *L'Os Temporal du côté droit.*

e *Le* Zygoma.

D *La Mâchoire supérieure.*

E *L'inférieure.*

f *Un trou, situé à la partie intérieure de cette Mâchoire, lequel est l'entrée d'un canal.*

F *Les sept Vertèbres du Cou.*

G G *Les douze du Dos.*

H *Les cinq des Lombes.*

I *L'Os* Sacrum.

g *Le* Coccyx.

I 12 *Les douze Côtes du côté gauche.*

K K *Les Omoplates.*

h h *La base des Omoplates.*

i i *L'angle inférieur.*

k *L'angle supérieur.*

l *L'épine de l'Omoplate.*

m *L'Acromion.*

L *Le cou de l'Omoplate.*

M *L'Os du Bras.*

n *La tête de l'Os du Bras.*

o *La plus large sinuosité, à l'extrémité inférieure de cet Os.*

p *La cavité postérieure & la plus grande.*

q *L'Apophyse intérieure.*

N *Le* Cubitus *, ou l'Os du Coude.*

r *Son Apophyse postérieure, en forme de bec, nommée Olécrâne, située à l'extrémité supérieure de cet Os.*

O *Le Rayon.*

s *Une petite Apophyse, à l'extrémité inférieure de cet Os.*

P *Les Os du Carpe.*

t t *Les Os du Métacarpe, avec les Doigts.*

Q *L'Os* Ilion.

R *L'Os* Ischion.

v *L'Os* Pubis.

S *Le* Femur *, ou l'Os de la Cuisse.*

w *La tête du* Femur.

x *Le grand* Trochanter.

y *Le petit* Trochanter.

T T *Deux Condyles, à l'extrémité inférieure du* Femur.

V *Une grande cavité.*

W *Le* Tibia.

X *Le* Péroné.

Y *Les Os du Tarse.*

Z *Les Os du Métatarse.*

1 2 *Les Os des Orteils.*

L A Figure 2. répréfente le Crâne d'un *Fœtus* de neuf mois.

A *L'Os* Pariétal.

B *La* Fontanelle.

C *Le* finus *longitudinal fupérieur de la* Dure-mere.

D *L'Os Frontal séparé en deux.*

E *L'Os Temporal.*

F *La Mâchoire inférieure séparée en deux au menton*

FIN DE L'EXPLICATION DES PLANCHES.

APPROBATIONS

Des Censeurs Royaux.

J'Ai lû, par ordre de Monseigneur le Garde des Sceaux, le Manuscrit intitulé : *Nouvelle Ostéologie* ; & je n'y ai rien trouvé qui en empêche l'impression. Fait à Paris le 4. Janvier 1729.

WINSLOW.

J'Ai lû, par ordre de Monseigneur le Garde des Sceaux, un Manuscrit qui a pour titre : *Nouvelle Ostéologie*, *&c.* & je n'y ai rien trouvé qui en empêche l'impression. Fait à Paris le 12. Mars 1730.

PETIT.

PRIVILEGE DU ROI.

LOUIS par la grace de Dieu, Roi de France & de Navarre : A nos amez & feaux Conseillers, les Gens tenans nos Cours de Parlement, Maîtres des Requêtes ordinaires de nôtre Hôtel, Grand Conseil, Prevôt de Paris, Baillifs, Sénéchaux, leurs Lieutenans Civils, & autres nos Justiciers qu'il appartiendra, SALUT. Notre bien aimé GUILLAUME CAVELIER, Libraire à Paris, Nous ayant fait supplier de lui accorder nos Lettres de Permission pour l'impression d'une *Nouvelle Ostéologie*, ou *Description exacte des Os du Corps humain*, *par le Sieur* PALFIN, offrant pour cet effet

de la faire imprimer en bon papier & beaux
caracteres, fuivant la feüille imprimée &
attachée pour modele fous le contrefcel des
Préfentes ; Nous lui avons permis & per-
mettons par ces Préfentes de faire imprimer
ledit Livre ci-deffus fpecifié, en un ou plufieurs volumes, conjointement ou féparément, & autant de fois que bon lui femble-
ra, fur papier & caracteres conformes à ladite feüille imprimée & attachée fur notredit contrefcel,& de le vendre,faire vendre & dé-
biter par tout nôtre Royaume, pendant le
tems de trois années confécutives, à compter
du jour de la date defdites Préfentes : Faifons
défenfes à tous Libraires, Imprimeurs & autres
perfonnes, de quelque qualité & condition
qu'elles foient, d'en introduire d'Impreffion
étrangere dans aucun lieu de nôtre obéiffance ;
à la charge que ces Préfentes feront enregiftrées
tout au long fur le Regiftre de la Communauté
des Libraires & Imprimeurs de Paris, dans
trois mois de la date d'icelles ; que l'Impreffion
de ce Livre fera faite dans notre Royaume, & non ailleurs, & que l'Impetrant fe
conformera en tout aux Réglemens de la Li-
brairie, & notamment à celui du 10. Avril
1725. & qu'avant que de l'expofer en vente, le
Manufcrit ou Imprimé, qui aura fervi de copie
à l'Impreffion dudit Livre, fera remis dans le
même état où l'Approbation y aura été donnée,
ès mains de notre très-cher & féal Chevalier
Garde des Sceaux de France,le Sieur Chauvelin,
& qu'il en fera enfuite remis deux Exem-
plaires dans notre Bibliotheque publique,
un dans celle de notre Château du Louvre,
& un dans celle de notredit très-cher &

Féal Chevalier Garde des Sceaux de France, le Sieur Chauvelin ; le tout à peine de nullité des Présentes : du contenu desquelles vous mandons & enjoignons de faire joüir l'Exposant, ou ses ayans cause, pleinement & paisiblement, sans souffrir qu'il leur soit fait aucun trouble ou empêchement. Voulons qu'à la copie desdites Présentes, qui sera imprimée tout au long au commencement ou à la fin dudit Livre, foy soit ajoûtée comme à l'Original. Commandons au premier notre Huissier ou Sergent de faire pour l'execution d'icelles tous actes requis & necessaires, sans demander autre permission ; & nonobstant clameur de Haro, Charte Normande, & Lettres à ce contraires. Car tel est notre plaisir. Donné à Versailles, le trente-uniéme jour du mois de Mars, l'an de grace mil sept cent trente, & de notre Regne le quinziéme. Par le Roi, en son Conseil.

NOBLET.

Registré sur le Registre V I I. de la Chambre Royale des Libraires & Imprimeurs de Paris, N. 555. fol. 508. conformément aux anciens Reglemens, confirmez par celui du 28. Février 1723. A Paris le 6. Avril 1730.

Signé, P. A. LE MERCIER, *Syndic.*

CATALOGUE

Des Livres de Medecine qui se trouvent chez Cavelier, 1731.

Abregé de toute la Médecine pratique, ou Sentimens des plus habiles Médecins sur la nature des Maladies, & leurs remedes, &c. traduit d'*Allen*. 3. *vol. in* 12. Paris, 1728.

Anatomie du Corps de l'homme en abregé, ou Description courte de toutes ses parties, par M. *Neguez*. fig. *in*-12. Paris, 1728.

Anel (Domin.) Art de succer les Playes, sans se servir de la bouche, avec un Spécifique pour prévenir certaines Maladies Vénériennes. *in*-8. fig. Amst. 1707.

Davach de la Riviere: Miroir des Urines; où l'on voit les differens temperamens & les causes des maladies d'un chacun. 3. édition augmentée, *in*-12. Paris, 1722.

Douglass, Nouvelle maniere de faire l'opération de la Taille, auquel on a ajouté Rousset & Chefelden, *in*-12. fig. Paris, 1724.

Le François, Réfléxions Critiques sur la Médecine, où l'on examine ce qu'il y a de vrai ou de faux dans les jugemens que l'on porte au sujet de cet Art. 2. vol. *in*-12. Paris, 1725.

Du même, Projet de la Réformation de la Médecine, *in*-12. Paris, 1723.

Du même, Dissertation contre l'usage de soutenir des Theses en Médecine, avec un Mémoire pour la Réformation de la Médecine dans la Ville de Paris, *in*-12. Paris, 1720.

De *Garengeot* (René-Jac. Croiffant) Traité des
Opérations de Chirurgie, fondé fur la Mécani-
que des Organes de l'homme , & fur la Théo-
rie & la Pratique la plus autorifée , &c. 2. Edition augmentée par l'Auteur. 3. vol. *in-*12. fig.
Paris , 1731.

Du même , Traité des Inftrumens de Chirurgie
les plus utiles , & de plufieurs nouvelles machines propres pour les maladies des Os. Nouv.
Edition augmentée, 2. vol. *in* 12. Paris , 1727.
avec figures.

Du même, Miotomie humaine & canine , dans laquelle on inftruit les Eleves en Chirurgie , de
la maniere de difléquer les mufcles de l'homme
& des chiens. Nouv. Edition augmentée , *in-*
12, Paris , 1728.

Hecquet , Traité de la Pefte , les moyens de s'en
préferver & d'en guérir, le danger & l'abus des
Barraques & des Infirmeries forcées, *in-*12. Paris , 1722.

Du même , Obfervations fur la Saignée du pied,&
fur la Purgation au commencement de la petite
Verole , des Fiévres malignes , &c. Preuves de
décadence dans la pratique de Médecine ; &
raifons de doute contre l'Inoculation , *in-*12.
Paris , 1724.

Du même , Lettre en forme de Differtation pour
fervir de réponfe aux difficultez fur le Livre de
la Saignée , *in-*12. Paris , 1725.

Du même , Réfléxions fur l'ufage de l'Opium, des
Calmants & des Narcotiques, pour la guérifon
des maladies , *in-*12. Paris , 1726.

Du même , Remarques fur l'Abus des *Purgatifs*
& des *Amers* , au commencement & à la fin des
maladies , & fur l'utilité de la Saignée dans les
maladies des Yeux , dans celles des Vieillards ,

des Femmes , & des Enfans, en forme de Lettres , &c. *in-12.* Paris , 1729.

Du même , La Médecine Théologique , *in-12. sous presse.*

Les Vertus Médicinales de l'Eau Commune, ou Recueil des meilleures pieces qui ont été écrites sur cette matiere. Nouvelle Edition corrigée & augmentée, 2. vol. *in-12.* Paris , 1730.

La Motte (Guil. Mauquêt) Traité complet de Chirurgie , contenant des Observations & des Réfléxions sur toutes les maladies Chirurgicales & sur la maniere de les traiter. Nouv. Edit. augmentée. 4. vol. *in-12.* Paris , 1731.

Morand , Traité de la Taille au haut Appareil , où l'on a ramassé ce qu'on a écrit de plus intéressant sur cette Opération , avec une Lettre de M. Winslow, *in-12.* Paris , 1728.

Petit (J. Louis) Traité des Maladies des Os, avec les Machines & Appareils qui servent à leur guérison , 2. vol. *in-12.* fig. Nouv. Edit. *sous presse.*

Procope (Mich.) Analyse du Systême de la Trituration , tel qu'il est décrit par M. Hecquet, *in-12.* Paris , 1727.

L'on trouve chez le même Libraire nombre de Livres curieux & nouveaux sur toutes sortes de Sciences , tant imprimez en France , que dans les Pays Etrangers , où il a grand Commerce.